Ein- und zweidimensionale
Echokardiographie
mit Dopplertechnik

Ein- und zweidimensionale Echokardiographie mit Dopplertechnik

Untersuchung, Befundung, Interpretation

Ekkehart Köhler

Mitarbeiter: Mira-Christine Tataru, Melitta Bosilj

4., völlig neu bearbeitete Auflage

217 Einzelabbildungen, davon 42 in Farbe; 68 Tabellen

 Ferdinand Enke Verlag Stuttgart 1990

Prof. Dr. med. Ekkehart Köhler
Salzetalklinik der
Landesversicherungsanstalt Westfalen
Alte Vlothoer Straße 1
D-4902 Bad Salzuflen

Dr. med. Mira-Christine Tataru
Krankenhaus Siloah, Med. Kl. II
Rosebeckstr. 15
D-3000 Hannover 1

Melitta Bosilj
Salzetalklinik der
Landesversicherungsanstalt Westfalen
Alte Vlothoer Straße 1
D-4902 Bad Salzuflen

1. Auflage 1980
2. Auflage 1982
3. Auflage 1986

CIP-Titelaufnahme der Deutschen Bibliothek

Köhler, Ekkehart:
Ein- und zweidimensionale Echokardiographie mit
Dopplertechnik: Untersuchung, Befundung, Interpretation /
Ekkehart Köhler. Mitarbeiter: Mira-Christine Tataru,
Melitta Bosilj. – 4., völlig neu bearb. Aufl. –
Stuttgart: Enke, 1990
  ISBN 3-432-91514-4

Wichtiger Hinweis

*Medizin als Wissenschaft ist ständig im Fluß. Forschung und klinische Erfahrung erweitern unsere Kenntnisse, insbesondere was Behandlung und medikamentöse Therapie anbelangt. Soweit in diesem Werk eine Dosierung oder eine Appliktion erwähnt wird, darf der Leser zwar darauf vertrauen, daß Autoren, Herausgeber und Verlag größte Mühe darauf verwandt haben, daß diese Angabe genau dem **Wissensstand bei Fertigstellung des Werkes** entspricht. **Dennoch ist jeder Benutzer** aufgefordert, die Beipackzettel der verwendeten Präparate zu prüfen, um in eigener Verantwortung festzustellen, ob die dort gegebene Empfehlung für Dosierungen oder die Beachtung von Kontraindikationen gegenüber der Angabe in diesem Buch abweicht. Das gilt nicht nur bei selten verwendeten oder neu auf den Markt gebrachten Präparaten, sondern auch bei denjenigen, die vom Bundesgesundheitsamt (BGA) in ihrer Anwendbarkeit eingeschränkt worden sind.*

Geschützte Warennamen (Warenzeichen ®) werden *nicht* immer besonders kenntlich gemacht. Aus dem Fehlen eines solchen Hinweises kann also nicht geschlossen werden, daß es sich um einen freien Warennamen handelt.

Das Werk, einschließlich aller seiner Teile, ist urheberrechtlich geschützt. Jede Verwertung außerhalb der engen Grenzen des Urheberrechtsgesetzes ist ohne Zustimmung des Verlages unzulässig und strafbar. Das gilt insbesondere für Vervielfältigungen, Übersetzungen, Mikroverfilmungen und die Einspeicherung und Verarbeitung in elektronischen Systemen.

© 1980, 1990 Ferdinand Enke Verlag, P.O. Box 10 12 54, D-7000 Stuttgart 10 – Printed in Germany
Satz und Druck: Zechnersche Buchdruckerei GmbH & Co. KG, Speyer
Schrift: 9 Punkt Times, System Digiset 40 T 20

Geleitwort

Die bildgebende Echokardiographie gewährt einen Einblick in die Anatomie sowie in die Funktion des gesunden und des kranken Herzens, wie er derzeit mit keiner anderen nichtinvasiven Methode gelingt. Hierbei ergänzen sich die hohe zeitliche Auflösung des M-Mode-Verfahrens sowie die mehr anschauliche Darstellungsweise der zweidimensionalen Technik in nahezu idealer Weise. So ist es nicht verwunderlich, daß beide Anwendungsformen in kurzer zeitlicher Folge einen festen Platz in der Kardiologie erlangt haben, dessen Bedeutung heute unbestritten ist.

In den letzten Jahren haben die verschiedenen Dopplerverfahren die Ultraschalldiagnostik des Herzens wesentlich bereichert, da sie über den morphologischen Befund hinaus Informationen über die Hämodynamik liefern.

Die vorgelegte Schrift bespricht die entscheidenden diagnostischen und differentialdiagnostischen Kriterien der einzelnen echokardiographischen Methoden (M-Mode-, zweidimensionale, Ösophagus-, und Kontrastmittelechokardiographie, pw-, cw- und farbkodierte Dopplertechnik) unter besonderer Berücksichtigung ihrer Sensitivität und Spezifität in bezug auf das jeweilige Krankheitsbild. Die straffe Form der Darstellung zusammenhängender Probleme sowie die Herausarbeitung der diagnostisch relevanten Kriterien in zahlreichen Einzeltabellen wird dem Arzt nicht nur eine wichtige Hilfe bei der Untersuchung sondern insbesondere auch bei der Befundung und der Interpretation sein. Die Schrift dient vorzugsweise der raschen Orientierung über die wesentlichen diagnostischen Merkmale unter bewußtem Verzicht auf weniger bedeutsame Einzelheiten, die in ausführlicheren Lehrbüchern nachgelesen werden können.

Die zweifellos beeindruckenden Möglichkeiten der Echokardiographie dürfen nicht zu einer ungezielten Anwendung der Methode mit den daraus resultierenden Gefahren für den Patienten führen. Es ist daher begrüßenswert, daß in dem vorliegenden Werk neben den diagnostischen Merkmalen und den differentialdiagnostisch in Betracht zu ziehenden Gesichtspunkten außer den Möglichkeiten insbesondere auch die Grenzen und Fallstricke der Methode kritische Beachtung finden.

Ich bin sicher, daß auch die 4. Auflage der „Ein- und zweidimensionalen Echokardiographie mit Dopplertechnik" sowohl dem mit der Methode direkt befaßten ebenso wie den übrigen Ärzten bei der Erstellung und bei der Einordnung der Befunde in das Gesamtkrankheitsbild hilfreich sein wird.

Düsseldorf, im November 1989   FRANZ LOOGEN

Inhalt

1 Möglichkeiten und Grenzen der Echokardiographie 1

2 Die diagnostische und die differentialdiagnostische Bedeutung des Echokardiogramms 10

2.1 Diagnostische Fragestellungen, bei denen das zweidimensionale und das M-Mode-Echokardiogramm eine hohe Sensitivität und eine hohe Spezifität aufweisen 13

2.2 Diagnostische Fragestellungen, bei denen das zweidimensionale und das M-Mode-Echokardiogramm eine hohe Sensitivität bei weniger ausgeprägter Spezifität aufweisen 19

2.3 Diagnostische Fragestellungen, bei denen das zweidimensionale und das M-Mode-Echokardiogramm eine weniger ausgeprägte Sensitivität bei hoher Spezifität aufweisen 22

2.4 Diagnostische Fragestellungen, bei denen das zweidimensionale und das M-Mode-Echokardiogramm lediglich eine geringe Sensitivität und geringe Spezifität aufweisen 23

2.5 Die diagnostische und differentialdiagnostische Bedeutung des Ösophagusechokardiogramms 25

2.6 Die diagnostische und differentialdiagnostische Bedeutung des Kontrastmittelechokardiogramms 30

2.7 Die diagnostische und differentialdiagnostische Bedeutung des Dopplerechokardiogramms 32

3 Physikalisch-technische Grundlagen der Echokardiographie 35

4 Die echokardiographische Untersuchung 39

4.1 Schallwandlerpositionen und Schnittebenen der zweidimensionalen Echokardiographie 40

4.2 Zweidimensionale echokardiographische Untersuchung in der Längsachsenebene 42

4.3 Zweidimensionale echokardiographische Untersuchung in den Querachsenebenen 44

4.4 Zweidimensionale echokardiographische Untersuchung in der Zwei- und Vier-Kammer-Ebene 51

4.5	Die ösophagusechokardiographische Untersuchung	54
4.6	Die kontrastmittelechokardiographische Untersuchung	56
4.7	Die dopplerechokardiographische Untersuchung	57

5 Die Auswertung des Echokardiogramms 60

5.1	Die quantitative Vermessung des zweidimensionalen und des M-Mode-Echokardiogramms	60
5.1.1	Frühdiastolische Öffnungshöhe (DE-Amplitude) des vorderen Mitralsegels	62
5.1.2	Mesodiastolische Rückschlagbewegung (EF-Abschnitt) des vorderen Mitralsegels	62
5.1.3	Mitralklappenöffnungsfläche	63
5.1.4	Durchmesser der Aortenwurzel	64
5.1.5	Größe des linken Vorhofs	64
5.1.6	Größe des rechten Vorhofs	65
5.1.7	Größe des rechten Ventrikels	65
5.1.8	Durchmesser des linken Ventrikels enddiastolisch	67
5.1.9	Durchmesser des linken Ventrikels endsystolisch	68
5.1.10	Linksventrikuläre Volumina	69
5.1.11	Dicke des Kammerseptums zum Zeitpunkt der Enddiastole	71
5.1.12	Dicke der linksventrikulären Hinterwand zum Zeitpunkt der Enddiastole	72
5.2	Die quantitative Vermessung des Dopplerechokardiogramms	72
5.2.1	Bernoulli-Gleichung	72
5.2.2	Geschwindigkeitszeitintegral	74
5.2.3	Kontinuitätsbedingung	74
5.2.4	Druckabfallhalbwertzeit	75
5.2.5	V_E/V_A-Quotient	75
5.2.6	Regurgitationsflächenbestimmung	75
5.3	Beschreibung	76
5.4	Beurteilung	76
5.5	Befundformulierung	77

6 Echokardiographische Befunde bei Herzerkrankungen . . 79

7 Abkürzungen 142

8 Literatur 145

9 Register 147

1 Möglichkeiten und Grenzen der Echokardiographie

Die ersten echokardiographischen Untersuchungen wurden vor bereits nunmehr über 35 Jahren von *Edler* und *Hertz* durchgeführt. Das Verfahren erlangte in der ersten Hälfte der 70er Jahre zunächst in Form der M-Mode-, in der zweiten Hälfte der 70er Jahre als zweidimensionale Technik eine weit verbreitete Akzeptanz als kardiologisch-diagnostische Routinemethode, die sehr schnell den Weg von der Klinik in die ambulante Praxis fand. Beide genannten echokardiographischen Verfahren, die sich sehr sinnvoll ergänzen, stellen weiterhin die Basis jeder Ultraschalluntersuchung des Herzens dar.

Seit Mitte der 80er Jahre haben die verschiedenen Dopplerverfahren in Verbindung mit der zweidimensionalen Echokardiographie die Aussagekraft der Ultraschalldiagnostik des Herzens entscheidend bereichert. Hiermit gelingt es, über morphologische Veränderungen des Herzens hinaus weitergehende Informationen über die hämodynamischen Auswirkungen stenosierter oder insuffizienter Herzklappen oder von intrakardialen Kurzschlußverbindungen zu erlangen.

Eine wesentliche Erweiterung der Möglichkeiten sowohl der bildgebenden M-Mode- und zweidimensionalen Echokardiographie wie auch der Dopplertechnik ergab sich aus der Entwicklung miniaturisierter Schallwandler, die eine Anschallung des Herzens nicht nur von transthorakal sondern auch von transösophageal oder transgastral aus gestatten.

Der kardiologisch interessierte Arzt wird auf die Echokardiographie heute kaum mehr verzichten können, da sie in Ergänzung zu den „klassischen" kardiologischen Untersuchungsverfahren in vielen Fällen die endgültige Diagnosesicherung erbringt, häufig eine zuverlässige differentialdiagnostische Abgrenzung zwischen den einzelnen Herzerkrankungen erlaubt und vielfach auch eine quantitative oder zumindest semiquantitative Schweregradbestimmung ermöglicht.

Grundlage jeder echokardiographischen Untersuchung sollte eine möglichst umfassende Kenntnis des klinischen Befundes jeweiligen Patienten sowie der speziellen Fragestellung sein. Nur auf dieser Basis kann die volle Aussagekraft des Echokardiogramms ausgeschöpft werden.

Die Kenntnis der Fragestellung ist nicht nur für gezielte Aufzeichungen der betreffenden Herzstrukturen mittels des zweidimensionalen und des M-Mode-Echokardiogramms notwendig, sondern darüber hinaus gegebenenfalls Anlaß für erforderliche Zusatzuntersuchungen wie Doppler-, Ösophagus-, Belastungs- oder Kontrastmittelechokardiogramm (Tab. 1). Der umgekehrte Weg, nämlich unter Umgehung einer gründlichen klinisch-kardiologischen Untersuchung der Diagnose allein durch die Anfertigung eines Echokardiogramms näher kommen zu wollen, birgt in vielen Fällen gravierende Fehlbeurteilungsmöglichkeiten in sich. Weiterhin muß berücksichtigt werden, daß Sensitivität und Spezifität der einzelnen echokardiographischen Verfahren nicht bei allen Herzerkrankungen gleich sind und daß der Untersuchungsablauf somit in Abhängigkeit von der jeweiligen Fragestellung variiert werden muß.

Zweidimensionales und M-Mode-Echokardiogramm vermögen klar zwischen Strukturen zu differenzieren, die sich im Nativröntgenbild nur homogen darstellen. Die Sichtbarmachung des Umfanges der systolisch-diastolischen Bewegungen

Tabelle 1 Echokardiographische Untersuchungstechniken.

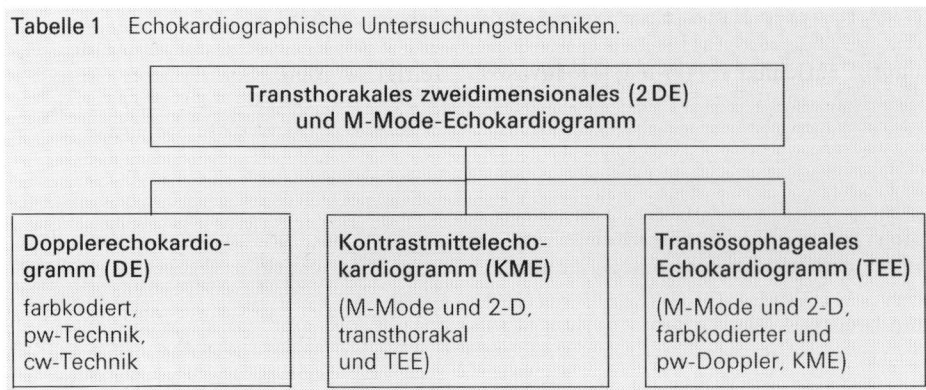

von Herzklappen und -wänden sowie deren zeitlicher Zusammenhang gestatten einen direkten Einblick in die Morphologie und in die Funktion des gesunden sowie des kranken Herzens. Im Gegensatz zum EKG, dessen direkte Information lediglich die Erregungsbildung, -ausbreitung und -rückbildung dokumentiert, liefert das Echokardiogramm zuverlässige Angaben über die Klappenbeweglichkeit sowie über die Größe, Wanddicke und Pumpfunktion der Herzkammern, wodurch sich beide Verfahren ausgezeichnet ergänzen.

Das Echokardiogramm vermittelt dem Arzt Kenntnis über die Beschaffenheit und die Lokalisation kardialer Strukturen, wie sie derzeit mit keinem anderen nichtinvasiven Verfahren gewonnen werden können. Auch neuere, bildgebende kardiologisch-diagnostische Methoden, wie Radionuklidventrikulographie, EKG-getriggerte Computer- und NMR-Tomographie haben die Bedeutung des Echokardiogramms nicht zurückgedrängt. Vergleichsweise niedriger Preis, Echtzeitdarstellung, vertretbarer apparativer und personeller Aufwand, gute Detailerkennbarkeit, fehlende Belastung durch ionisierende Strahlen, sofortige Verfügbarkeit der Befunde, relativ kurze Untersuchungsdauer und Transportabilität der Geräte für die Untersuchung am Patientenbett sind unbestreitbare Vorteile des Echokardiogramms, die seine Bedeutung als bildgebendes, kardiologisch-diagno-

stisches Verfahren der ersten Wahl begründen.

Die echokardiographische Darstellung der Beweglichkeit von Herzklappen und -wänden sowie die gleichzeitige Aufzeichnungsmöglichkeit mehrerer Herzhöhlen in ihrem natürlichen anatomischen und funktionellen Zusammenhang ist häufig zuverlässiger, einfacher, rascher, billiger und für den Patienten weniger belastend durchführbar, als mit invasiven Verfahren. Die rasche Impulsfolgefrequenz (1–4 kHz) der M-Mode-Technik bedingt eine hohe Informationsdichte pro Bildpunkt und damit das hervorragende zeitliche Auflösungsvermögen der Methode. Sie erlaubt die Analyse auch sehr schneller Bewegungsabläufe wie beispielsweise hochfrequenter diastolischer Flatterbewegungen des vorderen Mitralsegels bei Aorteninsuffizienz oder die exakte Bestimmung der Klappenöffnungs- und -schließungszeiten, wie sie selbst von der Cineangiographie nicht erreicht wird. Die Bildfolge des zweidimensionalen Echokardiogramms entspricht dagegen mit ca. 30/sec. etwa derjenigen, wie sie routinemäßig auch bei der Cineangiographie verwendet wird.

Die Echokardiographie erlaubt eine sehr weitreichende Vordiagnostik bei Patienten, die invasiven Maßnahmen zugeführt werden müssen, so daß letztere häufig gezielter und risikoärmer für den Patienten erfolgen können. Dies gilt insbesondere bei komplexen angeborenen Vitien. Bei schwerkranken Patienten kann aufgrund des echokardiographischen Befundes häufig entschieden werden, ob invasive Maßnahmen akut erforderlich sind, oder ob es vorteilhafter erscheint, zunächst eine Besserung der hämodynamischen Situation unter konservativen Maßnahmen anzustreben. In anderen Fällen wiederum kann aufgrund des Ergebnisses der echokardiographischen Untersuchung auf die Herzkatheterdiagnostik ganz verzichtet oder letztere auf einen späteren Zeitpunkt verschoben werden.

Die Reproduzierbarkeit echokardiographischer Untersuchungsergebnisse ist sowohl in qualitativer wie auch in quantitativer Hinsicht bei sorgfältiger und standardisierter Aufzeichnungstechnik gut. Sowohl für das M-Mode- wie auch für das zweidimensionale Verfahren liegen weitgehend übereinstimmende Normwerttabellen verschiedener Untersucher vor. Die Echokardiographie ist daher nicht nur zur Diagnostik und Differentialdiagnostik der Herzerkrankungen von großer Bedeutung, sondern in gleicher Weise zur Beobachtung des Spontanverlaufs kardialer Störungen ebenso wie zur Objektivierung konservativer oder chirurgischer Therapiemaßnahmen geeignet. Der nichtinvasive, den Patienten nicht belästigende und nach derzeitigen Kenntnissen nicht schädigende Charakter des Verfahrens ermöglicht seinen Einsatz auch bei Schwerstkranken, beispielsweise auf Intensivstationen.

Die vorstehend beschriebene Bedeutung der Echokardiographie in der kardiologischen Diagnostik wird vereinzelt dadurch beeinträchtigt, daß unter Umständen aus anatomischen Gründen bei kleinem akustischem Fenster oder fehlender akustischer Ankopplungsmöglichkeit des Schallwandlers keine befriedigende Aufzeichnung mittels linksparasternaler Schallwandlerposition gelingt. Häufig lassen sich in diesen Fällen noch diagnostisch verwertbare zweidimensionale Registrierungen mittels apikaler oder subkostaler Schallwandlerposition erzielen. Falls auch dies in Einzelfällen nicht gelingt, kann bei entsprechender Indikation ein Ösophagusechokardiogramm angefertigt werden. Bei letzterer Anlotrichtung weisen nahezu alle Patienten vergleichbar gute Schallbedingungen auf.

Grundsätzlich sollte man sich bei verminderter Aufzeichnungsqualität transthorakal gefertigter Echokardiogramme hüten, eine Überinterpretation unzureichend dargestellter oder nur erahnter Strukturen vorzunehmen, da dies schwerwiegende Fehlbeurteilungsmöglichkeiten beinhaltet. Letztere führen beim Empfänger des Befundes naturgemäß zu Enttäuschungen, die dann fälschlich der Methode selbst und nicht deren unkritischer Anwendung zugerechnet werden. Jeder Erfahrene weiß, daß die Ursache unbefriedigender echokardiographischer Aufzeichnungen nicht immer nur bei den Schallbedingungen des Patienten zu suchen ist, sondern daß häufig auch mangelnde Geduld und Sorgfalt bei der Untersuchung oder auch die fehlerhafte Einstellung von Ultraschallgerät oder Registriersystem hierfür verantwortlich sind.

Mittels der M-Mode-Echokardiographie können nur Strukturen beurteilt werden, die annähernd rechtwinklig vom Schallfeld getroffen werden. Die zweidimensionale Technik vermag demgegenüber auch Teile des Herzens gut abzubilden, die diagonal oder parallel zum Schallfeld verlaufen bzw. sich bewegen. Hierdurch wurden die diagnostischen Möglichkeiten der Echokardiographie erheblich erweitert. Unter Einbeziehung der apikalen und subkostalen Schallwandlerpositionen erlaubt die Kombination von zweidimensionaler- und M-Mode-Technik die qualitative und quantiative Beurteilung aller 4 Herzhöhlen, d. h. auch des rechten Vorhofes und des rechten Ventrikels. Selbst das interatriale Septum, welches im M-Mode-Echokardiogramm nicht diagnostisch verwertbar aufgezeichnet werden kann, stellt sich im zweidimensionalen Bild in mehreren Schnittebenen eindeutig dar und gestattet die Abgrenzung zwischen rechten und linken Vorhof.

Da die laterale Auflösung des Ultraschallfeldes (ca. 5 mm) im Vergleich zur axialen (ca. 1 mm) ungefähr fünffach geringer ist, weisen parallel zum Schallfeld verlaufende Herzstrukturen eine vergleichsweise verminderte Abbildungsschärfe auf, was insbesondere die Endokardabgrenzung des rechten und linken Ventrikels bei apikaler Anlotung erschwert.

Obwohl sich der linke Ventrikel mit der zweidimensionalen Technik in den apikalen Schnittebenen als ellipsoides Gebilde darstellt, werden in Wirklichkeit bei den meisten Patienten nur das basale und das mediale Drittel der linken Herzkammer aufgezeichnet, während die eigentliche Spitzenregion aus anatomischen Gründen häufig nicht darstellbar ist, ohne daß dies der Registrierung angesehen werden kann. Diese Tatsache erklärt manche scheinbare Diskrepanz zwischen angiographischen und echokardiographischen Befunden bei der Beurteilung von Größe, Spitzenaneurysmen und Thromben des linken Ventrikels. Sie ist weiterhin eine wesentliche Ursache dafür, daß die echokardiographischen Normwerte der linksventrikulären Größe im Vergleich zum Cineangiogramm niedriger liegen. Zuverlässigkeit und Reproduzierbarkeit beider Verfahren sind jedoch bei sorgfältiger Technik vergleichbar, was für die nichtinvasive Verlaufsbeobachtung von Herzpatienten bedeutungsvoll ist.

Bevor die Dopplerechokardiographie zur Verfügung stand, war entgegen früheren optimistischen Äußerungen die echokardiographische Beurteilung des Schweregrades einer Herzerkrankung mit der M-Mode- ebenso wie mit der zweidimensionalen Technik nur selten möglich.

Lediglich die planimetrische Ermittlung der Mitralklappenöffnungsfläche aus der Querachsenebene des zweidimensionalen Echokardiogramms erlaubt eine klinisch zuverlässige Quantifizierung des Schweregrades einer Mitralstenose. Die hämodynamischen Auswirkungen anderer Vitien sind weder anhand des M-Modenoch des zweidimensionalen Echokardiogramms hinreichend beurteilbar. Versuche einer Schweregradeinteilung der Mitralstenose aus dem Ausmaß der mesodiastolischen Rückschlagbewegung des vorderen Mitralsegels, der Aortenstenose aus dem Ausmaß der Verminderung der systolischen Taschenseparation oder der planimetrierten Öffnungsfläche bzw. der hypertrophisch-obstruktiven Kardiomyopathie aus der Ausprägung und der Dauer der systolischen Vorwärtsbewegung von Anteilen des Mitralklappenapparates („SAM") haben ebenso wie zahlreiche andere Parameter keine klinische Relevanz erlangt. Die kritische Analyse diesbezüglich optimistischerer Arbeiten zeigt, daß die von den Autoren erwähnten Korrelationen zwischen dem Ausmaß der echokardiographischen Veränderungen und dem Schweregrad der entsprechenden Erkrankungen zwar prinzipiell bestehen, daß aber meist die Schlußfolgerungen statistisch nicht hinreichend abgesichert sind, bzw. daß trotz relativ enger Korrelationen die an einem größeren Patientenkollektiv erhobenen Zusammenhänge aufgrund der Variabilität der Werte im konkreten Einzelfall keine hinreichend genaue Beurteilung erlauben. Obwohl somit eine direkte Schweregradbestimmung einer Herzerkrankung – mit Ausnahme der Mitralstenose – aus dem zweidimensionalen Echokardiogramm meist nicht möglich ist, geben die Meßwerte, insbesondere diejenigen zur Beurteilung der linksventrikulären Größe und Funktion und der Wanddicken des linken Ventrikels bei nahezu allen Erkrankungen des Herzens eine wertvolle Zusatzinformation, die für die Gesamtbeurteilung von Bedeutung ist. Die gilt sowohl für Einzeluntersuchungen wie auch insbesondere im Rahmen der Verlaufsbeobachtung eines Patienten einschließlich postoperativer Kontrolluntersuchungen.

Die morphologische Diagnose umfaßt nicht nur die Bewertung der Größe und Beweglichkeit der einzelnen Herz- und Gefäßabschnitte sondern auch der Dicke von Herzwänden und -klappen sowie die Beurteilung der Oberflächenstrukturen

Tabelle 2 Vor- und Nachteile mechanischer gegenüber elektronischen Sektorscannern.

	mechanische Sektorscanner	elektronische Sektorscanner
Schallfeldcharakteristik	meist günstiger	evtl. störende Seitenkeulenechos
Fokussierung	bei „annular-arrays" in beiden lat. Ebenen möglich	elektronisch nur in einer Ebene möglich
Schallwandler	in der Regel etwas größer	meist klein und handlich
Frequenzbereich	auch über 5 MHz (7,5 bzw. 10 MHz)	max. Frequenz meist bis zu 5 MHz begrenzt
Dopplerechokardiographie	kann nicht gleichzeitig mit der 2D- oder der M-Mode-Untersuchung erfolgen	kann gleichzeitig mit der 2D- oder der M-Mode-Untersuchung erfolgen
M-Mode-Echokardiographie	nicht gleichzeitig mit 2D-Untersuchung in ausreichender Qualität möglich	kann gleichzeitig mit der 2D-Untersuchung erfolgen
Transportierbarkeit	meist unproblematisch	meist unproblematisch
Preis	vielfach günstiger	in der Regel etwas höherer Preis

(z. B. Vegetationen, thrombotische Auflagerungen). Fibrosierungen oder Verkalkungen weisen typische Echoverdichtungen auf. Narbengewebe nach Myokardinfarkt zeichnet sich vielfach aber nicht regelhaft durch eine vermehrte Echogenität und verminderte Wandstärke bei herabgesetzter systolischer Dickenzunahme der betroffenen Herzmuskelabschnitte aus. Derzeitige Versuche einer detaillierten Grauwertanalyse dieser Echos werden evtl. zukünftig eine weitergehende Differenzierung zwischen intaktem und vernarbtem Gewebe erlauben.

Gerätetechnologisch sind mechanische und elektronische Sektorscanner (Tabelle 2) als gleichwertig anzusehen. Beide Systeme liefern qualitativ hochwertige M-Mode- und zweidimensionale Echokardiogramme, weisen eine große Betriebssicherheit auf und bieten gleichermaßen die technologischen Voraussetzungen, einen Dopplerzusatz oder einen transösophageal einführbaren Schallwandler anzuschließen. Auch die früher vielfach großen, schweren, vibrierenden, oft unhandlichen Schallwandler mechanischer Sektorscanner mit großer akustischer Ankoppelfläche bei teilweise nur kleinem Scanwinkel von 30° wurden mittlerweile so vervollkommnet, daß keine ins Gewicht fallenden Unterschiede gegenüber den elektronischen phased-array-Schallwandlern mehr bestehen. Linear- oder gar Compoundscanner spielen dagegen in der Kardiologie heute keine Rolle mehr.

Die **Ösophagusechokardiographie** wird mit einem an der Spitze eines Endoskops angebrachten Schallwandler durchgeführt und ermöglicht vom distalen Ösophagus oder vom Magenfundus aus eine Anschallung des Herzens von dorsal, wobei die Untersuchung nicht lediglich mit der M-Mode- und der zweidimensionalen Technik, sondern zusätzlich mit dem gepulsten und dem farbkodierten Dopplerverfahren erfolgen kann.

Der transösophageale Zugang stellt bei Patienten mit Lungenüberlagerung, Thoraxdeformitäten, engen Zwischenrippenräumen, Adipositas oder unter mechanischer Beatmung häufig den einzigen verwertbaren echokardiographischen Zugang zum Herzen dar, der überwiegend eine gleichförmig gute Aufzeichnungsqualität ohne die bei transthorakaler Anlotung von Patient zu Patient stark wechselnden Schallbedingungen ermöglicht. Die räumliche Nähe zwischen der Schallquelle und dem abzubildenden Organ erlaubt die Verwendung hochfrequenter Schallwandler mit entsprechend guter räumlicher Auflösung. Das Verfahren weist insbesondere zur Diagnostik endokarditischer Vegetationen an Mitral-, Aorten- und Trikuspidalklappe sowie zur Erkennung paravalvulärer Abszesse wesentliche Vorteile gegenüber der transthorakalen Anlotung auf. Rechter und linker Vorhof, Vorhofseptum, Aorten- und Mitralklappe können umfassender dargestellt werden als bei transthorakaler Anschallung. Das Herzohr des linken Vorhofes ist ösophagusechokardiographisch einsehbar, was bei Patienten mit arteriellen Embolien unklarer Genese wichtig ist. Trans- oder paraprothetische Rückflüsse an Mitralprothesen können auch bei sehr stark exzentrischem Verlauf zuverlässig vom Ösophagus aus erfaßt werden, im Gegensatz zur transthorakalen Anschallung wird ihr Nachweis nicht durch den Schallschatten mechanischer Prothesen beeinträchtigt. Sehr zuverlässig ist weiterhin die Diagnose einer Aortenwurzeldissektion möglich. Nachteilig an der Ösophagusechokardiographie sind das Unbehagen für den Patienten bei der Untersuchung, der hohe Preis des Schallwandlers und die trotz guter anterior-dorsaler und lateraler Abwinkelbarkeit des Echoskops eingeschränkte Zahl der Schnittebenen, da der Schallwandler bei derzeit verfügbaren Geräten nicht gedreht werden kann. Darüber hinaus besteht die Notwendigkeit, daß der Untersucher mit der Durchführung endoskopischer Techniken vertraut ist und sowohl die apparativen wie auch die personellen Voraussetzungen für eine eventuell erforderliche Notfallbehandlung infolge von Komplikationen der Untersuchung, insbesondere von Herzrhythmusstörungen, gegeben sein müssen.

Trotz dieser Einschränkung stellt die Ösophagusechokardiographie bei gezielter Fragestellung eine wertvolle Bereicherung des transthorakalen Verfahrens dar, deren Durchführung bei ca. 2 bis 5% der echokardiographisch zu untersuchenden Patienten einer kardiologischen Klinik angezeigt ist.

Die **Kontrastmittelechokardiographie** ist primär zum Nachweis bzw. zum Ausschluß von Shunts auf Vorhof- oder Ventrikelebene sowie zur Diagnose einer Pulmonal- und insbesondere einer Trikuspidalinsuffizienz (Abb. 60 S. 138) geeignet. Die Verwendung echokontrastgebender Plasmaexpander (z. B. Oxypolygelatine, Gelifundol®) oder mikroverkapselter Lufteinschlüsse in Saccharidpartikeln definierter Größe von 2 bis 8 μ^3 (z. B. SHU 454, Echovist®) erlaubt im Gegensatz zu den früher überwiegend verwendeten Substanzen (0,9% NaCl, 5% Glucose, Eigenblut, Indiocyaningrün u. a.) bei peripher-venöser Injektion eine weitgehend homogene, dosisabhängige und reproduzierbare Kontrastierung des rechten Herzens. Die Abschnitte des linken Herzens färben sich nur dann an, wenn das Echokontrastmittel infolge einer Shuntverbindung unter Umgehung des Lungenkreislaufs hierher gelangt, bzw. wenn es direkt arteriell eingebracht wird. Die Bedeutung der Kontrastmittelechokardiographie ist aufgrund der Dopplertechniken, die bei den genannten Indikationen im Bereich des rechten Herzens vergleichbare oder zuverlässigere diagnostische Aussagen erlauben, rückläufig. Kontrastmittelechokardiographische Untersuchungen im Bereich des linken Herzens sowie eine Myokardkontrastierung durch Einbringung der kontrastgebenden Substanz über den Koronarkreislauf befinden sich erst im Stadium der klinischen Erforschung. Gleiches gilt für Kontrastpartikel, deren kontrastierender Effekt auch nach erfolgter Lungenpassage zur Anfärbung des linken Herzens erhalten bleibt.

Die **Dopplerechokardiographie,** die üblicherweise in Verbindung mit einer zweidimensionalen Ultraschalluntersuchung des Herzens erfolgt und in den letzten Jahren eine zunehmende Verbreitung erfahren hat, stellt eine wesentliche diagnostische Bereicherung der nichtinvasiven Herzdiagnostik dar. Während die M-Mode- und die zweidimensionale Echokardiographie lediglich einen Aufschluß über die Morphologie und über den Bewegungsablauf der Herzwände und -klappen vermitteln, liefert die dopplerechokardiographische Untersuchung zusätzlich Informationen über Richtung, Strömungsprofil und Geschwindigkeit des Blutstromes im Bereich des Herzens bzw. der herznahen großen Gefäße und gewährt damit einen wichtigen Einblick in die kardiale Hämodynamik. Mit der gepulsten (prf), der kontinuierlich abstrahlenden und empfangenden (cw) Technik sowie der farbkodierten Methode stehen dem Kardiologen drei einander ergänzende Verfahren zur Verfügung, die bei entsprechend ausgerüsteten Geräten ohne Wechsel des Schallwandlers nacheinander, teilweise sogar gleichzeitig anwählbar sind. Die farbkodierte Dopplertechnik, die eine zweidimensionale Modifikation des gepulsten Verfahrens darstellt, eignet sich aufgrund ihrer guten räumlichen Orientierungsmöglichkeit insbesondere zur raschen Erfassung und zur Beurteilung der Ausdehnung pathologischer Strömungsprofile. Der große Vorteil der gepulsten Dopplertechnik liegt darin, daß der Ort einer pathologischen Strömung exakt lokalisierbar ist. Hinsichtlich der quantitativen Bestimmung von Strömungsgeschwindigkeiten ist die Methode jedoch sehr eingegrenzt. Je größer die Eindringtiefe, um so geringer ist die maximal quantitativ erfaßbare Geschwindigkeit, so daß der Meßbereich beim Erwachsenen in vielen pathologischen Fällen nicht ausreicht. Die quantitative Messung kann jedoch unproblematisch mit dem kontinuierlich sendenden und empfangenden Verfahren erfolgen, welches auch die höchsten pathologischen Geschwindigkeiten im menschlichen Herzen bei Wahl einer entsprechenden Sendefrequenz quantitativ erfaßt, allerdings unter Verlust der räumlichen Zuordnungsmöglichkeit.

Die konsekutive Verwendung der farbkodierten, der gepulsten sowie der kontinuierlich sendenden bzw. empfangenden Technik nutzt die Vorteile aller drei Verfahren, nämlich räumliche Zuordnung und quantitative Messung pathologischer Strömungsprofile. Die entscheidende Bedeutung der Dopplerechokardiographie liegt in der Möglichkeit des Nachweises und der quantitativen Schweregradbeurteilung von Herzklappenstenosen. Herzklappeninsuffizienzen können diagnostiziert und semiquantitativ in ihrem Schweregrad bewertet werden. Darüber hinaus gelingen der Nachweis und die Lokalisation intrakardialer Kurzschlußverbindungen, die Ermittlung intrakardialer Druckverhältnisse bei Klappeninsuffizienzen bzw. intrakardialen Shunts ebenso wie eine nichtinvasive Abschätzung des Herzzeitvolumens.

Die **Registrierung physiologischer Zusatzgrößen** vermag die Aussagekraft eines Echokardiogramms zu steigern. Die gleichzeitige Aufzeichnung eines möglichst artefaktfreien Elektrokardiogramms, auf dem sich die Vorhof- und die Kammeraktionen eindeutig abgrenzen lassen, ist bei allen vorgenannten echokardiographischen Methoden gleichermaßen erforderlich, um eine eindeutige Zuordnung der elektrokardiographisch sichtbaren Erregungsausbreitung und -rückbildung mit der im Echokardiogramm erkennbaren mechanischen Antwort des Herzens in Form einer Wand- oder Klappenbewegung bzw. im Falle des Dopplerechokardiogramms dem Einsetzen bzw. Sistieren einer entsprechenden Blutströmung vornehmen zu können. Bei speziellen, vorwiegend wissenschaftlichen Fragestellungen kann darüber hinaus die zusätzliche Aufzeichnung des Phonokardiogramms oder in Einzelfällen auch einer intrakardialen Druckkurve sinnvoll sein.

Herzkatheteruntersuchung und Angiokardiographie waren über Jahrzehnte der „goldene Standard" der kardiologischen Diagnostik, an dem sich auch heute noch alternative Verfahren messen lassen müssen. Angesichts der Möglichkeiten der Echokardiographie im Hinblick auf die morphologische ebenso wie die funktionelle Herzdiagnostik wird immer wieder diskutiert, ob hierdurch Herzkatheteruntersuchungen überflüssig geworden sind. Diese Frage kann nur anhand eines jeweiligen konkreten Einzelfalls entschieden werden. Bei Patienten mit komplexen angeborenen Vitien reicht die umfassende echokardiographische Diagnostik, die nur von einem auf diesem Gebiet besonders erfahrenen Untersucher zuverlässig durchgeführt werden kann, vielfach für die Diagnose und die Schweregradbeurteilung der vorliegenden Fehlbildungen aus und ermöglicht gegebenenfalls die Wahl des geeigneten therapeutischen Vorgehens ohne Durchführung einer Herzkatheteruntersuchung. Falls letztere doch noch erfolgen muß, ist sie aufgrund der verbesserten Vordiagnose meistens wesentlich gezielter und damit für den Patienten risikoärmer durchführbar. Im Bereich der Erwachsenenkardiologie kann der Schweregrad von Aorten-, Mitral-, Pulmonal- und Trikuspidalstenosen bei ausreichender Aufzeichnungsqualität der Dopplerspektren häufig mit hinreichender Sicherheit beurteilt und die Frage nach einer Operationsbedürftigkeit in Verbindung mit dem klinischen Befund beantwortet werden. Falls eine Operationsnotwendigkeit besteht, wird in der Regel trotzdem die Herzkatheteruntersuchung zur Klärung der Koronarmorphologie erforderlich sein, wobei üblicherweise zur Validierung der nichtinvasiv erhobenen Daten die intrakardialen Drucke mitgemessen werden. Unumgänglich ist die Herzkatheteruntersuchung immer dann, wenn die Qualität der echokardiographischen Aufzeichnung aus technischen Gründen keine eindeutige Aussage zuläßt, wenn der echokardiographische Befund im Widerspruch zum klinischen Bild beziehungsweise zu anderen Untersuchungsergebnissen steht oder wenn das Echokardiogramm einen grenzwertig operationsbedürftigen Befund ergibt. Im Gegensatz zu Klappenstenosen ist die Beurteilung von Klappeninsuffizienzen und ihrer hämodynamischen Folgen echokardiographisch lediglich semiquantitativ möglich, so daß bei entsprechender klinischer Symptomatik die Durchführung einer Herzkatheteruntersuchung vielfach unverzichtbar ist.

Insgesamt kann nach dem heutigen Wissenstand gesagt werden, daß die Echokardiographie die Herzkatheteruntersuchung zwar nicht verdrängt hat, daß sie aber ihren gezielteren und damit risikoärmeren Einsatz ermöglicht.

Unter **wirtschaftlichen Gesichtspunkten** ist die Anwendung einer diagnostischen Methode nur dann vertretbar, wenn sie im Hinblick auf Untersuchungsrisiko, Diagnosesicherheit und Reproduzierbarkeit eine Überlegenheit gegenüber anderen, konkurrierenden Verfahren aufweist. Die vorstehend belegten Vorteile der transthorakalen M-Mode- und der zweidimensionalen Echokardiographie lassen ihre Anwendung ohne Zweifel bei nahezu allen herzkranken Patienten gerechtfertigt und sinnvoll erscheinen. Die Durchführung eines Ösophagusechokardiogramms sollte hingegen auf diejenigen Patienten beschränkt werden, bei denen die transthorakale Anlotung klinisch relevante Fragen offen läßt, die für das weitere therapeutische Vorgehen, für die Prognose oder für die Beurteilung der Belastbarkeit eines Patienten wichtig sind. Ihr ungezielter Einsatz ist abzulehnen. Eine dopplerechokardiographische Herzuntersuchung ist zur Quantifizierung klinisch nachgewiesener Atrioventrikular- oder Semilunarklappenstenosen, zur Erfassung von Klappeninsuffizienzen, zur intraventrikulären Gradientenbestimmung bei hypertrophisch obstruktiver Kardiomyopathie, zur Funktionsbeurteilung von Herzklappenprothesen, zur differentialdiagnostischen Abklärung unklarer Auskultationsbefunde sowie bei kongentialen Vitien angezeigt. Falls aufgrund der anamnestischen Angaben und des klinischen Befundes kein Anhalt für das Vorliegen einer der vorstehend genannten Erkrankungen besteht, ist der diagnostische Zugewinn einer dopplerechokardiographischen Untersuchung als sehr fraglich anzusehen. Ein sinnvolles Verhältnis zwischen Aufwand der Untersuchung und der diagnostischen Information ist in diesen Fällen in der Regel nicht zu erkennen. Keinesfalls kann das Dopplerechokardiogramm die sorgfältige Benutzung des Stethoskops ersetzen.

Insgesamt sind sowohl die transthorakale bildgebende Echokardiographie (zweidimensionale und M-Mode-Technik) wie auch bei entsprechender Fragestellung die ergänzenden echokardiographischen Untersuchungsverfahren (Ösophagus-, Kontrastmittel-, Dopplerechokardiographie) für die einzuschlagende Therapie sowie für die Beurteilung des Krankheitsverlaufs, der Prognose und der Belastbarkeit eines Herzpatienten eine entscheidende Informationsquelle für den kardiologisch tätigen Arzt, die eine heute unverzichtbare umfassende nichtinvasive Beurteilung kardialer Funktionsstörungen erlaubt.

2 Die diagnostische und die differentialdiagnostische Bedeutung des Echokardiogramms

Die echokardiographische Basisuntersuchung erfolgt üblicherweise mittels zweidimensionaler Anlotung und Darstellung des Herzens in den linksparasternalen und den apikalen Schnittebenen. Bei linksparasternal aufgesetztem Wandler wird das Herz in der Längsachsen- sowie in den verschiedenen Querachsenebenen (Höhe der großen Gefäße/Vorhöfe, Mitralsegelbereich, Sehnenfäden/Papillarmuskelregion, falls möglich noch weiter apikalwärts) aufgezeichnet. Bei apikal aufgesetztem Schallwandler erfolgt die Abbildung des Herzens in der Vier- und der Zweikammerebene. Erforderlichenfalls werden durch Verschiebung, Drehung oder Kippung des Wandlers weitere Zwischenebenen aufgesucht. Aus der linksparasternalen Längsachsendarstellung des zweidimensionalen Bildes heraus erfolgt durch die Selektion einer M-Mode-Linie die Aufzeichnung eines oder mehrerer „Longitudinalscans" von der Aortenwurzel über die Mitralsegel bis zum Papillarmuskelbereich des linken Ventrikels (Abb. 1–3). Falls aufgrund eines ungünstigen akustischen Fensters von den genannten Schallwandlerpositionen aus keine befriedigenden Registrierungen zu erzielen sind, wird eine zweidimensionale Darstellung des Herzens mittels subkostaler Anlotung versucht. Nach Durchführung der vorstehend beschriebenen Basisaufzeichnung erfolgt in Abhängigkeit von der jeweiligen diagnostischen Fragestellung und den bis zu diesem Zeitpunkt erhobenen Befunden gegebenenfalls eine ergänzende Untersuchung mittels weiterer Schallwandlerpositionen (subkostal, suprasternal, rechtsparasternal) oder erweiterter Technik (Ösophagus-, Kontrastmittel- oder Dopplerechokardiographie).

Der echokardiographische Untersuchungsgang wird eine um so größere diagnostische Ausbeute erbringen, je gezielter er im Hinblick auf die zu klärende klinische Fragestellung erfolgte. Da die Schallbedingungen sehr unterschiedlich sind, variiert die Detailerkennbarkeit der einzelnen Aufzeichnungen teilweise erheblich, weil sich häufig nicht alle Abschnitte des Herzens gleichermaßen „gut" oder „schlecht" abbilden. Gerade bei ungünstigen anatomischen Verhältnissen, beispielsweise infolge Lungenüberlagerung, engen Zwischenrippenräumen oder Adipositas ist die Aufzeichnung der einzelnen Herzstrukturen vielfach ausgesprochen schwierig, so daß gerade in diesen Fällen Geschick und Zeitaufwand des Untersuchers besonders gezielt auf die möglichst vollständige Beantwortung der diagnostischen Problemstellung gerichtet sein sollten.

Darüber hinaus ist die Kenntnis der klinischen Fragestellung nicht nur für die Gestaltung des eigentlichen Untersuchungsganges einschließlich der gegebenenfalls erforderlichen ergänzenden Methodik, sondern auch für die Abfassung des Befundes von Bedeutung. Da der diagnostische Aussagewert der verschiedenen echokardiographischen Untersuchungsverfahren bei den einzelnen Herzerkrankungen unterschiedlich ist und nicht bei allen Patienten sämtliche Herzstrukturen in gleicher Qualität aufgezeichnet werden können, muß der Befunder den diagnostischen Aussagewert der vorliegenden Aufzeichnung zur klinischen Problematik in Beziehung setzen, um den Befund möglichst gezielt abfassen zu können. Eine unter den üblichen Kriterien betrachtete echokardiographische Registrierung kann durchaus eine insgesamt befriedigende

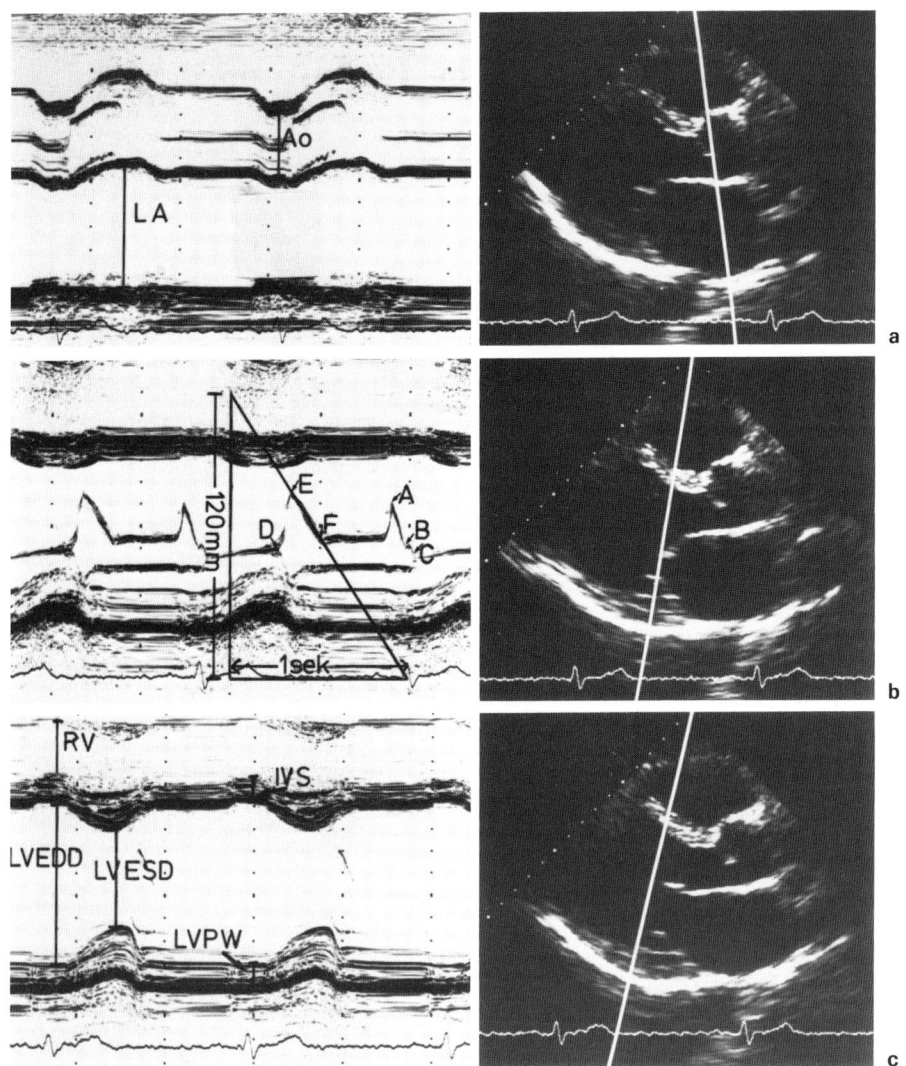

Abb. 1 a–c   Darstellung der Aortenwurzel (a), der Mitralsegelebene (b) und des linksventrikulären Kavums in Höhe der Sehnenfäden (c) durch Selektion einer M-Mode-Linie aus dem zweidimensionalen Bild bei einem Patienten mit dilatativer Kardiomyopathie mit Einzeichnung der üblicherweise auszumessenden Parameter des M-Mode-Echokardiogramms.

Qualität aufweisen, obwohl sie im Hinblick auf das spezielle Problem des untersuchten Patienten unzureichend ist, weil entweder ausgerechnet die betreffenden Strukturen nicht hinreichend erkennbar dargestellt werden konnten (z. B. Aortenwurzel mit Aorta ascendens bei Verdacht auf Aortenwurzeldissektion) oder die erforderlichen Zusatzuntersuchungen mit erweiterter Technik nicht erfolgten.

Sensitivität und Spezifität des zweidimensionalen- und des M-Mode-Echokardiogramms sind bei den einzelnen Herzer-

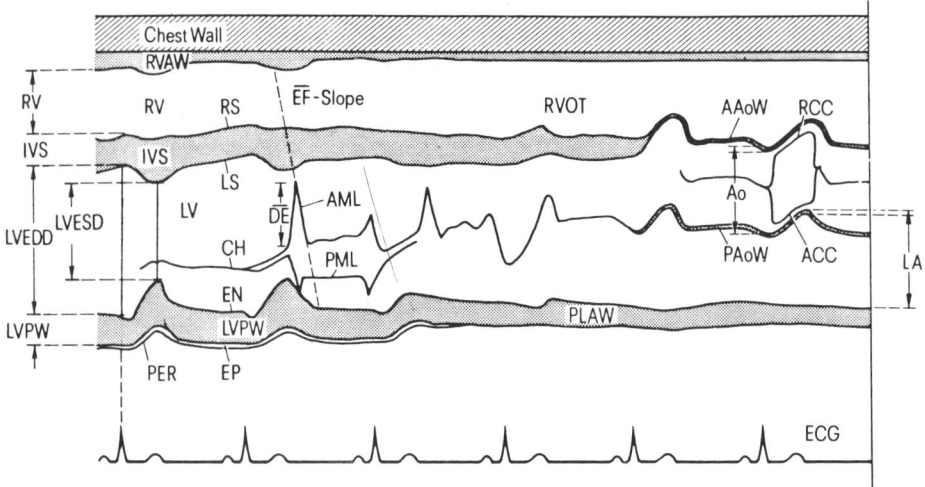

Abb. 2 Schematische Darstellung einer M-Mode-Registrierung. Eingezeichnet sind die entsprechend den Empfehlungen der Amerikanischen Gesellschaft für Echokardiographie routinemäßig zu ermittelnden Meßwerte.

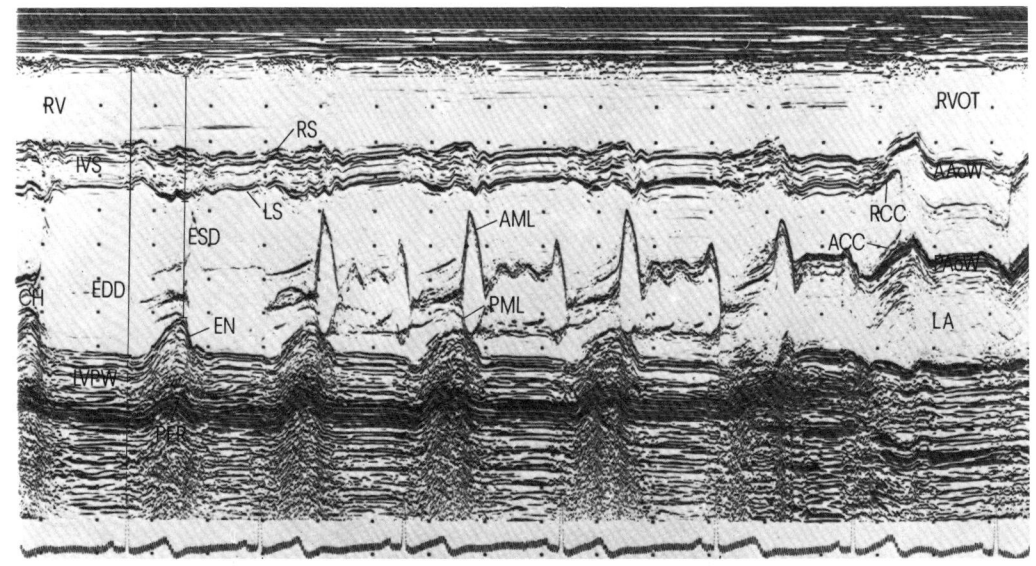

Abb. 3 M-Modeaufzeichnung bei einem herzgesunden Probanden.

krankungen unterschiedlich. In vielen Fällen kann ein differentialdiagnostisches Problem eindeutig beantwortet werden, in anderen Situationen liefert die Methode lediglich wichtige Zusatzinformationen, nur bei wenigen Herzerkrankungen kann sie keinen wesentlichen Beitrag liefern. Der Stellenwert des Verfahrens wird ganz entscheidend von seiner diagnostischen Zuverlässigkeit in bezug auf das vorliegende diagnostische Problem geprägt, wobei sich bei den einzelnen Erkrankungen des Herzens in Abhängigkeit von der jeweils verwendeten Methodik die nachfolgend beschriebenen Unterschiede finden.

2.1 Diagnostische Fragestellungen, bei denen das zweidimensionale und das M-Mode-Echokardiogramm eine hohe Sensitivität und eine hohe Spezifität aufweisen (Tab. 3)

Ein Perikarderguß (Abb. 51, S. 131) ist in nahezu allen Fällen durch die Beobachtung eines echoarmen (nicht echofreien!) Raumes hinter der linksventrikulären Hinterwand, der an der Vorhofkammergrenze sistiert, nachzuweisen bzw. auszuschließen.

Bei mittelgroßen und großen Ergüssen findet sich in der Regel zusätzlich Ergußflüssigkeit vor dem rechten Ventrikel. M-Mode-echokardiographisch können bei extrem vergrößertem linken Vorhof, der sich noch hinter dem linken Ventrikel darstellt, beim Vorliegen eines Pleuraergußes, bei Pulmonalvenenstauung, bei verkalktem Mitralring oder bei links persistierender oberer Hohlvene falsch positive Befunde erhoben werden, die sich in der Regel bei Verwendung der zweidimensionalen Technik zuverlässig vermeiden lassen. Eine links persistierende obere Hohlvene kann durch Kontrastierung nach intravenöser Applikation eines Echokontrastmittels in eine linksseitige Armvene identifiziert werden. Ein Pleuraerguß stellt sich im Gegensatz zum Perikarderguß auch hinter dem linken Vorhof dar. Bei Verwendung des zweidimensionalen Echokardiogramms läßt sich die Fehldiagnose eines Perikardgusses bei verkalktem Mitralring (Abb. 41, S. 120) vermeiden, da sich letzterer als umschriebene abgegrenzte Struktur am Mitralsegelansatz abbildet. Zweidimensional stellt sich ein flüssigkeitsgefüllter Perikardsack im linksparasternalen Längsschnitt, in den Querachsenebenen in Höhe der Ventrikel sowie bei apikaler und besonders auch bei subxiphoidaler

---

Tabelle 3 Diagnostische Fragestellungen, bei denen das zweidimensionale und das M-Mode-Echokardiogramm eine hohe Sensitivität und eine hohe Spezifität aufweisen.

- Perikarderguß
- Morphologie der Mitralklappe
- Systolische Vorwärtsbewegung von Anteilen des Mitralklappenapparates („SAM")
- Mitralklappenprolaps
- Papillarmuskel- oder Sehnenfadenabriß
- Mitralstenose
- Quantifizierung der Mitralstenose
- Valvuläre Aortenstenose
- Aorteninsuffizienz
- Bikuspide Aortenklappe
- Aortenwurzeldissektion und Sinus valsalvae Aneurysma
- Verkalkungen bzw. Fibrosierungen von Herzklappen
- Hypertrophisch-obstruktive Kardiomyopathie
- Zuordnung zwischen phonokardiographisch wahrnehmbaren Tonsegmenten und den entsprechenden Klappenbewegungen
- Klappenöffnungs- und -schließungszeitpunkte
- Kongenitale Vitien
- Ebstein-Syndrom
- Herzmuskelinfarkt
- Kardiale Tumoren

Anlotung zuverlässig dar. Bei sanguinolenten oder stark fibrinhaltigen Ergüssen, die diffuse Binnenechostrukturen aufweisen sowie bei zu hoher Einstellung der Tiefenausgleichregelung kann ein Erguß übersehen werden. Nach kardiochirurgischen Eingriffen finden sich gelegentlich atypische Ergußlokalisationen (z. B. ausschließlich vor dem rechten Vorhof zusammen mit dem klinischen Bild der Einflußstauung) infolge von Verklebungen des Herzbeutels. Sofern an die Möglichkeit atypischer Ergußlokalisationen gedacht wird, sind diese mit Hilfe der zweidimensionalen Technik (einschließlich subkostaler Anlotung) zuverlässig nachweisbar.

Die **quantitative Abschätzung der Ergußmenge** ist wegen der ausgeprägten Lageabhängigkeit der Ergußlokalisation M-Mode-echokardiographisch nicht möglich. Für das zweidimensionale Echokardiogramm existieren keine allgemein akzeptierten Kriterien zur Quantifizierung von Perikardergüssen. Die Befundung muß sich daher auf eine möglichst präzise qualitative Beschreibung beschränken. Im Rahmen der Verlaufsbeobachtung sollte eine Zu- oder Abnahme der Ergußmenge durch Messungen der Ergußbreite an definierten Stellen (z. B. basale linksventrikuläre Hinterwand) erfolgen, wobei während aller Untersuchungen wegen der Lageabhängigkeit der Ergußverteilung auf eine identische Körperposition des Patienten (am besten flache Rückenlage) und auf eine identische Atemlage (am besten leichte Expiration) zu achten ist.

Die **Morphologie und der Bewegungsablauf der Mitralklappe** sowie dessen pathologische Veränderungen sind mit großer Zuverlässigkeit erkennbar, da zumindest das vordere Mitralsegel bei nahezu allen Patienten aufzuzeichnen ist. Frühdiastolische Öffnungsamplitude (DE-Abschnitt), mesodiastolische Rückschlagbewegung (EF-Abschnitt) und Ausprägung der a-Welle nach der Vorhofkontraktion sind Spiegelbilder des transmitralen Blutflusses und werden sowohl von der Klappenfunktion wie auch von der hämodynamischen Situation beeinflußt. Mehrfachechos als Hinweis auf Fibrosierungen oder Verkalkungen bei rheumatisch veränderter Klappe, endokarditische Auflagerungen geben ebenso wie diastolisch hochfrequente Flatterbewegungen bei Aorteninsuffizienz wertvolle diagnostische Hinweise.

Eine **Schulterbildung im AC-Intervall** (Abb. 24, S. 101) des vorderen, gelegentlich auch des hinteren Mitralsegels ist bei Patienten mit linksventrikulärer Dysfunktion Ausdruck einer Erhöhung des enddiastolischen Druckes.

Eine **systolische Vorwärtsbewegung von Anteilen des Mitralklappenapparates** (systolic anterior movement = „SAM") (Abb. 34, S. 112) wird zwar nicht ausschließlich bei hypertrophisch obstruktiver Kardiomyopathie beobachtet, erlaubt aber in Verbindung mit anderen echokardiographischen Merkmalen eine zuverlässige Diagnose der typisch ausgeprägten Form dieser Erkrankung.

Ein **Mitralklappenprolaps** (Abb. 40, S. 118) der mit einem entsprechenden Auskultationsbefund einhergeht, wird sich in aller Regel auch im Echokardiogramm zweifelsfrei darstellen lassen, wobei allerdings die gesamte Mitralklappe sorgfältig abgesucht werden muß. Der „stumme Prolaps" ist häufig echokardiographisch nur so gering ausgeprägt, daß die Grenzziehung zwischen Prolaps und Normvariante der unauffälligen Klappenbewegung im Einzelfall schwierig beziehungsweise unmöglich sein kann. Ein Prolaps sollte nur dann diagnostiziert werden, wenn im M-Mode-Echokardiogramm und/oder in der linksparasternalen Längsachse bzw. in den apikalen Schnittebenen des zweidimensionalen Echokardiogramms eine systolische Dorsalverlagerung eines oder beider Mitralsegel um mindestens 2–3 mm über den Mitralsegelansatz in den linken Vorhof hinein vorliegt. Im Gegensatz zum zweidimensionalen Echokardiogramm erlaubt die M-Mode-Aufzeichnung keine sichere Zuordnung, ob ein nachgewiesener Prolaps das vordere oder das hintere Segel betrifft.

Ein **Papillarmuskel- oder Sehnenfadenabriß** (Abb. 55, S. 135), der meist auf rheumatischer, ischämischer oder endokarditischer, selten degenerativer oder traumatischer Genese beruht, ist durch diastolisch unkoordinierte niederfrequente Flatterbewegungen eines oder beider Mitralsegel sowie durch den Nachweis von Segelanteilen im linken Vorhof während der Ventrikelsystole, vielfach in Verbindung mit einem ausgeprägten holosystolischen Prolaps, gekennzeichnet.

Eine **Mitralstenose** (Abb. 42-44, S. 121 ff.) ist anhand der charakteristischen echokardiographischen Merkmale mit großer Zuverlässigkeit nachzuweisen bzw. auszuschließen. Diastolische Domstellung der Klappe in der linksparasternalen Längsachsendarstellung bzw. in den apikalen Schnittebenen, Verklebungen im Bereich der Kommissuren in der Querachsenaufzeichnung des zweidimensionalen Echokardiogramms, Mehrfachechos im Bereich der Mitralsegel infolge von Verkalkungen bzw. Fibrosierungen, vergrößerter linker Vorhof sowie häufig eine verminderte frühdiastolische Öffnungsamplitude (DE), regelhaft herabgesetzte mesodiastolische Rückschlagbewegung (EF-Abschnitt), verminderte a-Welle nach der Vorhofkontraktion bei Sinusrhythmus und diastolisch meist gleichsinnige Bewegung des hinteren Mitralsegels im M-Mode-Echokardiogramm sind entscheidende diagnostische Merkmale. Um falsch positive Diagnosen zu vermeiden muß berücksichtigt werden, daß eine verminderte diastolische Mitralsegelöffnung im zweidimensionalen Echokardiogramm ebenso wie bei der M-Mode-Aufzeichnung auch bei Patienten mit deutlich erniedrigtem Herzzeitvolumen beobachtet wird, jedoch fehlt in diesen Fällen regelhaft die diastolische Domstellung der morphologisch unauffälligen Klappe im zweidimensionalen Echokardiogramm. Eine verminderte mesodiastolische Rückschlagbewegung des vorderen Mitralsegels im M-Mode-Echokardiogramm wird auch bei Erkrankungen beobachtet, bei denen eine linksventrikuläre Einflußerschwerung anderer Ursache (linksventrikuläre Dehnbarkeitsstörung, Vorhoftumor) besteht; die differentialdiagnostische Abgrenzung ist jedoch immer mit der zweidimensionalen Technik möglich. Falsch negative Diagnosen können gestellt werden, wenn nicht berücksichtigt wird, daß bei einzelnen Patienten trotz des Vorliegens einer hämodynamisch bedeutsamen Mitralstenose das hintere Segel atypischerweise eine diastolisch gegensinnige Öffnungsbewegung aufweisen kann.

Die **Quantifizierung einer Mitralstenose** anhand M-Mode-echokardiographischer Kriterien ist trotz einer prinzipiellen Korrelation zwischen der EF-Bewegung und dem Schweregrad einer Mitralstenose nicht mit hinreichender Zuverlässigkeit möglich. Lediglich höchstgradige und sehr leichte Mitralstenosen können bedingt voneinander abgegrenzt werden.

In der Querachsenebene des zweidimensionalen Echokardiogramms ist die **Mitralklappenöffnungsfläche** (Abb. 42, 43, S. 121 ff.) direkt darstellbar, so daß bei ausreichender Aufzeichnungsqualität eine planimetrische Bestimmung durchführbar ist. Diese stellt allerdings hohe Anforderungen an eine exakte technische Durchführung der Aufzeichnung. Die planimetrisch aus dem zweidimensionalen Echokardiogramm bestimmte Öffnungsfläche kann als zuverlässig angesehen werden, wenn ihr Ergebnis bei guter Aufzeichnungsqualität in Übereinstimmung mit den übrigen klinischen Befunden steht, wobei nach Möglichkeit eine zusätzliche dopplerechokardiographische Validierung des Befundes erfolgen sollte. Neben der Schweregradbestimmung einer Mitralstenose erleichtert die Beurteilung der Klappenmorphologie mit dem zweidimensionalen Echokardiogramm die Entscheidung, ob gegebenenfalls eine klappenerhaltende Behandlung einer Mitralstenose mittels Ballonvalvuloplastie oder Kommissurotomie aussichtsreich erscheint.

Die **valvuläre Aortenstenose rheumatischer Genese** (Abb. 21, S. 98) ist sowohl im M-Mode- wie auch im zweidimensionalen Echokardiogramm durch meistens sehr dichte Mehrfachechos im Klappenbereich bei verminderter systolischer Klappenseparation gekennzeichnet. Gegebenenfalls kann die bei angeborener Aortenstenose regelhaft beobachtete „Domstellung" einer oder mehrerer Taschenklappen nachgewiesen werden. Darüber hinaus bestehen vielfach die Zeichen der chronischen linksventrikulären Druckbelastung mit verdickten Wänden bei überwiegend regelrechter Ventrikelfunktion. Fehldiagnosen können bei tangentialer Anschallung der Klappe bzw. der Aortenwand oder bei ausgeprägten Plaquebildungen im Bereich der Aortenwurzel vorkommen. Eine Schweregradbestimmung der Aortenstenose ist mit der bildgebenden Echokardiographie nicht möglich. Weder das Ausmaß der systolischen Taschenklappenseparation im M-Mode-Echokardiogramm noch die Bestimmung der Aortenklappenöffnungsfläche aus der Querachsenebene des zweidimensionalen Echokardiogramms im Bereich der Herzbasis ergibt klinisch zuverlässige Werte, so daß diesbezüglich ein grundsätzlicher Unterschied zur Mitralstenose (s. S. 63 ff.) besteht.

Eine **Aorteninsuffizienz** (Abb. 19, S. 96) verursacht im M-Mode-Echokardiogramm in den meisten Fällen diastolisch hochfrequente Flatterbewegungen des vorderen oder hinteren Mitralsegels, gelegentlich auch des Kammerseptums, sofern ein ausreichend empfindliches Registriersystem verwendet wird. Die diastolisch hochfrequenten Flatterbewegungen der genannten Strukturen liefern bei diskretem Auskultationsbefund gelegentlich den ersten Hinweis auf das Vorliegen einer Aorteninsuffizienz, wobei allerdings die Sensitivität des Dopplerechokardiogramms, insbesondere bei leichtgradiger Aorteninsuffizienz wesentlich höher ist. Der M-Mode-echokardiographische Nachweis eines vorzeitigen Mitralklappenschlusses (Abb. 20, S. 97) ist Ausdruck einer enddiastolisch inversen Druckrelation zwischen dem linken Vorhof und dem linken Ventrikel, wie er vielfach bei akut entstandener, hochgradiger Aorteninsuffizienz beobachtet wird. Bei Patienten mit pulmonaler Hypertonie können diastolisch hochfrequente Flatterbewegungen des vorderen Trikuspidalsegels als Ausdruck einer Pulmonalinsuffizienz beobachtet werden und zur differentialdiagnostischen Abgrenzung herangezogen werden. Diastolisch in den linksventrikulären Ausflußtrakt prolabierende Klappenteile im M-Mode- oder im zweidimensionalen Echokardiogramm sind ein sehr spezifischer Ausdruck morphologisch degenerierter Aortenklappen, zum Beispiel nach bakterieller Endokarditis.

Eine **bikuspidal angelegte Aortenklappe** ist M-Mode-echokardiographisch durch ein diastolisch exzentrisches Aortenklappenecho gekennzeichnet, wobei falsch positive ebenso wie falsch negative Befunde insbesondere im Falle des gleichzeitigen Vorliegens eines hoch sitzenden Ventrikelseptumdefektes erhoben werden. Eine sehr sichere Differenzierung gelingt jedoch mit Hilfe der zweidimensionalen Technik durch Anlotung der Klappe in der linksparasternalen Querachsenebene in Höhe der Herzbasis, wobei die abnorme Anlage einer zwei- oder auch einer vierzipflig angelegten Klappe zuverlässig vom Normalbefund abgrenzbar ist.

Aortenwurzeldissektion (Abb. 22, 23, S. 99 f.) und **Sinus valsalvae Aneurysma** können mit dem zweidimensionalen Echokardiogramm in einem hohen Prozentsatz zweifelsfrei nachgewiesen bzw. ausgeschlossen werden. Bei unzureichender transthorakaler Beschallbarkeit ist die Diagnose mittels transösophagealer Anlotung zuverlässig zu klären, wobei die diagnostische Treffsicherheit anderen bildgebenden Verfahren nicht nachsteht. Die alleinige Anwendung der M-Mode-Echokardiographie ist dagegen mit einem nicht unerheblichen Prozentsatz falsch positiver ebenso wie falsch negativer Diagnosen behaftet.

Verkalkungen bzw. Fibrosierungen von Herzklappen (Abb. 21, S. 98, Abb. 42, 43, S. 121) werden anhand verdickter Klappenechos bzw. dichter Mehrfachechos der Klappe diagnostiziert, wobei eine Unterscheidung zwischen Verkalkung und Fibrosierungen aufgrund der Echogenität nicht hinreichend sicher möglich ist. Die Beurteilung einer verstärkt echogebenden Klappe sollte in Relation zu den übrigen dargestellten Herzanteilen und nicht isoliert gesehen werden, da die absolute Dicke und die Intensität eines Echos sehr stark von der jeweils verwendeten Ultraschallfrequenz, der Länge des Echoimpulses und der Geräteeinstellung abhängt. Die Intensität der Mehrfachechos im Bereich einer rheumatisch veränderten Klappe läßt keinen Rückschluß auf den funktionellen Schweregrad der Veränderungen zu. Falsch positive Diagnosen sind bei schräger Anschallung der Klappe möglich, jedoch sind hierbei die erhaltenen Echos meist schmaler und schwächer.

Eine **hypertrophisch-obstruktive Kardiomyopathie** (Abb. 33–35, S. 111 ff.) ist echokardiographisch bei den zahlenmäßig überwiegenden typischen Fällen mit subaortaler Obstruktion anhand der kennzeichnenden Merkmale (asymmetrische Verdickung des vermindert beweglichen Kammerseptums, Hyperkinesie der meist noch normal dicken linksventrikulären Hinterwand, kleines linksventrikuläres Kavum, systolische Vorwärtsbewegung von Anteilen des Mitralklappenapparates (SAM), mesosystolisch partielle Schließungsbewegung der Aortenklappe mit anschließender Wiederöffnung) vielfach schon durch das M-Mode-Echokardiogramm mit hoher Zuverlässigkeit zu diagnostizieren. Im zweidimensionalen Echokardiogramm erkennt man, daß das SAM-Phänomen überwiegend den Bereich Mitralsegelspitze/Sehnenfadenansatz betrifft. Bei den atypischen Formen mit medioventrikulärer oder gar apikaler Obstruktion kann die Diagnose M-Mode-echokardiographisch Probleme bereiten, wobei die zweidimensionale Technik jedoch meist Klarheit schafft. Echokardiographisch lassen sich lediglich Lokalisation und Verteilung einer Muskelmassenvermehrung zuverlässig nachweisen. Ob es sich hierbei um eine hypertrophische Kardiomyopathie, eine chronische linksventrikuläre Durckbelastung, einen überwiegend infiltrierend wachsenden Tumor oder um eine Speicherkrankheit handelt, ist manchmal nicht zu entscheiden. Bei atypischen Formen der hypertrophischen Kardiomyopathie mit vorwiegend medioventrikulärer oder apikaler Muskelmassenvermehrung (Abb. 33, S. 111 ff.) kann die Differenzierung zwischen obstruktiver und nicht obstruktiver Form der Erkrankung vielfach mit dem bildgebenden Echokardiogramm allein nicht erfolgen, sondern macht die zusätzliche Anwendung der Dopplertechnik, gegebenenfalls einschließlich Provokationsmanöver, erforderlich. Das in den apikalen Schnittebenen des zweidimensionalen Echokardiogramms vielfach beobachtete Phänomen einer systolisch weitgehenden Verlegung des Ventrikelkavums, insbesondere in den medialen und apikalen Anteilen, ist nicht für eine Obstruktion beweisend, da es durch die begrenzte Lateralauflösung des Schallfeldes artefiziell hervorgerufen werden kann.

Die **Zuordnung zwischen phonokardiographisch wahrnehmbaren Tonsegmenten und den entsprechenden Klappenbewegungen** des M-Mode-Echokardiogramms ist meist zuverlässig durchführbar, sofern beide Meßgrößen simultan auf dem gleichen Schreiber aufgezeichnet werden. Insbesondere bei einem mehrfachen prothetischen Herzklappenersatz mit mechanischen Prothesen erlaubt die gleichzeitige Registrierung von Phono- und Echokardiogramm eine sichere Zuordnung von Auskultationsbefund und Schließkörperauslenkung der künstlichen Herzklappe.

Klappenöffnungs- und -schließungszeitpunkt (Abb. 64, S. 141) sind mit dem M-Mode-Echokardiogramm exakt festzulegen. Bei Verwendung eines Zweistrahlgerätes lassen sich die linksventrikulären systolischen und diastolischen Zeitintervalle bestimmen. Die Ermittlung der rechtsventrikulären Zeitintervalle scheitert beim Erwachsenen in der Regel daran, daß Trikuspidal- und Pulmonalklappe meist nicht während der gesamten Phase der Herzaktion aufzuzeichnen sind.

Bei **kongenitalen Vitien** (Abb. 45, S. 124f., Abb. 61, 63, S. 139f.) ist insbesondere das zweidimensionale Echokardiogramm, vorzugsweise in Verbindung mit der Dopplertechnik speziell bei kritisch kranken Neugeborenen das entscheidende diagnostische Verfahren. In aller Regel wird es möglich sein zu entscheiden, ob Ventrikel- und Vorhofseptum sowie beide Atrioventrikularklappen und beide Seminularklappen angelegt sind und sich regelrecht bewegen. Größe und Kontraktionsfähigkeit der Ventrikel sind ebenso beurteilbar wie der Ursprung der großen Gefäße und ihre Lage zueinander.

Ein **Ebstein-Syndrom** (Abb. 45, S. 124f.) wird gelegentlich erstmals im Erwachsenenalter diagnostiziert. Es ist M-Mode-echokardiographisch durch eine Vergrößerung des rechten Herzens sowie einen gegenüber der Mitralklappe deutlich verzögerten Trikuspidalklappenschluß gekennzeichnet (über 65 msek), wobei nicht in jedem Fall zuverlässig die Differentialdiagnose gegenüber einem Vorhofseptumdefekt erfolgen kann. In der apikalen Vierkammerebene des zweidimensionalen Echokardiogramms hingegen stellen sich die Trikuspidaldystopie mit Verlagerung des anterioren und/oder des septalen Segels in den rechten Ventrikel hinein, die häufig beobachteten Verklebungen der dystopen Segel mit dem Ventrikelendokard sowie der vergrößerte rechte Vorhof und der atrialisierte rechte Ventrikel meist zweifelsfrei dar, so daß die Diagnose mit hoher Zuverlässigkeit zu stellen ist.

Ein **Herzmuskelinfarkt** (Abb. 31, S. 109) kann sowohl im akuten wie auch im Narbenstadium mittels des zweidimensionalen Echokardiogramms meist zuverlässig lokalisiert, seine Größe abgeschätzt und die Funktion des Restventrikels beurteilt werden; die Sensitivität des M-Mode-Echokardiogramms ist dagegen bei vielen Infarktlokalisationen nur gering. Mittelgroße oder große Aneurysmen im Anteroseptal- und im Apikalbereich sind in der Regel unproblematisch zu diagnostizieren, die vergleichsweise selteneren inferioren Aneurysmen können dagegen vielfach nur schwer aufgezeichnet werden. Pseudoaneurysmen sind im typischen Fall durch eine Konturunterbrechung der Ventrikelwand mit schmaler Durchtrittsstelle sowie der zusätzlichen Aufzeichnung einer „paraventrikulären Kammer" gekennzeichnet. Postinfarzielle Ventrikelseptumsdefekte entziehen sich vielfach dem direkten Nachweis im zweidimensionalen Echokardiogramm. Ihre Diagnose gelingt dopplerechokardiographisch wesentlich zuverlässiger. Gleiches gilt für die postinfarzielle Mitralinsuffizienz.

Kardiale Tumoren (Abb. 46-50, S. 126ff.) werden - je nach Lokalisation - meist zuverlässig erkannt, sofern die Neubildungen ins Lumen einer Herzkammer hineinragen oder sogar abhängig von der Herzaktion in die jeweiligen Klappenostien prolabieren. Die diagnostische Treffsicherheit des zweidimensionalen Echokardiogramms ist wesentlich höher als diejenige der eindimensionalen Technik. Besonders zuverlässig kann der häufigste Herztumor, das vom Vorhofseptum ausgehende linksatriale Myxom diagnostiziert werden, wobei nicht nur an das übliche Vorkommen der meist gestielt wachsenden Tumoren mit ausgeprägtem diastolischen Prolabieren in das Mitralostium hinein sondern auch an die Möglichkeit eines kleinen, breitbasig mit dem interatrialem Septum oder der Vorhofwand verwachsenen und daher nur wenig beweglichen Myxoms oder an andere Tumoren beziehungsweise an Thromben gedacht werden muß. Die Untersuchung sollte bei entsprechendem Verdacht von möglichst vielen Schallwandlerpositionen aus erfolgen. Zur Diagnosesicherung ist eine Darstellung in mindestens zwei

Schnittebenen zu fordern. Eine differentialdiagnostische Abgrenzung zwischen Tumor und Thrombus (s. S. 136) kann insbesondere im Bereich des Vorhofdaches oder der Herzspitze problematisch sein. Infiltrierend wachsende Tumoren, die nicht wesentlich ins Lumen einer Herzkammer hinein ragen, werden unter Umständen lediglich als „Wandverdikkung" erkannt. Die echokardiographische Diagnostik parakardial wachsender Tumoren ist unsicher.

2.2 Diagnostische Fragestellungen, bei denen das zweidimensionale und das M-Mode-Echokardiogramm eine hohe Sensitivität bei weniger ausgeprägter Spezifität aufweisen (Tab. 4)

Linksventrikuläre Größe und Funktion (Abb. 16, S. 61) sind mit dem zweidimensionalen Echokardiogramm zuverlässig erfaßbar. Die planimetrisch ermittelten Ventrikelinnenflächen sorgfältig aufgezeichneter apikaler Vier- und Zweikammerprojektionen korrelieren bei vergleichbarer Streuung nach *Erbel* unabhängig von der Grunderkrankung eng mit entsprechenden angiokardiographischen Befunden. Die Methode ist daher zur Beurteilung der linksventrikulären Funktion geeignet, obwohl aus anatomischen Gründen der Schallwandler selbst bei weit lateraler Position im Rahmen der „apikalen" Anlotung meist oberhalb und medial des wahren Apex aufgesetzt wird, so daß die eigentliche Herzspitze nicht aufgezeichnet werden kann. Die apikale Ventrikelbegrenzung zweidimensionaler Echokardiogramme entspricht selten der wahren Herzspitze sondern meist einem „Pseudoapex" der durch eine leicht schräge Durchschallung des linken Ventrikels hervorgerufen wird. Diese Tatsache sowie der Umstand, daß von der unregelmäßig konturierten Ventrikelinnenwand echokardiographisch die innere, angiokardiographisch jedoch die äußere Kontur als Grenze des Ventrikelkavums erscheint, bedingt, daß die echokardiographischen Normwerte der linksventrikulären Volumina (s. S. 68) sowie der Ejektionsfraktion niedriger liegen, als die entsprechenden cineventrikulographischen Meßgrößen. Während das M-Mode-Echokardiogramm lediglich eine Beurteilung der basalen Abschnitte des anterioren Septums und der basalen Hinterwand ermöglicht, kann mit dem zweidimensionalen Echokardiogramm die gesamte Zirkumferenz des linken Ventrikels im basalen und medialen Segment, gelegentlich auch über den Papillarmuskelansatz hinaus im weiter apikalwärts gelegenen Bereich beurteilt werden. Im Gegensatz zum M-Mode-Echokardiogramm er-

Tabelle 4 Diagnostische Fragestellungen, bei denen das zweidimensionale und das M-Mode-Echokardiogramm eine hohe Sensitivität bei weniger ausgeprägter Spezifität aufweisen.

- Linksventrikuläre Größe und Funktion
- Verlaufsbeobachtung der linksventrikulären Größe und Funktion
- Dilatative Kardiomyopathie
- Linksventrikuläre Volumenbelastung
- Herzmuskelhypertrophie
- Bewegungsablauf der Aortenklappentaschen
- Partieller mesosystolischer Aortenklappenschluß
- Größe des rechten Ventrikels
- Rechtsventrikuläre Vorderwand
- Rechtsventrikuläre Volumenbelastung

laubt die zweidimensionale Darstellung somit auch bei segmentalen Kontraktionsstörungen, wie sie bei Patienten mit koronarer Herzkrankheit beobachtet werden oder bei veränderter Ventrikelgeometrie einen Rückschluß auf die Globalfunktion der linken Herzkammer.

Verlaufsbeobachtungen der linksventrikulären Größe und Funktion unter konservativer Therapie oder nach kardiochirurgischen Eingriffen ergeben mit dem zweidimensionalen Echokardiogramm recht zuverlässige Werte, zumal beim intraindividuellen Vergleich die Reproduzierbarkeit sorgfältig durchgeführter Messungen bei relativ geringer Streuung gut ist. Um eine Fehlinterpretation wegen untersuchungs- oder meßtechnisch bedingter Fehler zu vermeiden, sollten Veränderungen erst dann als signifikant betrachtet werden, wenn sie mehr als 10% des Ausgangswertes betragen.

Bei **dilatativer Kardiomyopathie** (Abb. 24, S. 101) kann der vergrößerte, diffus hypokontraktile linke Ventrikel im M-Mode ebenso wie im zweidimensionalen Echokardiogramm meist gut dargestellt werden, wobei häufig auch die übrigen Herzhöhlen erweitert, der frühdiastolische Mitralsegelseptumabstand gesteigert, die frühdiastolische Mitralsegelauslenkung (DE) vermindert ist und das AC-Intervall vielfach eine Schulterbildung infolge eines erhöhten linksventrikulären enddiastolischen Druckes aufweist. Die differentialdiagnostische Abgrenzung der Ursache einer beobachteten linksventrikulären Funktionsstörung, beispielsweise gegenüber einer Myokarditis oder der kongestiven Verlaufsform einer schweren koronaren Herzkranzgefäßerkrankung ist nicht immer zuverlässig möglich.

Eine **linksventrikuläre Volumenbelastung** ist durch den Nachweis einer vergrößerten enddiastolischen Fläche und hieraus errechneten vergrößerten Volumina mit regelrechter systolischer Verkleinerung in den apikalen Schnittebenen des zweidimensionalen Echokardiogramms gekennzeichnet. Vielfach sind M-Mode-echokardiographisch die gleichen Kriterien nachweisbar. Über die Ursache einer linksventrikulären Volumenbelastung läßt sich jedoch mit der bildgebenden Echokardiographie allein meist keine zuverlässige Aussage treffen, so daß bei unklarem klinischen Bild die ergänzende Anwendung der Dopplerechokardiographie angezeigt ist. Lediglich bei Patienten mit Aorteninsuffizienz geben die diastolisch hochfrequenten Flatterbewegungen des vorderen Mitralsegels einen Hinweis auf die Ursache der linksventrikulären Volumenbelastung. Gleiches gilt im Falle des Nachweises degenerativer Veränderungen an Aorten- oder Mitralklappe.

Eine **Herzmuskelhypertrophie** (Abb. 32-35, S. 110 ff.) des linken, ggf. auch des rechten Ventrikels ist mit dem zweidimensionalen Echokardiogramm meist gut erkennbar. Die Lokalisation einer Muskelmassenvermehrung (symmetrisch, asymmetrisch, Bevorzugung der Hinterwand oder des Kammerseptums, Überwiegen der basalen oder der apikalen Anteile, Verdickung der Papillarmuskeln) kann bestimmt werden. Ein Rückschluß auf die Ursache (z. B. atypische hypertrophisch-obstruktive Kardiomyopathie, hypertrophisch-nichtobstruktive Kardiomyopathie, chronische linksventrikuläre Druckbelastung, Speicherkrankheiten) ist allenfalls bedingt aufgrund der Lokalisation des Ausmaßes der Muskelmassenverdickung möglich.

Morphologie und Bewegungsablauf der Aortenklappentaschen (Abb. 21, S. 98, Abb. 64, S. 141) sind mit dem zweidimensionalen und dem M-Mode-Echokardiogramm gleichermaßen gut beurteilbar, wobei die aus dem linkskoronartragenden Sinus entspringende Tasche M-Mode-echokardiographisch nicht erfaßt wird sondern lediglich in der Querachsenebene des zweidimensionalen Echokardiogramms in Höhe der Herzbasis darstellbar ist. Regelmäßige, hochfrequente systolische Oszillationen geringer Amplitude der geöffneten Aortenklappentaschen sind Ausdruck gut beweglicher Semilunarklappen und stellen einen Normalbefund dar. Verdickungen, Auflagerungen oder Bewegungseinschränkungen sind klar zu diagnostizieren. Sowohl bei Untersuchungen mit dem zweidimensionalen wie auch mit dem M-Mode-Echokardiogramm muß auf eine sorgfältige Justierung des Schallfeldes geachtet werden, damit tangential getroffene Anteile des Aortenringes bzw. der Sinus valsalvae und die hierdurch artefiziell produzierten Mehrfachechos nicht mit Verdichtungen im Bereich der Klappentaschen selbst verwechselt werden.

Ein **partieller mesosystolischer Aortenklappenschluß** mit anschließender erneuter Öffnungsbewegung ist ein typischer Befund bei hypertrophisch obstruktiver Kardiomyopathie. Eine partielle mesosystolische Schließungsbewegung der Aortenklappe ohne spätsystolische Wiederöffnung wird jedoch auch bei membranöser oder fibromuskulärer Subaortenstenose sowie in meist geringerer Ausprägung auch bei Patienten mit deutlich erniedrigtem Herzzeitvolumen, gelegentlich auch ohne erkennbare Ursache beobachtet. Umgekehrt schließt ein regelrechter Bewegungsablauf der dargestellten Aortenklappentaschen das Vorliegen eines linksventrikulären Ausflußbahngradienten bei hypertrophischer Kardiomyopathie nicht zuverlässig aus.

Die **Größe des rechten Ventrikels** kann durch Planimetrie in der apikalen Vierkammerebene bzw. durch die Beurteilung der Weite des rechtsventrikulären Ausflußtraktes in der linksparasternalen Querachsenebene in Höhe der Herzbasis beurteilt werden. Hiermit ist eine semiquantitative Abschätzung seiner Größe möglich, obwohl der rechte Ventrikel aufgrund seiner gebogenen anatomischen Form in keiner Schnittebene in seinem gesamten Umfang darstellbar ist. Das M-Mode-Echokardiogramm vermag den rechten Ventrikel aufgrund seiner exzentrischen Lage vor dem linken Ventrikel hinter dem Sternum nur tangential zu beschallen, so daß eine Größenbestimmung (s. S. 65 f.) unsicher ist.

Die **rechtsventrikuläre Vorderwand** ist bei normaler Dicke im Rahmen der linksparasternalen Anlotung wegen der nur geringen akustischen Impedanzunterschiede zur rückwärtigen Thoraxwand, bei apikaler Anlotung aufgrund der begrenzten Lateralauflösung des Schallfeldes meist nicht sicher bestimmbar. Ihre Messung ist jedoch immer dann unproblematisch, wenn sie von der rückwärtigen Thoraxwand durch einen Perikarderguß (Abb. 51, S. 131) oder durch subepikardiales Fettgewebe abgrenzbar ist.

Die **Größe des rechten Vorhofes** ist M-Mode-echokardiographisch nicht zu ermitteln, das zweidimensionale Echokardiogramm ermöglicht seine Planimetrie und damit seine quantitative Ausmessung aus der apikalen Vierkammerebenendarstellung heraus (s. S. 65). Im Falle einer Vergrößerung des rechten Vorhofes sollte zusätzlich mittels subkostaler Anlotung die Weite der Vena cava inferior inspiratorisch und exspiratorisch bestimmt werden.

Eine **rechtsventrikuläre Volumenbelastung** verursacht eine vergrößerte Silhouette des rechten Ventrikels in der apikalen Vierkammerebene des zweidimensionalen Echokardiogramms, eine Vergrößerung des rechtsventrikulären Ausflußtraktes in der linksparasternalen Querachsenebene in Höhe der Herzbasis sowie meist gut erkennbare vermehrte Pulsationen der vielfach erweiterten Pulmonalarterie. Im M-Mode-Echokardiogramm erkennt man häufig eine systolisch inverse, d. h. nach vorn gerichtete Beweglichkeit des Kammerseptums. Im Vergleich zum zweidimensionalen Echokardiogramm ist die M-Mode-Technik zur Größenbestimmung des rechten Ventrikels weniger geeignet. Ein vergrößerter rechter Ventrikel wird M-Mode-echokardiographisch übersehen, wenn der Schallwandler zu weit lateral der Sternumgrenze aufgesetzt und der rechte Ventrikel damit noch exzentrischer durchschallt wird, als dies schon normalerweise unvermeidlich ist. Die differentialdiagnostische Abgrenzung der Ursache einer rechtsventrikulären Volumenbelastung allein aus dem bildgebenden Echokardiogramm ist nicht möglich.

2.3 Diagnostische Fragestellungen bei denen das zweidimensionale und das M-Mode-Echokardiogramm eine weniger ausgeprägte Sensitivität bei hoher Spezifität aufweisen (Tab. 5)

Endokarditische Vegetationen (Abb. 20, S. 97, Abb. 39, S. 117) beziehungsweise thrombotische Auflagerungen stellen sich als zottige, filigrane, rasenförmige, den Klappen aufgelagerte Echostrukturen, die den Klappenbewegungen folgen dar. In seltenen Fällen sind die Sehnenfäden oder das Endokard der Ventrikelwand befallen. Sensitivität und Spezifität des Echokardiogramms zum Nachweis oder Ausschluß endokarditischer Vegetationen hängen stark von der Lokalisation und von der Größe der Auflagerungen ab, wobei in der Literatur in Abhängigkeit vom jeweils untersuchten Krankengut teilweise sehr unterschiedliche Werte angegeben werden. Die Sensitivität des M-Mode-Echokardiogramms dürfte im Falle der meistens betroffenen Klappen des linken Herzens lediglich bei ca. 50–60% liegen. Für das thranstorakal abgeleitete zweidimensionale Echokardiogramm ist demgegenüber eine Sensitivität von ca. 80%, bei transösophagealer Anschallung sogar von ca. 90% und höher anzunehmen. Die Sensitivität im Bereich der vergleichsweise seltener befallenen Trikuspidal- und der noch seltener erkrankten Pulmonalklappe ist wegen ihrer schlechteren echokardiographischen Darstellbarkeit deutlich geringer, ohne daß aus der Literatur konkrete Zahlen angegeben werden können. Größe, Form und Beweglichkeit der Vegetationen, die teilweise erheblich flottieren, lassen sich an den nativen Klappen ebenso wie an Bioprothesen vielfach sehr gut darstellen, endokarditische Auflagerungen an mechanischen Prothesen sind dagegen bei transthorakaler Anlotung wesentlich schwerer zu erkennen. Eine Aussage darüber, ob nachgewiesene Vegetationen floride oder abgeheilt sind, kann echokardiographisch nicht erfolgen. Bei klinisch begründeter Verdachtsdiagnose schließt ein unauffälliger Befund selbst nach transösophagealer Anschallung eine Endokarditis nicht sicher aus. Es muß ferner berücksichtigt werden, daß der Nachweis von Vegetationen frühestens 14 Tage nach Einsetzen des ersten Fieberschubes gelingt.

Eine **membranöse oder fibromuskuläre Subaortenstenose,** die sich M-Mode-echokardiographisch nur sehr schwer darstellen läßt, kann auch dem Nachweis im zweidimensionalen Echokardiogramm entgehen, da insbesondere zarte Membranen im linksventrikulären Ausflußtrakt leicht übersehen werden. Sowohl zur Diagnose wie auch zur Schweregradbeurteilung ist die Dopplerechokardiographie das überlegene Verfahren.

Trikuspidalstenose und Trikuspidalklappenprolaps treten vergleichsweise seltener auf, als die entsprechenden Veränderungen an der Mitralklappe. Ihre M-Mode-echokardiographische Diagnose ist unzuverlässig. Insbesondere reicht der Nach-

Tabelle 5 Diagnostische Fragestellungen, bei denen das zweidimensionale und das M-Mode-Echokardiogramm eine weniger ausgeprägte Sensitivität bei hoher Spezifität aufweisen.

- Endokarditische Vegetationen
- Membranöse oder fibromuskuläre Subaortenstenose
- Trikuspidalstenose und Trikuspidalklappenprolaps
- Pulmonale Hypertonie
- Thromben
- Vorhofseptumdefekt

weis einer verminderten mesodiastolischen Rückschlagbewegung des vorderen Trikuspidalsegels zur Diagnose einer Trikuspidalstenose nicht aus. Falls nicht gleichzeitig eine Vorwärtsbewegung des septalen Trikuspidalsegels sowie Verdikkungen der Klappe aufzuzeichnen sind, kann ein solcher Befund in gleicher Weise wie bei der Mitralklappe (s. S. 62 f.) auch durch eine rechtsventrikuläre Einflußerschwerung anderer Genese hervorgerufen sein. In der apikalen Vierkammerebene des zweidimensionalen Echokardiogramms gelten für Trikuspidalstenose oder -prolaps die gleichen Kriterien wie im Falle der Mitralstenose.

Eine **pulmonale Hypertonie** verursacht typische Veränderungen des Pulmonalklappenechos in Form einer abgeflachten diastolischen (ef) Bewegung, einer verminderten a-Welle nach der Vorhofkontraktion und einer verlängerten rechtsventrikulären Präejektionsperiode, die M-Mode-echokardiographisch bei entsprechend guter Schallbarkeit nachweisbar sein können. Wesentlich ist der Befund einer chronischen rechtsventrikulären Druckbelastung mit verdickter rechtsventrikulärer Wand, abgeflachtem Kammerseptum, vielfach hypertrophiert erscheinenden rechtsventrikulären Papillarmuskeln und häufig zu beobachtender Vergrößerung des rechtsventrikulären Kavums und des Ausflußtraktes im zweidimensionalen Echokardiogramm.

Thromben (Abb. 57, 58, S. 136) im Bereich des rechten und linken Herzens werden dann relativ zuverlässig erkannt, wenn sie weit ins Lumen der befallenen Herzkammer hineinragen. Schalenförmige, wandadhärente Thromben, insbesondere im Bereich der Spitze des linken Ventrikels oder des linken Vorhofdaches werden ebenso wie die vom linken Herzohr ausgehenden Thromben bei transthorakaler Anschallung leicht übersehen. Ventrikelthromben sind vielfach systolisch besser zu erkennen als diastolisch. Ein positiver Nachweis ist erst dann gegeben, wenn ein Thrombus in mindestens zwei Schnittebenen dargestellt ist. Bei Verdacht auf Thromben im Bereich der linksventrikulären Spitze sollte die apikale Anschallung soweit lateral und so tief wie möglich erfolgen. Sowohl bei Vorhof- wie auch bei Ventrikelthromben darf auf eine subkostale Anlotung nicht verzichtet werden.

Ein **Vorhofseptumdefekt** (Abb. 63, S. 140) mit hämodynamisch bedeutsamen Shuntvolumen zeigt im M-Mode- und im zweidimensionalen Echokardiogramm die allgemeinen Zeichen der rechtsventrikulären Volumenbelastung (s. S. 95). Mittelgroße und große Defekte können auch beim Erwachsenen in etwa ⅔ der Fälle in der subkostalen Vierkammerebene zuverlässig dargestellt und lokalisiert werden. In der apikalen Vierkammerebenendarstellung ist hingegen ebenso wie in der linksparasternalen Querachsenebene in Höhe der Herzbasis die Unterscheidung zwischen einem Vorhofseptumdefekt und artefiziellen Echolücken („drop-outs") vielfach unzuverlässig. Mittels transösophagealer Anschallung gelingt der Nachweis/Ausschluß selbst kleiner Vorhofseptumdefekte mit hoher Zuverlässigkeit auch in den Fällen, in denen mittels transthorakaler Anschallung keine eindeutige Diagnose möglich war.

2.4 Diagnostische Fragestellungen, bei denen das zweidimensionale und das M-Mode-Echokardiogramm lediglich eine geringe Sensitivität und geringe Spezifität aufweisen (Tab. 6)

Bei **Mitralinsuffizienz** (Abb. 37, 38, S. 115 f.) finden sich in den meisten Fällen keine spezifischen Merkmale im zweidimensionalen oder im M-Mode-Echokardiogramm. Häufig sind nur die indirekten Zeichen der linksventrikulären Volumenbelastung erkennbar. Lediglich in den Fällen, in denen der Mitralinsuffizienz ein ausgeprägter Prolaps, ein Sehnenfaden- oder Papillarmuskelabriß bzw. eine

Tabelle 6 Diagnostische Fragestellungen, bei denen das zweidimensionale und das M-Mode-Echokardiogramm lediglich eine geringe Sensitivität und geringe Spezifität aufweisen.

- Mitralinsuffizienz
- Funktion bzw. Dysfunktion mechanischer Herzklappenprothesen
- Valvuläre oder infundibuläre Pulmonalstenose
- Trikuspidalinsuffizienz
- Koronare Herzkrankheit ohne Herzinfarkt
- Lungenembolie
- Perikarditis
- Restriktive Kardiomyopathie

endokarditisch befallene Klappe zugrunde liegen, finden sich charakteristische Kriterien.

Die **Funktion bzw. Dysfunktion mechanischer Herzklappenprothesen** (Abb. 29, 30, S. 106ff.) ist in vielen Fällen weder mit der zweidimensionalen noch mit der M-Mode-Echokardiographie hinreichend zuverlässig beurteilbar. Dies gilt insbesondere, wenn eine Störung nicht sehr ausgeprägt ist. Diesbezüglich ist die Dopplerechokardiographie den bildgebenden echokardiographischen Verfahren weit überlegen. Eine verminderte Schließkörperauslenkung, gesteigerte Kippbewegungen der Prothese oder „gerundete" Öffnungs- oder Schließungsbewegungen finden sich meist nur bei schwerer Dysfunktion. Für die Beurteilung von **Bioprothesen** (Abb. 27, 28, S. 104f.) gelten im wesentlichen die gleichen Kriterien wie für die natürliche Klappe, wobei insbesondere degenerative Veränderungen in Form von Verkalkungen aber auch ein endokarditischer Befall oder ein partieller Segelausriß im zweidimensionalen Echokardiogramm häufig gut zu erkennen sind.

Valvuläre oder infundibuläre Pulmonalstenosen können dopplerechokardiographisch nicht nur zuverlässiger diagnostiziert sondern darüber hinaus zusätzlich quantifiziert werden, so daß die bildgebende Echokardiographie bei diesen Vitien von nachrangiger Bedeutung ist.

Eine **Trikuspidalinsuffizienz** weist die unspezifischen echokardiographischen Zeichen der rechtsventrikulären Volumenbelastung auf. Die Ausmessung der vielfach gesteigerten Weite des Trikuspidalringes aus der apikalen Vierkammerebene des zweidimensionalen Echokardiogramms heraus ist unzuverlässig. Ein sehr spezifischer Nachweis ist lediglich mit der zweidimensionalen oder der M-Mode-Echokardiographie nach Gabe eines Echokontrastmittels (s. S. 138) oder mit der Dopplertechnik (Abb. 59, S. 137) möglich.

Die **koronare Herzkrankheit ohne vorangegangenen Infarkt** weist auch bei hochgradigen Koronarstenosen vielfach keine pathologischen Veränderungen der linksventrikulären Funktion unter Ruhebedingungen auf. Belastungsechokardiographische Untersuchungen, die während – oder einfacher – in den ersten 2 bis 3 Minuten nach der Ergometrie durchführbar sind, vermögen ischämische Wandsegmente anhand eines pathologisch veränderten Kontraktionsverhaltens aufzudecken. Derartige Untersuchungen haben wegen des Aufwandes keinen Eingang in die klinische Routine gefunden.

Bei **akuter Lungenembolie** kann gelegentlich ein Embolus, der sich im Trabekelwerk des rechten Herzens bzw. an der Trikuspidalklappe verfangen hat, als flottierende Echostruktur geringer Dichte mit hoher Beweglichkeit nachgewiesen werden. Eventuell wird ein Embolus auch mittels suprasternaler Anschallung im Pulmonalarterienstamm bzw. in der rechten Pulmonalarterie beobachtet. Die Sensitivität ist jedoch selbst bei Patienten mit klinisch gesicherter Lungenembolie gering. Auch die indirekten echokardiographischen Zeichen der akuten rechtsventrikulären Druckbelastung können fehlen.

Eine **Perikarditis** (Abb. 52, S. 132) ist durch Echoverdichtungen im Epi-/Perikardbereich mit oder ohne begleitenden Erguß gekennzeichnet. Selbst bei ausgeprägter Perikarditis kalkarea ist die echokardiographische Diagnostik dem radiologischen Nachweis bei der Durchleuchtung unterlegen. Zuverlässige, eindeutige Kriterien, ob möglicherweise eine Konstriktion vorliegt, bestehen weder für das M-Mode- noch für das zweidimensionale Echokardiogramm.

Eine **restriktive Kardiomyopathie** bzw. eine Endomyokardfibrose ist echokardiographisch lediglich durch den unspezifischen Befund normal großer Ventrikel bei regelrechtem Kontraktionsverhalten gekennzeichnet, während die Vorhöfe infolge der Einflußerschwerung vergrößert sind.

2.5 Die diagnostische und differentialdiagnostische Bedeutung des Ösophagusechokardiogramms (Tab. 7)

Ein Ösophagusechokardiogramm (Abb. 4, S. 27) wird gezielt lediglich bei denjenigen Patienten angefertigt, bei denen die transthorakale Untersuchung wegen ungünstiger Schallbedingungen bzw. wegen mangelnder Sensitivität oder Spezifität der Methode keine eindeutige differentialdiagnostische Abklärung erbracht hat. Die Möglichkeit der Verwendung höherfrequenter Schallwandler, die weitgehend gleichförmig günstigen Schallbedingungen sowie die Anlotung des Herzens aus einer zweiten Richtung, nämlich von dorsal bei vergleichbaren Schnittebenen sind entscheidende Vorteile dieses diagnostischen Verfahrens.

Die **Morphologie und der Bewegungsablauf der Mitralklappe** stellen sich sowohl im Bereich beider Segel und auch des Klappenhalteapparates bei regelrecht funktionierender wie auch insbesondere bei pathologisch veränderter Klappe bei transösophagealer Anlotung sehr gut dar. Während rheumatische Veränderungen der Klappe üblicherweise auch bei transthorakaler Anschallung hinreichend beurteilt und im Falle einer Stenose sogar quantifiziert werden können (s. S. 63 f.), ist die Erkennung endokarditischer Vegetationen oder thrombotischer Auflagerungen bei transösophagealer Anschallung wesentlich sensitiver und spezifischer.

Mitralklappenprolaps und Sehnenfadenabriß (ischämisch, degenerativ oder endokarditisch), die vielfach nicht das gesamte befallene Segel gleichförmig betreffen, sind ebenfalls transösophageal zuverlässiger zu erkennen, als mittels einer transthorakalen Anlotung. Es kann zweifelsfrei identifiziert werden, ob das vordere, das hintere oder beide Segel befallen sind. Endokarditische Vegetationen werden insbesondere bei Lokalisation auf der atrialen Seite der Mitralsegel auch bei relativ ungünstiger transthorakaler Schallbarkeit bei der transösophagealen Anlotung mit höherer Sensitivität erkannt und können hinsichtlich Lokalisation, Größe und Beweglichkeit beurteilt werden.

Die **Trikuspidalklappe** ist bei der transösophagealen Anschallung im Vergleich zur Mitralis weiter vom Schallwandler entfernt, stellt sich aber meist ebenfalls gut dar, so daß Veränderungen insbesondere am vorderen und am septalen Segel der Klappe in gleicher Weise wie bei der Mitralis zuverlässig beurteilbar sind.

Die **Aortenklappe** läßt sich von transösophageal ebenfalls gut abbilden, wobei die Unterscheidung zwischen der normalerweise dreizipflig angelegten Klappe von einer zwei- oder vierzipfligen Variante, die beide vermehrt zu degenerativen Veränderungen neigen, unproblematisch gelingt. Aortenklappenprolaps und endokarditische Vegetationen auf der Aortenklappe (Abb. 20 a, b, S. 97) werden mit deutlich höherer Sensitivität als bei der transthorakalen Anlotung erkannt. Die Zuordnung zu der jeweils betroffenen Taschenklappe ist erleichtert.

Bei **valvulärer Aortenstenose** erlaubt das transösophageale Echokardiogramm eine Aufzeichnung der systolischen Klappenöffnungsfläche. Die Darstellung ist häu-

Tabelle 7 Indikationen zur transösophagealen Untersuchung des Herzens.

vermutete Erkrankung	Fragestellung
Aortenklappenveränderungen	zwei-, drei- oder vierzipflige Anlage der Klappe? Degenerative oder rheumatische Veränderungen? Prolaps? Auflagerungen?
Aortenwurzelerkrankungen	Weite der Aorta? Dissektion? Sinus Valsalvae-Aneurysma?
Aorta descendens	Weite, Aneurysma, Dissektion?
Dysfunktion von Herzklappenprothesen	Nachweis/Ausschluß. Ermittlung von Lokalisation und Ausmaß eines trans- oder paraprothetischen Rückflusses insbesondere an mechanischen Mitralprothesen.
Endokarditis	Ausschluß bzw. Nachweis von Vegetationen bzw. paravalvulärem Abszeß. Beurteilung der Ausdehnung. Verlaufsbeobachtungen. Beurteilung der funktionellen Beeinträchtigung von Herzklappenläsionen mittels Dopplertechnik.
Intraoperativ, künstliche Beatmung	Beurteilung der Pumpfunktion der Ventrikel sowie der Herzklappen.
Kongenitale Vitien	Beurteilung der Morphologie und des anatomischen Zusammenhanges der Vorhöfe, Kammern, großen Gefäße und der Klappen.
Mitralklappenveränderungen	Morphologische Veränderungen? Prolaps eines oder beider Segel? Sehnenfadenabriß? Endokarditische oder thrombotische Auflagerungen?
Mitralvalvuloplastie	Beurteilung der Ballonposition. Beurteilung des funktionellen Ergebnisses der Maßnahme.
Trikuspidalklappenveränderungen	wie Mitralklappe
Vorhofseptumaneurysma	Nachweis bzw. Ausschluß
Vorhofseptumdefekt, offenes Foramen ovale	Lokalisation, Nachweis bzw. Ausschluß
Vorhoftumoren oder -thromben	Nachweis bzw. Ausschluß Bestimmung der Größe und des Ursprungsortes

fig sehr gut, da die günstigen Schallbedingungen und die meist verwendeten relativ hochfrequenten Schallwandler die Zirkumferenz vielfach schärfer und mit weniger Echolücken als bei transthorakaler Anlotung abbilden. Es ist jedoch zum jetzigen Zeitpunkt keineswegs belegt, daß die transösophageale Planimetrie der Aortenklappenöffnungsfläche möglicherweise klinisch relevante Werte in bezug auf eine Schweregradbeurteilung ermöglicht.

Die **Koronargefäße** sind in ihrem Anfangsteil mittels transösophagealer Anschallung bei Verwendung eines 5 MHz Schallwandlers häufig darstellbar, wobei die linke Herzkranzarterie bis zu ihrer Aufzweigung in R. interventrikularis anterior und R. circumflexus verfolgbar ist. Proximale Stenosen der Herzkranzgefäße wurden mittels transösophagealer Anlotung bei Verwendung von 5 MHz Schallwandlern sowohl mit dem zweidimensionalen Bild wie auch dopplerechokardio-

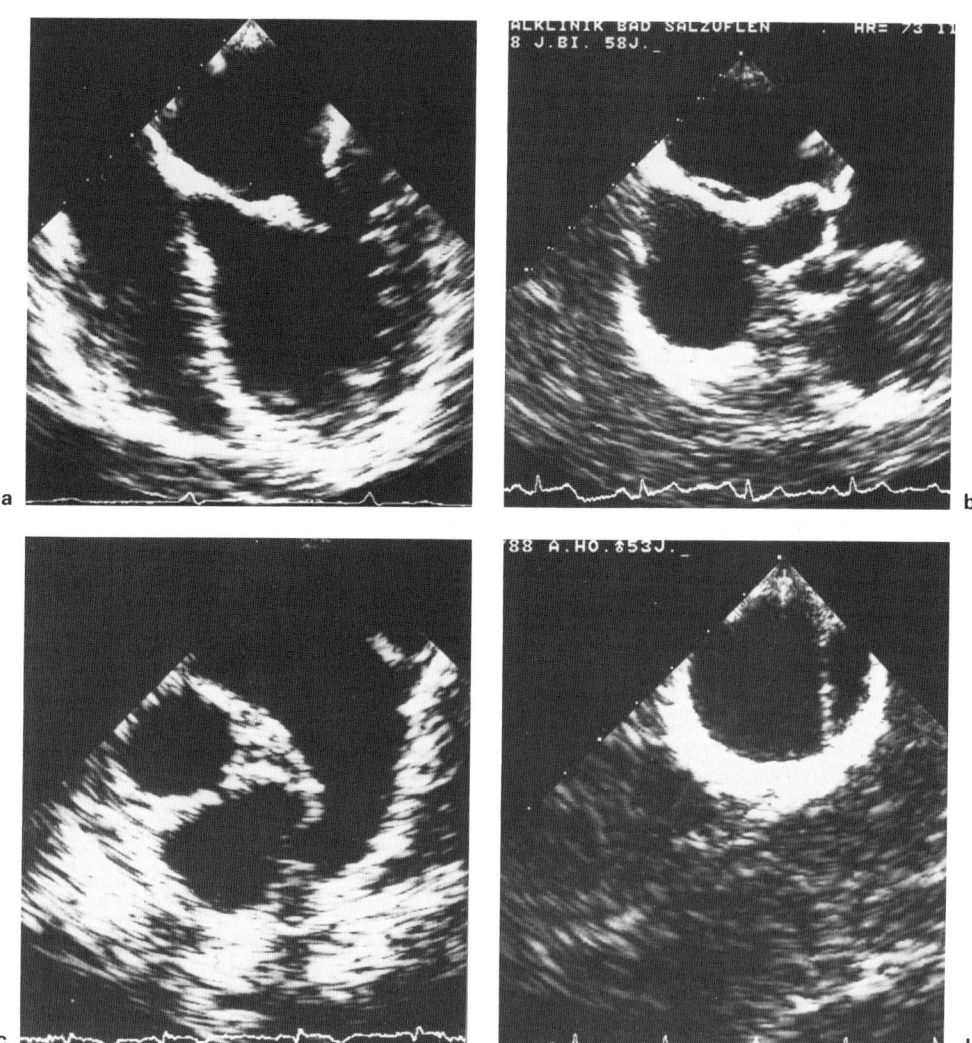

Abb. 4 a-d Transösophageales Echokardiogramm. Dargestellt sind ein Vierkammerblick (a), eine Querachsenaufzeichnung in Höhe der Herzbasis mit rechtem und linkem Vorhof, Vorhofseptum und Aortenklappe sowie dem linksventrikulären Ausflußtrakt (b), eine Querachsendarstellung oberhalb der Herzbasis mit Darstellung des linken Herzohres (c) sowie eine Aufzeichnung der thorakalen Aorta descendens bei Aortendissektion (d).

graphisch diagnostiziert. Obwohl der klinische Stellenwert dieses Befundes als fraglich betrachtet werden muß, belegt er doch die hohe Detailerkennbarkeit der transösophagealen Echokardiographie.

Aortenwurzeldissektion und Sinus Valsalvae-Aneurysma können transösophageal mit hoher Sensitivität und Spezifität nachgewiesen bzw. ausgeschlossen werden, wobei das transösophageale Echokardiogramm den konkurrierenden bildgebenden Verfahren (Computertomogramm, Angiokardiogramm, NMR-Tomogramm) hinsichtlich der Diagnosesicherheit mindestens gleichwertig ist. Mit allen vier Verfahren wurden vereinzelt falsch positive oder falsch negative Befunde beobachtet. Im Falle des Vorliegens einer Dissektion sollte eine dopplerechokardiographische Untersuchung mit Darstellung des Blutflusses im wahren und im falschen Lumen angeschlossen werden.

Eine **Dissektion im Bereich der Aorta descendens** ist transösophageal mit sehr hoher Zuverlässigkeit nachzuweisen bzw. auszuschließen, da dieses unmittelbar neben dem Ösophagus verlaufende Gefäß durch Drehung des Schallwandlers nach dorsal ausgezeichnet eingesehen werden kann. Eine Dissektionsmembran stellt sich als schmale, undulierende Struktur im Lumen des Gefäßes dar (Abb. 4d). Im Dissektionskanal ist entweder eine Thrombosierung oder dopplerechokardiographisch ein Pendelfluß nachweisbar. Die Möglichkeit einer zuverlässigen Diagnostik der thorakalen Aorta descendens mittels der Ösophagusechokardiographie ist deshalb von besonderer Bedeutung, weil dieser Abschnitt des Gefäßes bei transthorakaler Anlotung nur sehr unvollkommen bzw. gar nicht beurteilbar ist.

Die **Größe des linken und des rechten Vorhofes** können transösophageal bestimmt werden, jedoch ergeben sich im Hinblick auf die Ermittlung der Ausdehnung der Vorhöfe keine wesentlichen Vorteile gegenüber einer transthorakalen Anlotung in der apikalen Vierkammerebene.

Raumfordernde Prozesse in Form von Tumoren oder Thromben sind ösophagusechokardiographisch im Bereich der Vorhöfe mit hoher Zuverlässigkeit erkennbar. Ein wesentlicher Vorteil gegenüber der transthorakalen Anlotung ergibt sich insbesondere dann, wenn die betreffenden Veränderungen vom Vorhofdach oder vom linken Herzohr ihren Ausgang nehmen. Während das linke Herzohr bei der transthorakalen Untersuchung in der linksparasternalen Querachsenebene im Bereich der Herzbasis lediglich teilweise und vielfach nur unvollkommen eingesehen werden kann, ist es transösophageal einer zuverlässigen Beurteilung zugänglich. Obwohl die Erkennung von Vorhofthromben bei transösophagealer Untersuchung wesentlich leichter ist, bestehen hinsichtlich der Diagnose ventrikulärer Thromben keine erkennbaren Vorteile der Methode.

Ein **Vorhofseptumdefekt oder ein offenes foramen ovale** sind ösophagusechokardiographisch mit hoher Zuverlässigkeit zu diagnostizieren, wobei sich auch kleinste Defekte wegen der günstigen Lage des Vorhofseptums zum Schallfeld zuverlässig darstellen. Die Unterscheidung zwischen ostium primum-, ostium sekundum- oder sinus venosus-Defekten ist möglich, die Defektgröße kann quantitativ ermittelt werden. Diesbezüglich bestehen sehr gute Korrelationen zu intraoperativen Befunden, jedoch läßt die Defektgröße bei fehlender Kenntnis der Druckrelation zwischen beiden Vorhöfen keinen Rückschluß auf das tatsächliche Shuntvolumen zu. Im Vergleich zur transthorakalen Anlotung ist der transösophageale Nachweis von Vorhofseptumdefekten wesentlich sensitiver.

Ein **Vorhofseptumaneurysma** läßt sich in der Regel auch bei transthorakaler Anlotung mittels apikaler Schallwandlerposition aufzeichnen. Bei transösophagealer Anlotung ist seine rasche Beweglichkeit während der Füllungs- bzw. Entleerungsphase der Vorhöfe besonders gut zu erkennen.

Intraatriale Membranen, wie sie beim Cor triatriatum sinister oder dexter beobachtet werden, sind ösophagusechokardiographisch offensichtlich mit hoher Zuverlässigkeit darstellbar, wie den bisher erschienenen Einzelfallberichten dieses sehr seltenen Krankheitsbildes zu entnehmen ist.

Auch bei anderen **kongenitalen Vitien** bietet die morphologische Orientierung sowie die ergänzende dopplerechokardiographische Untersuchung mittels transösophagealer Anschallung in Abhängigkeit vom jeweiligen Einzelfall und dem Alter des betroffenen Patienten wichtige Vorteile.

Endokarditische Vegetationen der Mitral-, Trikuspidal- und Aortenklappe lassen sich mittels des transösophagealen Echokardiogramms bei einem unselektierten Krankengut mit einer etwa 90%igen Sensitivität und Spezifität beurteilen. Eine diagnostische Überlegenheit gegenüber der transthorakalen Anlotung besteht offensichtlich nicht nur bei Patienten mit ungünstigen Schalleitungsbedingungen oder bei rheumatisch vorgeschädigter Klappe. Die Anschallung des Herzens von dorsal erfaßt zusätzliche Klappenbereiche, die mittels der konventionellen Anlotung von vorn nicht mit gleicher Zuverlässigkeit darstellbar sind. Bei klinischer Verdachtsdiagnose auf das Vorliegen einer Endokarditis und negativem transösophagealen Untersuchungsbefund muß an die 14tägige Latenzzeit zwischen dem ersten Auftreten eines Fieberschubes und dem ersten sichtbaren Erscheinen von Vegetationen gedacht werden, so daß gegebenenfalls entsprechende Kontrolluntersuchungen angezeigt sind.

Bei persistierendem Fieber trotz adäquater Behandlung ist das Ösophagusechokardiogramm insbesondere bei Trägern künstlicher Herzklappen zum Nachweis bzw. Ausschluß paravalvulärer Abszeßbildungen geeignet, die transthorakal nur sehr bedingt diagnostizierbar sind.

Die Diagnostik der **Dysfunktion mechanischer Herzklappenprothesen** in Aorten- oder Mitralposition durch die Analyse des Bewegungsablaufes der Klappe unterliegt vergleichbaren Einschränkungen wie bei der transthorakalen Anschallung. Vorteile ergeben sich aufgrund der meist günstigeren Schallbedingungen und der damit verbesserten Detailerkennung, so daß insbesondere die Diagnose thrombotischer oder endokarditischer Auflagerungen zuverlässiger ist, als bei transthorakaler Anlotung. Im Bereich biologischer Herzklappenprothesen sind degenerative Veränderungen in Form von Verkalkungen oder partiellem Segelausriß ebenso wie thrombotische oder endokarditische Auflagerungen transösophageal sowohl bei Implantation in Mitral- wie auch in Aortenposition zuverlässiger zu erkennen.

Die Beurteilung eines trans- oder paravalvulären Lecks einer mechanischen Mitralprothese kann im Rahmen der transösophagealen Anlotung dopplerechokardiographisch wesentlich zuverlässiger erfolgen, als bei transthorakaler Anschallung, da auch der Nachweis sehr stark exzentrischer Rückflüsse mit hoher Sensitivität erfolgt. Während die dopplerechokardiographische Untersuchung des Rückflusses an mechanischen Mitralprothesen bei apikaler Anlotung vielfach durch den Schallschatten hinter der Prothese erschwert ist, besteht dieser Nachteil bei transösophagealer Anlotung nicht, da bei Anschallung des Herzens von dorsal der linke Vorhof vor der künstlichen Herzklappe liegt.

Dopplerechokardiographische Untersuchungen mit der gepulsten und mit der farbkodierten Technik können in gleicher Weise wie bei transthorakaler Anlotung vom Ösophagus aus durchgeführt werden, wobei die letztere Schallwandlerposition nicht nur zum Nachweis einer Insuffizienz mechanischer Mitralprothesen große Vorteile bietet, sondern insbesondere auch zur Beurteilung des Shuntflusses im Bereich eines Vorhofseptumdefektes und anderer angeborener Vitien sowie zur Ermittlung des Pendelflusses im Bereich einer Aortendissektion eine hohe Sensitivität aufweist.

Die **intraoperative Überwachung der Herzfunktion** durch Anschallung des linken Ventrikels in der Querachsenebene bei Position des nach vorn abgewinkelten Schallwandlers im distalen Ösophagus oder im Magenfundus kann nicht nur bei kardiochirurgischen Eingriffen, sondern auch bei anderweitigen Operationen kardial gefährdeter Patienten eingesetzt werden. Darüber hinaus ermöglicht die transösophageale Antlotung mittels zweidimensionaler, Doppler- und gegebenenfalls Kontrastechokardiographie bereits intraoperativ eine Beurteilung des funktionellen Ergebnisses klappenerhaltender Eingriffe.

Bei **mechanisch beatmeten Patienten** auf Intensivstationen gestaltet sich die transthorakale Untersuchung sowohl wegen der Beatmung wie auch wegen der vielfach ungünstigen Lagerungsmöglichkeiten des Untersuchten häufig problematisch. Transösophageal kann die Beurteilung der Größe der Herzhöhlen sowie die Funktion der Ventrikel und der Klappen ebenso wie der Nachweis bzw. Ausschluß eines Perikadergußes zuverlässig erfolgen. Gleiches gilt für Patienten mit frischen Narben nach kardiochirurgischen Eingriffen.

Das **Belastungsechokardiogramm** zur Beurteilung der linksventrikulären Funktion wird bei transösophagealer Anschallung vergleichsweise wesentlich weniger durch forcierte Atmung oder durch Bewegungsartefakte beeinträchtigt, als bei konventioneller Anschallung. Der invasive Charakter sowie die Unannehmlichkeiten für den Patienten im Vergleich zum diagnostischen Informationsgewinn stehen jedoch einer Anwendung als klinische Routinemethode entgegen.

Bei **Ballonvalvuloplastie der Mitralklappe** ermöglicht das transösophageale Echokardiogramm eine sehr präzise Kontrolle der Lage des Ballons, die nicht nur zu einem diagnostischen Informationsgewinn, sondern gleichzeitig wegen herabgesetzter Röntgendurchleuchtungszeiten zu einer verminderten Strahlenbelastung genutzt werden kann. Zusätzlich ist unmittelbar nach erfolgtem Eingriff das funktionelle Ergebnis beurteilbar.

2.6 Die diagnostische und differentialdiagnostische Bedeutung des Kontrastmittelechokardiogramms (Tab. 8)

Die Gabe (jodfreier) Echokontrastmittel war lange Zeit die einzige Möglichkeit, um über die morphologische und funktionelle Diagnostik des Herzmuskels und der -klappen hinaus die Blutströmung echokardiographisch darzustellen. Mit zunehmender Etablierung der verschie-

Tabelle 8   Indikationen zur kontrastmittelechokardiographischen Untersuchung.

vermutete Erkrankung	Fragestellung
Rechts-Links-Shunt auf Vorhofebene	Nachweis bzw. Ausschluß durch Kontrastmittelübertritt nach links
Links-Rechts-Shunt auf Vorhofebene	Nachweis bzw. Ausschluß durch Beobachtung eines „Auswascheffektes"
Rechts-Links-Shunt auf Ventrikelebene	Nachweis durch Kontrastmittelübertritt nach links. Ausschluß nicht möglich.
Links-Rechts-Shunt auf Ventrikelebene	Nachweis eines „Auswascheffektes" (sehr geringe Sensitivität)
Trikuspidalinsuffizienz	Nachweis/Ausschluß durch Kontrastmittelrückfluß in die V. cava inferior oder Zeichen des „fallenden Regens"
Pulmonalinsuffizienz	Nachweis/Ausschluß durch Zeichen des „fallenden Regens"
Vergrößerung des rechten Vorhofes oder Ventrikels	Die Kontrastierung erlaubt eine verbesserte Endokardabgrenzbarkeit zur quantitativen Größenbestimmung.
Linkspersistierende obere Hohlvene, a-v-Lungenfistel	Nachweis/Ausschluß
Erkrankungen des linken Herzens	Nachweis/Ausschluß einer Aorteninsuffizienz, Myokardkontrastierung. Endokardabgrenzung des linken Ventrikels, linksventrikuläre Funktionsbeurteilung.

nen Dopplertechniken ist ihr klinischer Stellenwert trotz der zwischenzeitlich erfolgten Neuentwicklung verbesserter und dosierbarer Kontrastsubstanzen rückläufig.

Ein **Rechts-Linksshunt auf Vorhofebene** führt innerhalb von 1 bis 1,5 sec. nach Anfärbung des rechten Vorhofes zum Kontrastmittelübertritt in den linken Vorhof und anschließend über die Mitralklappe in den linken Ventrikel. Der Nachweis des Kontrastmittelübertritts erfolgt bereits mit hoher Sensitivität mit dem M-Mode-Echokardiogramm; die bessere räumliche Auflösung des zweidimensionalen Verfahrens erleichtert die Lokalisation der Durchtrittsstelle. Der kontrastmittelechokardiographische Nachweis einer Kommunikation zwischen beiden Vorhöfen ist so empfindlich, daß er nicht nur bei hämodynamisch relevanten Vorhofseptumdefekten mit gekreuzten Shunts, sondern bereits bei einem funktionell unbedeutenden foramen ovale, insbesondere bei Durchführung eines Valsalva-Preßversuchs nachweisbar sein kann. Eine Quantifizierungsmöglichkeit besteht nicht.

Ein **Rechts-Linksshunt auf Ventrikelebene** ist nur bei rechtsventrikulärer Druckerhöhung auf etwa ⅔ des linksventrikulären Spitzendruckes nachweisbar, wobei die Kontrastpartikel den linken Ventrikel nicht wie im Falle des Vorhofseptumdefektes über das Mitralostium, sondern direkt über das Kammerseptum erreichen. Im Falle einer rechtsventrikulären Druckerhöhung ist der echokardiographische Nachweis eines Kontrastmittelübertrittes in den linken Ventrikel als sehr spezifisch anzusehen, die Sensitivität ist um so geringer, je niedriger der rechtsventrikuläre Druck im Verhältnis zum linksventrikulären ist.

Ein **Links-Rechtsshunt auf Vorhofebene** kann bei entsprechender Positionierung des Schallfeldes als „Auswascheffekt" des möglichst homogen kontrastierten rechten Vorhofes durch das von links übertretende kontrastmittelfreie Blut erkannt werden. Der Nachweis eines Auswascheffektes gelingt besonders eindrucksvoll bei transösophagealer Anlotung.

Ein **Links-Rechtsshunt auf Ventrikelebene** führt zwar ebenfalls zu einem „Auswascheffekt", dessen Ausmaß jedoch meist nur so gering ist, daß der echokardiographische Nachweis sehr schwierig und Sensitivität und Spezifität dieser Beobachtung daher nur gering sind.

Bei **Trikuspidalinsuffizienz** (Abb. 60, S. 138) ist der Kontrastmittelrückfluß in den rechten Vorhof durch die systolisch geschlossene Klappe anhand von Echolinien, die dem Bild des „fallenden Regens" ähneln, sehr sensitiv darstellbar. Noch eindrucksvoller ist der Nachweis des ventrikelsystolischen Kontrastmittelrückflusses in die V. cava bzw. in die Lebervenen bei subkostaler Anlotung mittels des M-Mode- oder des zweidimensionalen Echokardiogramms. Ausmaß und Weite des Kontrastmittelrückflusses erlauben eine quantitative Schweregradabschätzung einer Trikuspidalinsuffizienz.

Eine **Pulmonalinsuffizienz** ist bei günstigen Schallbedingungen in gleicher Weise wie im Falle der Trikuspidalinsuffizienz anhand eines diastolischen Rückflusses in den rechtsventrikulären Ausflußtrakt nachweisbar, wobei echokardiographisch ebenfalls das Bild des „fallenden Regens" durch die diastolisch geschlossene Klappe entsteht.

Bei **Vergrößerung des rechten Vorhofes oder des rechten Ventrikels** kann durch Kontrastierung des rechten Herzens – gegebenenfalls unter Verwendung der Subtraktionsechokardiographie – eine verbesserte Erkennung der Vorhof- bzw. Ventrikelinnenkonturen erreicht und damit eine Größenbestimmung erleichtert werden.

Eine **linkspersistierende obere Hohlvene**, die sich in der linksparasternalen Längs- bzw. Querachse als zirkuläre Struktur hinter der Vorhofkammergrenze des linken Herzens darstellt, kann durch Injektion eines Kontrastmittelbolus in eine linksseitige Armvene identifiziert werden.

Kontrastmittelechokardiographische Untersuchungen des linken Herzens werden wegen der Notwendigkeit einer Kontrastmitteleinführung über das arterielle System nicht routinemäßig durchgeführt. Unter wissenschaftlichen Gesichtspunkten ist eine Kontrastierung des linken Ventrikels und Vorhofes, der Nachweis einer Aorteninsuffizienz sowie eine Myokardkontrastierung durch Kontrastmittelinjektion in die Aortenwurzel oder direkt in die Koronarien möglich. Letztere Anwendungsform, die bisher überwiegend tierexperimentell erforscht wurde, ermöglicht vergleichbare Informationen wie das Thalliumszintigramm. Eine Kontrastmitteleinbringung in den linken Ventrikel kann zur Verbesserung der Endokardabgrenzung und damit zur Beurteilung der linksventrikulären Größe und Funktion herangezogen werden.

2.7 Die diagnostische und differentialdiagnostische Bedeutung des Dopplerechokardiogramms (Tab. 9)

Die Dopplerechokardiographie hat sich in den letzten Jahren zum entscheidenden nichtinvasiven diagnostischen Verfahren

Tabelle 9   Indikationen zur dopplerechokardiographischen Herzuntersuchung.

vermutete Erkrankung	Fragestellung
Aorten-, Pulmonalklappeninsuffizienz	Nachweis/Ausschluß. Semiquantitative Abschätzung des Schweregrades.
Aorten-, Pulmonalstenose	Nachweis/Ausschluß. Bestimmung des max. instantanen sowie des mittleren systolischen Druckgradienten. Ermittlung der Klappenöffnungsfläche.
Hypertrophisch-obstruktive Kardiomyopathie	Nachweis/Ausschluß. Messung des intraventrikulären Gradienten. Lokalisierung des intraventrikulären Gradienten insbesondere bei atypischen Erkrankungsformen.
Herzklappenprothesen	Nachweis/Ausschluß einer Dysfunktion. Messung des maximalen und des mittleren diastolischen Gradienten bei av-, des maximalen und mittleren systolischen Gradienten bei Prothesen der Aortenklappe. Berechnung der Klappenöffnungsfläche. Nachweis/Ausschluß eines Rückflußsignals mit semiquantitativer Schweregradabschätzung.
Intrakardiale Kurzschlußverbindungen	Nachweis/Ausschluß. Messung der Gradienten zwischen den betroffenen Herzabschnitten.
Mitral-, Trikuspidalinsuffizienz	Nachweis/Ausschluß. Semiquantitative Abschätzung des Schweregrades.
Mitralstenose, Trikuspidalstenose	Nachweis/Ausschluß. Bestimmung des max. und des mittleren Gradienten. Bestimmung der Klappenöffnungsfläche.
Pathologische Hämodynamik	Messung des Herzzeitvolumens. Bestimmung von Regurgitations- oder Shuntvolumina.
Ventrikuläre Einflußerschwerung (z. B. hypertrophische Kardiomyopathie, restriktive Kardiomyopathie, Endomyokardfibrose, Perikarditis konstriktiva)	Nachweis/Ausschluß durch Messung des diastolischen Einstromprofils. Bestimmung des V_E/V_A-Quotienten.

zur Beurteilung der normalen und der pathologischen Blutströmung im Bereich der Herzkammern sowie des Anfangsteils der großen Gefäße entwickelt, die nicht nur eine qualitative, sondern vielfach auch eine semiquantitative oder gar quantitative Bewertung erlaubt.

Mitral- und Trikuspidalstenose (Abb. 42 f., S. 121 f.) sind anhand des typisch veränderten diastolischen Einstromprofils an der entsprechenden Atrioventrikularklappe mit gesteigerter frühdiastolischer Einstromgeschwindigkeit und verminderter Druckabfallhalbwertzeit (s. S. 75) qualitativ und quantitativ zu bestimmen, wobei die dopplerechokardiographische Ermittlung der Mitralklappenöffnungsfläche der planimetrisch aus der Querachsenebene des zweidimensionalen Echokardiogramms (s. S. 63 f.) bestimmten nach der Literatur mindestens gleichwertig, unseres Erachtens sogar überlegen ist. Die Übereinstimmung mit invasiven Messungen ist gut.

Mitral- und Trikuspidalinsuffizienz (Abb. 37, 38, S. 115 f., Abb. 59, S. 137) führen zu einem systolischen Rückflußsignal durch die betroffene av-Klappe in den entsprechenden Vorhof. Bei sorgfältiger Untersuchungstechnik können auch geringe oder stark exzentrische Rückflüsse mit hoher Sensitivität und Spezifität nachgewiesen werden, wobei wegen der ausgeprägten Empfindlichkeit der Methode die Unterscheidung zwischen einem minimalen, noch nicht als pathologisch anzusehenden Rückflußsignal und einer leichten Atrioventrikularklappeninsuffizienz fließend ist. Die Ausbreitung des Rückflußsignals im Vorhof erlaubt eine semiquantitative Schweregradabschätzung des Ausmaßes der Insuffizienz.

Bei **Aorten- und Pulmonalstenose** (Abb. 21, S. 98, Abb. 54, S. 134) (subvalvulär, valvulär oder supravalvulär) ermöglicht die Messung der Flußbeschleunigung im Stenosebereich bei entsprechenden Schallbedingungen unter Verwendung der modifizierten Bernoulligleichung (s. S. 72 ff.) oder der Kontinuitätsbedingung eine zuverlässige quantitative Ermittlung des Druckgradienten, die für viele klinische Fragestellungen ausreicht.

Aorten- und Pulmonalinsuffizienz (Abb. 19, S. 96, Abb. 54, S. 134) können mit hoher Sensitivität und Spezifität anhand eines diastolischen Rückflußsignals im linksventrikulären Ausflußtrakt bzw. im Infundibulum des rechten Ventrikels nachgewiesen werden.

Bei **hypertrophisch-obstruktiver Kardiomyopathie** (Abb. 34, S. 112) ist dopplerechokardiographisch eine Bestimmung des intraventrikulären Gradienten sowie bei atypischen Formen mit medioventrikulärer oder gar apikaler Obstruktion eine Lokalisation der Einengung möglich.

Künstliche Herzklappen (Abb. 28, S. 105, Abb. 30, S. 108), insbesondere mechanische Prothesen, deren Beurteilung mittels der bildgebenden echokardiographischen Verfahren vielfach nicht zuverlässig möglich ist, können sowohl bei Stenosierungen wie auch bei trans- oder paravalvulären Lecks dopplerechokardiographisch mit hoher Sensitivität und Spezifität beurteilt werden. Da bei der transthorakalen apikalen Anlotung der linke Vorhof vielfach im Schallschatten einer mechanischen Mitralprothese liegt, empfiehlt sich bei entsprechendem Verdacht auf einen Rückfluß die Durchführung einer transösophagealen Anschallung (siehe Seite 29).

Kurzschlußverbindungen im Bereich des Herzens bzw. der herznahen großen Gefäße (z. B. bei Vorhof- oder Ventrikelseptumdefekten, persistierenden Ductus arteriosus, Perforation eines Sinus Valsalvae-Aneurysma in den linken Vorhof oder in das rechte Herz etc.) sowie der Fluß im wahren und im falschen Lumen einer Aortendissektion sind dopplerechokardiographisch mit hoher Sensitivität und Spezifität nachweisbar.

Eine **Herzzeitvolumenbestimmung** ist aus der Messung des Geschwindigkeitszeitintegrals des Flußprofils und der Weite des zugehörigen Herzabschnittes mit dem M-Mode- oder zweidimensionalen Echokardiogramm an allen vier Herzklappen sowie in den Ausflußtrakten der beiden Ventrikel möglich. Der Vergleich der an verschiedenen Stellen des Herzens erfolgten Messungen erlaubt theoretisch die Ermittlung von Regurgitationsvolumina bzw. -fraktionen. Der entscheidende Unsicherheitsfaktor derartiger Bestimmungen liegt in der Messung der Klappenring- bzw. Ausflußtraktweite. Bereits geringe Fehlmessungen führen zu einer erheblichen Fehlbestimmung des zugehörigen Durchflußvolumens, so daß der Stellenwert dieser Methode in der klinischen Routine als gering anzusehen ist.

Eine **ventrikuläre Einflußerschwerung**, die sowohl die linke wie auch die rechte Herzkammer beispielsweise bei chronischer Druckbelastung, hypertrophischer Kardiomyopathie, restriktiver Kardiomyopathie, Endomyokardfibrose oder Perikarditis kontriktiva betreffen kann, äußert sich in einem veränderten diastolischen Einstromprofil an der zugehörigen Atrioventrikularklappe. Die Relation zwischen dem früh- (V_E) und dem spätdiastolischen Einstromsignal nach der Vorhofkontraktion (V_A) verschiebt sich (s. S. 75). Normalerweise beträgt der Quotient $V_E/V_A > 1,6$; Werte unter 1,0 weisen auf eine diastolische Einflußerschwerung hin.

Intrakardiale Druckgradienten können in gleicher Weise wie das Ausmaß einer Klappenstenose über die modifizierte Bernoulli-Gleichung (s. S. 72 ff.) immer dann abgeschätzt werden, wenn der Druck in einer der betroffenen Herzhöhlen bzw. dem angrenzenden großen Gefäß bekannt ist. So läßt sich beispielsweise der systolische Spitzendruck im rechten Ventrikel aus der Geschwindigkeit des trikuspidalen Rückflußsignals ermitteln.

Die **farbkodierte Dopplerechokardiographie** ermöglicht im Prinzip keine wesentlichen weiteren Informationen, als die eindimensionale gepulste Dopplerechokardiographie. Sie erlaubt aber aufgrund der guten räumlichen Darstellungsweise eine raschere Orientierung über die Lokalisation und über die Ausdehnung pathologischer Strömungssignale. Eine Quantifizierung von Stenosen ist nicht möglich, die Ausbreitung eines pathologischen Shunt- oder Rückflußsignals ist einfacher und schneller zu erfassen, als im Rahmen eines „Mapping" mit der gepulsten Dopplertechnik.

Die **transösophageale Dopplerechokardiographie** ist bei der gegenwärtigen Gerätetechnologie üblicherweise auf die Anwendung des gepulsten und des farbkodierten Verfahrens beschränkt. Hinsichtlich der Indikation siehe Seite 29.

3 Physikalisch-technische Grundlagen der Echokardiographie

Die **bildgebende Echokardiographie** (M-Mode- und zweidimensionale Technik) beruht in gleicher Weise wie die auch in anderen Teilgebieten der Medizin angewandten Ultraschallverfahren auf der Echoimpulsmethode. Hochfrequente Ultraschallwellen (Frequenzen 2 bis 7 MHz) werden mit einem über dem Herzen aufgesetzten Schallwandler appliziert. Ausbreitung und Reflexion der Ultraschallwellen folgen den Gesetzen der Wellenlehre. Grenzflächen im Gewebe verursachen aufgrund akustischer Impedanzunterschiede die Reflexion eines Teiles der einfallenden Ultraschallenergie. Die diagnostische Anwendung des Ultraschalls wird dadurch ermöglicht, daß die Impedanzunterschiede sowohl zwischen den einzelnen Geweben wie auch innerhalb der Gewebe einerseits ausreichen, um genügend Ultraschallenergie für den Bildaufbau zu reflektieren. Andererseits sind die Impedanzunterschiede gering genug, um eine für diagnostische Fragestellungen ausreichende Eindringtiefe des Ultraschalls zu gewährleisten. Lediglich im lufthaltigen Gewebe (Lunge), sowie an Knochen ist die Reflexion der Ultraschallenergie so hoch, daß eine diagnostisch aussagekräftige Beschallung der dahinter liegenden Organe nicht mehr möglich ist.

Basis der bildgebenden echokardiographischen Diagnostik ist die Reflexion des Ultraschalls an den kardialen Grenzflächen (Herzwände, Herzhöhlen, Sehnenfäden, Herzklappen, Endokard, Epikard, Perikard). Die Ultraschallwellen werden mit einer sehr hohen Impulsfrequenz (1 bis 4 kHz) gesendet und empfangen, wobei der Schallwandler nur kurze Zeit als Sender und während der überwiegenden Zeit als Empfänger arbeitet. Bei einer Frequenz von 1 kHz wird z. B. nur für die Dauer von 1 µsec ein kurzer Ultraschallimpuls gesendet, während der übrigen 999 µsec werden die reflektierten Wellen vom Schallwandler empfangen. Die hohe Impulsfolgefrequenz ermöglicht eine zeitliche Auflösung bei der Bewegungsdarstellung von Herzklappen und -wänden, wie sie derzeit mit keinem anderen, auch keinem invasiven diagnostischen Verfahren erreicht wird.

Je höher die gewählte Ultraschallfrequenz, um so besser wird zwar die erreichbare axiale und laterale Auflösung, um so geringer ist aber auch die Eindringtiefe ins Gewebe. Aufgrund dieser Einschränkung werden für die Untersuchung von Erwachsenen meist Schallwandler mit Frequenzen zwischen 2 und 3,75 MHz, für Kinder Frequenzen zwischen 3 und 7 MHz verwendet. Elektronische Sektorscanner verfügen meist lediglich über Schallwandler im Frequenzbereich zwischen 2,5 und 5 MHz.

Die Intensität der reflektierten Schallenergie nimmt exponentiell mit der Eindringtiefe ab. Diese physikalische Gesetzmäßigkeit wird durch eine entsprechende, vom Untersucher am Gerät vorzunehmende Einstellung der Tiefenausgleichsregelung kompensiert. Die Einstellung der Tiefenausgleichsregelung sollte dem Umstand der exponentiellen Abschwächung der Ultraschallenergie mit steigender Eindringtiefe Rechnung tragen. Die Vernachlässigung dieser Tatsache kann, insbesondere bei Geräten mit Vielstufenregelung, durch Einstellung einer „skyline"-ähnlichen Verstärkungscharakteristik in Wirklichkeit nicht existente Grenzflächen im Gewebe vortäuschen.

Die diagnostische Wertigkeit eines Ultraschallbildes wird durch die erreichbare

Auflösung begrenzt. Diese ist um so besser, je höher die applizierte Ultraschallfrequenz und je kürzer die gesendeten Ultraschallimpulse sind. Bei den in der Erwachsenenkardiologie verwendeten Schallfrequenzen und Schallfeldradien beträgt die axiale Auflösung ca. 1 mm, die laterale Auflösung liegt wegen der nur begrenzten Fokussierbarkeit des Schallfeldes bei ca. 5 bis 10 mm.

Die relativ ungünstige Lateralauflösung des Schallfeldes ist die Ursache dafür, daß sich Gewebsgrenzflächen nur dann als eine durchgehende Linie abbilden, wenn sie im gesamten Verlauf nahezu rechtwinklig vom Ultraschallstrahl getroffen werden. Bei schrägem Auftreffen werden dagegen von der gleichen Grenzfläche mehrere, parallel zueinander verlaufende Echos empfangen. Dies ist häufig bei natürlichen sowie bei künstlichen Herzklappen der Fall und darf nicht zu Fehlbeurteilungen führen. Systolisch parallel verlaufende Echos der Mitralklappe beispielsweise haben ihre Ursache meistens in einem schrägen Auftreffen des Ultraschallstrahls und dürfen nicht als Hinweis auf eine Insuffizienz der Klappe gewertet werden.

Die Intensität reflektierter Echos ist neben der Homogenität bzw. Inhomogenität der betreffenden Grenzfläche im Gewebe stark von der Impulslänge, der Breite des Schallfeldes, dem Auftreffwinkel, der Einstellung der Tiefenausgleichsregelung am Gerät und der Schreibereinstellung abhängig, so daß Rückschlüsse auf die anatomische Beschaffenheit des Ursprungsortes des Echos nur bedingt möglich sind.

Die Darstellung der Amplituden der empfangenen Echos in Abhängigkeit von der Tiefe ihres Ursprungs bezeichnet man als A-Bild (Amplituden Modulation). Diese Darstellungsform diente in der Kardiologie früher zum schnellen Aufsuchen von Strukturen, heute ist die A-Mode-Technik von nur noch untergeordneter Bedeutung. Die Aufzeichnung reflektierter Echos als Bildpunkte (Helligkeitsmodulation, brightness-modulation = B-Mode) ist die Grundlage der „Time-motion"-Darstellung, kurz auch „M-Mode"-Echokardiographie genannt. Diese wird mit einem Einzelelementschallwandler oder durch Selektion einer Linie aus dem zweidimensionalen Bild heraus (Abb. 1, S. 11) bei einem gegebenen zeitlichen Vorschub des Registriersystems (Oszillograph, Fiberoptikschreiber) durchgeführt. Eine Helligkeitsmodulation liegt auch den zweidimensionalen Verfahren zugrunde, von denen sich in der Kardiologie der mechanische und der elektronische Sektorscanner (Tab. 2, S. 5) durchgesetzt haben. Das Prinzip dieser beiden Methoden besteht darin, daß der Ultraschallstrahl sich in einem Winkel von meist 90° ca. 30 mal pro Sekunde in der Scanebene mechanisch oder elektronisch über dem Herzen bewegt wird. Hierdurch wird eine zweidimensionale Echtzeitdarstellung („realtime") des Herzens erreicht, wobei die bessere räumliche Darstellung mit einer verminderten Informationsdichte pro Ultraschallzeile und daher mit einem Verlust an Detailerkennbarkeit verbunden ist. Die übrigen in der Abdominaldiagnostik verwendeten zweidimensionalen Methoden wie mechanische oder elektronische Parallelscanner haben in der Kardiologie keine Bedeutung mehr, da diese Verfahren wegen der Größe der Schallwandler bei vielen Patienten keine ausreichende akustische Ankopplung oder im Falle der Compoundscanner keine Echtzeitdarstellung der Bewegungsabläufe des Herzens erlauben.

Die **Dopplerechokardiographie** basiert auf der Eigenschaft des Ultraschalls, daß sich bei gleichbleibender Sendefrequenz die Wellenlänge eines Schallimpulses durch Annäherung zwischen Sender und Empfänger verkürzt. Dies zieht einen Anstieg der Frequenz und damit der Tonhöhe nach sich. Bei einer Fortbewegung zwischen Schallquelle und Tonempfänger resultiert eine Zunahme der Wellenlänge, Frequenz und Tonhöhe hingegen nehmen ab (Dopplereffekt).

Die Dopplerverschiebung (f_d) ist der Sendefrequenz (f_o), der Geschwindigkeit der reflektierenden Elemente (v), dem Kosinus des Winkels Φ zwischen Schallfeld und Blutstrom direkt, der Schalleitungsgeschwindigkeit im Gewebe (V) hingegen umgekehrt proportional:

$$fd = 2 \times f_o \frac{v \cos \Phi}{V}$$

$$v = \frac{fd \cdot V}{2 \times f_o \cos \Phi}$$

Basierend auf dem Dopplereffekt können Strömungsrichtung, -intensität und -geschwindigkeit eines Blutstromes in den Herzkammern sowie in den herznahen großen Gefäßen gemessen und quantitativ ausgewertet werden. Darüber hinaus lassen sich überwiegend laminare Strömungsprofile von turbulenten Strömungen unterscheiden.

Bei vorgegebenen Untersuchungsbedingungen, d. h. bei Verwendung eines Schallwandlers definierter Frequenz zur Messung einer Blutströmung mit der Geschwindigkeit v hängt das Ausmaß der Dopplerverschiebung wegen der Winkelabhängigkeit ganz wesentlich von der Anlotrichtung durch den Untersucher ab. Die bildliche echokardiographische Darstellung gelingt am besten, wenn Schallfeld und Grenzfläche im Gewebe einen Winkel von 90° zueinander aufweisen. Die höchste Dopplerverschiebung hingegen erhält man, wenn Schallfeld und Blutströmung nahezu parallel zueinander verlaufen, da in diesem Falle der Kosinus des Winkels 0° den höchsten Wert aufweist (Kosinus 0° = 1). Diese unterschiedlichen Bedingungen für die bildgebende und die Dopplerechokardiographie machen es verständlich, daß optimale morphologische Aufzeichnung im zweidimensionalen Echokardiogramm und optimale Darstellung des Dopplerspektrogramms vielfach nicht mit der gleichen Schallrichtung zu erzielen sind. Je größer der Winkel zwischen dem Schallfeld und einem Blutstrom ist, um so ausgeprägter wird der Winkelfehler. Da dieser nicht zuverlässig korrigiert werden kann, führt er zu einer Unterschätzung der gemessenen Maximalgeschwindigkeiten, die ihrerseits gemäß Bernoulli-Gleichung (s. S. 72) beziehungsweise Kontinuitätsbedingung eine Unterschätzung der intrakardialen Druckgradienten nach sich zieht. Der Untersucher muß daher stets bestrebt sein, den Winkel zwischen Schallfeld und Blutströmung so gering wie möglich zu halten.

Derzeit stehen dem Kardiologen drei einander ergänzende Dopplertechniken zur Verfügung, wobei die Untersuchung in der Regel mit einer zweidimensionalen bildlichen Darstellung kombiniert wird.

Bei der **cw-Technik** (continuous-wave) wird von einer hinter einer akustischen Linse angebrachten Sender/Empfängerkombination kontinuierlich Schallenergie abgestrahlt und empfangen. Die Methode vermag bei Verwendung entsprechender Sendefrequenzen alle im menschlichen Herzen unter pathologischen Bedingungen beobachteten Geschwindigkeiten (bis ca. 7 m/sec) zuverlässig quantitativ zu messen. Eine Zuordnung hinsichtlich der Tiefe, aus der die Dopplerverschiebung empfangen wird und damit eine Lokalisation ihres Ursprunges ist nicht möglich. Das kontinuierlich arbeitende Verfahren mißt die höchste Dopplerverschiebung entlang des Schallfeldes unabhängig davon, aus welcher Tiefe diese stammt.

Die **pw-Technik** (pulsed-wave) ermöglicht im Gegensatz zum cw-Verfahren eine Ermittlung der Tiefe, in der die Dopplerverschiebung erfolgt. So kann in Verbindung mit dem zweidimensionalen Echokardiogramm der Ursprung einer Dopplerverschiebung lokalisiert werden. Da der nächste Impuls erst gesendet werden kann, wenn der vorangehende zum Schallwandler zurückgekehrt ist, ist die maximal mögliche Sendefrequenz und damit die höchste quantitativ detektierbare Geschwindigkeit limitiert. Wegen der begrenzten Laufzeit des Ultraschalls im Gewebe (1540 bis 1560 m/sec) muß die Sendefrequenz um so niedriger gewählt werden, je weiter die zu messende Strömung vom Schallwandler entfernt ist.

Falls das Ausmaß der Dopplerverschiebung die halbe Sendefrequenz bzw. bei erfolgter Nullinienverschiebung die Sendefrequenz überschreitet („Nyquist-limit") treten Mehrdeutigkeiten („aliasing") auf, so daß die Dopplerverschiebung nicht mehr quantitativ zu bestimmen ist. Es handelt sich um den gleichen Effekt, wie er bei älteren Westernfilmen beobachtet wurde. Wenn die gefilmten Speichenräder eines Wagens schneller rotieren, als die Filmfrequenz der Kamera, entsteht der irritierende Eindruck, als ob sich die Räder eines vorwärts fahrenden Planwagens rückwärts drehen.

Die pw-Technik reicht beim Erwachsenen für die quantitative Messung der Blutgeschwindigkeiten im gesunden Herzen bzw. den großen Gefäßen meist aus. Unter pathologischen Bedingungen werden die hierbei auftretenden Geschwindigkeiten vielfach nicht mehr erfaßt. Es ist daher häufig notwendig, zunächst mit der pw- (oder der farbkodierten) Technik den Ursprungsort einer Dopplerverschiebung zu bestimmen und diese anschließend nach Umschalten des Wandlers auf das kontinuierlich arbeitende Verfahren quantitativ zu messen. Vor- und Nachteile beider Methoden ergänzen sich damit sehr sinnvoll, sie werden folglich in der Kardiologie meist gemeinsam angewandt.

Die **high-prf-Technik** (**p**ulsed-**r**epetition-**f**requency) sendet den nächsten Impuls bereits, bevor der oder die vorangegangenen aus dem Gewebe zum Schallwandler zurückgekehrt sind, so daß sich stets mehrere Impulse gleichzeitig auf dem Wege zwischen Schallwandler und Reflektor befinden. Hierdurch kann die Sendefrequenz soweit erhöht werden, daß Geschwindigkeitsmessungen bis ca. 5 m/sec, allerdings einhergehend mit einem partiellen Verlust der eindeutigen Tiefenzuordnung („range ambiguity") bestimmt werden können. Die Methode nimmt somit eine Mittelstellung zwischen dem pw- und dem cw-Verfahren ein.

Die **farbkodierte Dopplerechokardiographie** stellt eine zweidimensionale Anwendungsform der pw-Technik dar. In gleicher Weise wie die Entwicklung der zweidimensionalen Echokardiographie die begrenzte räumliche Orientierung des M-Mode-Bildes verbessert hat, gilt dies auch für die farbkodierte Dopplertechnik. Die Farbdarstellung der empfangenen Dopplersignale erfolgt entsprechend der nachfolgend wiedergegebenen Kodierung:

- rote Farbe:
  Blutströmung, die auf den Schallwandler hin gerichtet ist.
- blaue Farbe:
  Blutströmung, die vom Schallwandler weg gerichtet ist.
- Farbintensität:
  Je langsamer die Blutflußgeschwindigkeit in der farblich kodierten Flußrichtung ist, um so intensiver, d.h. um so dunkler ist die Farbdarstellung bzw. umgekehrt.
- Inhomogenität:
  Je ausgeprägter die Varianz der Geschwindigkeitskomponenten des Dopplerspektrums infolge von Turbulenzen ist, um so kräftigere gelbe Farbtöne werden der Grundfarbe beigemischt.

Die farbkodierte Dopplerechokardiographie ist in Verbindung mit dem zweidimensionalen Echokardiogramm insbesondere zur Lokalisation sowie zur Beurteilung der Ausdehnung pathologischer Blutströmungen geeignet. Da die Methode hinsichtlich des Auftretens eines aliasing-Phänomens den gleichen engen Grenzen wie die pw-Technik unterliegt, ist sie zur Quantifizierung von Druckgradienten nicht geeignet. Die Ermittlung der Fläche pathologischer Blutströmungen, beispielsweise bei einer Herzklappeninsuffizienz oder einem intrakardialen Shunt wird durch die farbkodierte Technik im Vergleich zum „Mapping"-Verfahren mit der pw-Methode erleichtert. Im Falle einer stenotischen Herzklappe erlaubt das farbkodierte Verfahren eine Lokalisation der pathologischen Strömung, deren tatsächliche Geschwindigkeit zur Errechnung des Gradienten mit dem cw-Verfahren gemessen werden kann.

4 Die echokardiographische Untersuchung

Voraussetzung einer erfolgreichen Untersuchung sind eine geeignete Anordnung zwischen Gerät und Patientenliege, eine leichte Erreichbarkeit der Bedienungselemente des Echokardiographen sowie eine einwandfreie Einstellung des Registriersystems (Videoprinter, Fiberoptikschreiber, Polaroidkamera etc.). Das Vorhandensein einer Fußbedienung für die Steuerung der Dokumentationssysteme ist hilfreich. Eine ruhige Lagerung des Patienten ist nur auf einer bequemen Liege in einem ausreichend temperierten Raum zu erwarten, wobei sich der Patient in Rücken- oder leichter Linksseitenlage befindet. Der Schemel des Untersuchers sollte höhenverstellbar und auf Rollen beweglich sein, um eine optimale, ermüdungsfreie Sitzposition zu ermöglichen. Der Bildschirm muß blendfrei zu betrachten sein, eine leichte Abdunklung des Raumes ist zweckmäßig. Die Aufstellung eines Zweitmonitors, auf dem der Patient die Untersuchung verfolgen kann, steigert die Kooperationsbereitschaft erheblich. In den angelsächsischen Ländern wird der Schallwandler vielfach mit der linken Hand geführt und die Einstellung am Gerät mit der rechten Hand vorgenommen. Bei uns wird das Gerät dagegen meist mit der linken Hand und der Schallwandler rechtshändig bedient.

Das zweidimensionale Echokardiogramm ist heute die Basis jeder echokardiographischen Herzuntersuchung, die durch zwei bis drei „Longitudinalscans" (Abb. 3, S. 12) mit der M-Mode-Technik ergänzt wird.

Die Untersuchung beginnt üblicherweise in dem Interkostalraum, von dem aus sich mit links parasternal aufgesetztem Schallwandler bei annähernd senkrechter Einstrahlrichtung die beiden Mitralsegel in ca. 6 bis 8 cm Tiefe abbilden (Standardinterkostalraum). Hierbei handelt es sich um den 2. bis 5., in der Regel den 3. bis 4. ICR. Bei adipösen Patienten mit mehr quergelagertem Herzen muß von einem relativ hohen, bei Asthenikern mit schlanken, mehr steilgestelltem Herzen von einem relativ niedrigen Interkostalraum aus beschallt werden. Wahl des Interkostalraumes und Abstand des Schallwandlers vom Sternum sind durch die Größe des „echokardiographischen Fensters" begrenzt. Hierunter versteht man den Bezirk, in dem das Herz ohne dazwischen liegendes Lungengewebe oder Knochen hinter der vorderen Thoraxwand liegt.

Zur Einhaltung einer konstanten Schallwandlerposition und zur Vermeidung des Abrutschens bei den erforderlichen Dreh- oder Kippbewegungen ist es empfehlenswert, wenn die untersuchende Hand mit der äußeren Handkante bei etwas einwärts angewinkeltem kleinen Finger leicht auf der Thoraxwand des Patienten abgestützt wird.

Neben dem eigentlichen Ultraschallbild sollte jede Registrierung eine EKG-Aufzeichnung enthalten. Nur so ist bei Bewegungsanomalien der Herzklappen und -wände eine exakte Zuordnung zur jeweiligen Phase des Herzzyklus möglich. Bei der Dokumentation muß weiterhin berücksichtigt werden, daß entweder kontinuierlich oder am Ende jeder Aufzeichnung die für eine quantitative Auswertung erforderlichen Untersuchungsbedingungen (Zeit- und Abstandsmarkierung, Dopplerfrequenzen, Geschwindigkeitsmaßstab etc.) eingeblendet werden.

Es wird immer wieder die Frage gestellt, welche Schritte die echokardiographische Standarduntersuchung umfassen sollte.

Diese Frage ist vom Ansatz her falsch formuliert. Angesichts der Vielfalt klinischer Problemstellungen kann es eine Standarduntersuchung im eigentlichen Sinn nicht geben. Grundlage jedes Echokardiogramms ist die Aufzeichnung des Herzens mit der zweidimensionalen Technik in den apikalen Schnittebenen sowie in den linksparasternalen Längs- und Querachsenebenen einschließlich zwei bis drei Longitudinalscans mittels der M-Mode-Technik. In Abhängigkeit vom vorliegenden diagnostischen Problem erfolgt die ergänzende Untersuchung gezielt in weiteren modifizierten Schnittebenen, von zusätzlichen Schallwandlerpositionen (subkostal, suprasternal, rechtsparasternal, transösophageal) oder mit weiteren Techniken (Kontrastmittel, gepulstem, kontinuierlichem oder farbkodiertem Doppler). Diese ergänzenden Untersuchungsverfahren werden nur bei speziellen Fragestellungen durchgeführt und sollten im Sinne einer rationellen Diagnostik nicht routinemäßig erfolgen.

4.1 Schallwandlerpositionen und Schnittebenen der zweidimensionalen Echokardiographie

Die Durchführung einer zweidimensionalen echokardiographischen Untersuchung ist praktisch von jeder Stelle des echokardiographischen Fensters über dem Herzen aus möglich. Von jeder Schallwandlerposition aus können durch Drehen des Wandlers praktisch beliebig viele Zwischenebenen aufgesucht werden.

Der Nomenklaturvorschlag des Standardisierungskomitees der Amerikanischen Gesellschaft für Echokardiographie zur Benennung der Schallwandlerpositionen und der Schnittebenen hat sich allgemein durchgesetzt (*Henry* et al.: Report of the American Society of Echocardiography Committee of Nomenclature and Standards in Two-dimensional Echocardiography. Circulation 61 ((1980) 212–217). Dieser Vorschlag unterscheidet vier verschiedene Schallwandlerpositionen sowie drei rechtwinklig aufeinander stehende Schnittebenen (Tab. 10, Abb. 5).

Eine **linksparasternale Anschallung** liegt vor, wenn der Schallwandler links seitlich des Sternums unterhalb des Schlüsselbeines und oberhalb der Apexregion aufgesetzt wird. Eine Anschallung vom Bereich des Herzspitzenstoßes aus wird als **apikale Schallwandlerposition** bezeichnet. Eine **subkostale Anschallung** liegt vor, wenn der Schallwandler nahe der Mittellinie des Körpers unterhalb des Rippenbogens aufgesetzt wird. Die Anlotung

Tabelle 10 Schallwandlerpositionen, Schnittebenen und Untersuchungsmöglichkeiten der zweidimensionalen Echokardiographie.

Schallwandlerpositionen
- Parasternal (Schallwandler im 2.–5. ICR rechts oder links neben dem Sternum)
- Apikal (Schallwandler über dem Herzspitzenstoß)
- Subkostal (Schallwandler unterhalb des Xiphoids)
- Suprasternal (Schallwandler am Jugulum aufgesetzt)

Schnitt-Ebenen (Abb. 5 S. 41)
- a) Längsachsenebene (Basis – Apex)
- b) Querachsenebene (rechtwinklig zu a), wobei der Schallwandler um 90° im Uhrzeigersinn gedreht wurde)
- c) Vier-Kammer-Ebene (rechtwinklig zu a) und b)

Untersuchungsmöglichkeiten

Schnitt-Ebene	Schallwandlerposition
• Längsachsenebene	Parasternal, Apikal, Suprasternal
• Querachsenebene	Parasternal, Subkostal, Suprasternal, Transösophageal
• Vier-Kammer-Ebene	Subkostal, Apikal, Transösophageal

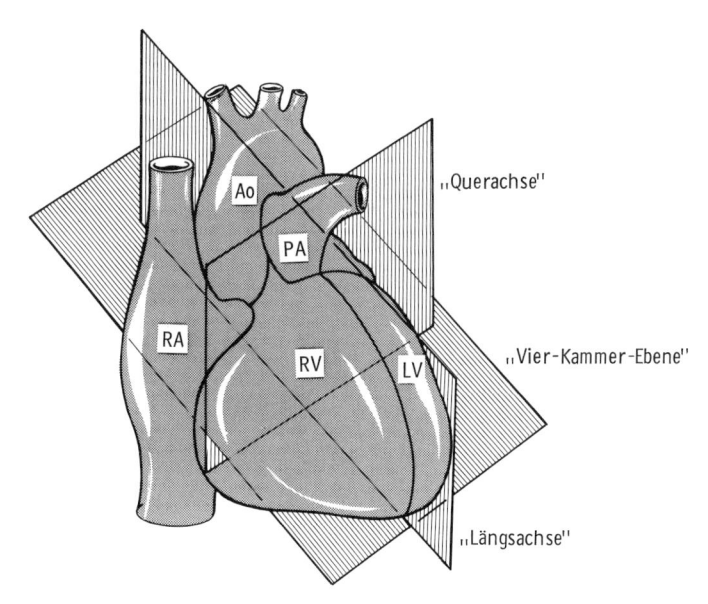

Abb. 5 Topographische Beziehungen der 3 jeweils um 90° gegeneinander versetzten Schnittebenen des Herzens im zweidimensionalen Echokardiogramm.

vom Jugulum aus wird als **suprasternale Anschallung** bezeichnet.

Die drei senkrecht aufeinander stehenden Schnittebenen des Herzens werden wie folgt bezeichnet:

In der **Längsachsenebene** erfolgt die Abbildung des Herzens parallel zu seiner langen Achse, wobei die Schallrichtung senkrecht zur vorderen bzw. hinteren Körperoberfläche verläuft. Sie wird mittels parasternaler und apikaler, evtl. suprasternaler Schallwandlerposition aufgezeichnet.

Die **Querachsenebenen** schneiden das Herz senkrecht zur hinteren bzw. vorderen Körperoberfläche und senkrecht zur Längsachsenebene. Sie können mittels parasternal, subkostal, suprasternal oder im Ösophagus positioniertem Schallwandler aufgezeichnet werden.

Die **Vier-Kammer-Ebene** schneidet das Herz näherungsweise parallel zur vorderen und hinteren Körperoberfläche rechtwinklig zu den beiden vorgenannten Schnittebenen. Sie wird mittels apikal, subkostal oder im Ösophagus aufgesetztem Schallwandler aufgezeichnet.

Die Zweikammerebene (s. S. 51 ff.) stellt eine modifizierte apikale Längsachsenaufzeichnung dar.

Neben den genannten Schnittebenen und Schallwandlerpositionen, die bei jeder Untersuchung routinemäßig aufgesucht werden sollten, lassen sich durch entsprechende Drehung des Schallwandlers nahezu beliebig viele Zwischenebenen aufzeichnen. Diese sind nicht so eindeutig zu definieren, wie dies vorstehend versucht wurde. Ihre Benennung erfolgt nach der Ebene, die im Winkel ≤45° benachbart liegt.

Die Darstellung des zweidimensionalen Echokardiogramms im Monitor bzw. der Dokumentationseinheit erfolgt in der Weise, daß die schallwandlernahen Strukturen im Bild oben, diejenigen von der Seite der Schallwandlermarkierung im Bild rechts aufgezeichnet werden. Die Indexmarkierung des Schallwandlers zeigt die Richtung des Sektorwinkels an. Bei der Untersuchung sollte die Markierung immer zum Kopf bzw. zur linken Seite des Patienten zeigen.

Viele Geräte enthalten einen (überflüssigen) Inversionsschalter mit dem in der Darstellung oben und unten bei erhaltener Seitenzuordnung in der Aufzeichnung vertauscht werden können.

Eine optimale Darstellung der einzelnen Strukturen des Herzens setzt die Durchführung der in Tab. 11 genannten Schritte voraus.

Tabelle 11 Vorgehensweise bei der echokardiographischen Untersuchung.

- Optimierung der Schallwandlerposition
- Drehung des Schallwandlers
- Kippung des Schallwandlers
- eventuell Umlagerung des Patienten in eine mehr oder weniger linksschräge Position
- Korrekte Einstellung der Bedienungselemente des technisch einwandfrei abgeglichenen Echokardiographen

Es ist von entscheidender Wichtigkeit, daß zunächst eine optimale Schallwandlerposition aufgesucht und beibehalten wird, bevor die weiteren in Tab. 11 genannten Schritte angeschlossen werden. Der Erfahrene wird bei Veränderungen einer Variablen die anderen stets möglichst konstant halten, um die Auswirkung auf das Monitorbild besser beurteilen zu können. Der Anfänger neigt dagegen häufig zum gleichzeitigen Verändern mehrerer Variablen und erreicht mit dieser unsystematischen Vorgehensweise allenfalls zufällig diagnostisch aussagefähige Aufzeichnungen.

Tabelle 12 Diagnostische Bedeutung der echokardiographischen Untersuchung in der Längsachsenebene des Herzens.

- Beurteilung der Aortenklappe (Beweglichkeit, Verdickung, Auflagerungen, Nachweis diastolisch in den linksventrikulären Ausflußtrakt prolabierender Klappenanteile oder Vegetationen nach bakterieller Endokarditis, Exzentrizität des diastolischen Klappenechos)
- Bestimmung der Dicke von linksventrikulärer Hinterwand und Kammerseptum. Erkennung einer asymmetrischen Septumverdickung bei hypertrophischer Kardiomyopathie oder LV-Druckbelastung
- Beurteilung des rechtsventrikulären Einflußtraktes
- Diagnostik Aortenwurzelaneurysma, -dissektion, Sinus Valsalvae Aneurysma
- Bestimmung der Größe des rechten und linken Ventrikels
- Beurteilung der Beweglichkeit von Kammerseptum und linksventrikulärer Hinterwand
- Beurteilung der Mitralklappe (Beweglichkeit, Verdickung infolge Fibrosierung oder Verkalkungen, unkoordinierte Flatterbewegungen bei Sehnenfaden- oder Papillarmuskelabriß, systolische Vorwärtsbewegung von Anteilen der Mitralklappe = „SAM", Mitralklappenprolaps, Vegetationen)
- Beurteilung des linken Vorhofes (Größe, Thromben, Tumor)
- Nachweis der Kontinuität Septum–vordere Aortenwand sowie vorderes Mitralsegel–hintere Aortenwand
- Nachweis/Ausschluß eines Perikardergusses

4.2 Zweidimensionale echokardiographische Untersuchung in der Längsachsenebene (Tab. 12)

Die zweidimensionale Untersuchung beginnt üblicherweise mit der Anschallung des Herzens in der linksparasternalen Längsachse. Der Schallwandler wird zunächst in dem Interkostalraum links parasternal aufgesetzt, von dem aus sich bei annähernd senkrechter Einstrahlungsrichtung die beiden Mitralsegel, das Kammerseptum und die linksventrikuläre Hinterwand darstellen (Standardinterkostalraum).

Die Schnittebene der parasternalen Längsachse verläuft bei Normalpersonen in gleicher Weise wie bei der M-Mode-

4 Die echokardiographische Untersuchung | 43

Aufzeichnung etwa entlang einer Verbindungslinie zwischen der rechten Schulter und der linken Flanke. Bei Adipösen mit hochstehendem Zwerchfell und mehr quergelagertem Herzen verläuft sie entgegen dem Uhrzeigersinn flacher, bei schlanken Patienten mit sehr steilgestelltem Herzen im Uhrzeigersinn verlagert entsprechend steiler.

Die Darstellung des Herzens im Längsschnitt von links parasternal aus, ermöglicht eine erste anatomische Orientierung sowie eine Übersicht über die Größenverhältnisse und die Beweglichkeit der Herzklappen und -wände. Sie ist von allen Schnittebenen am leichtesten zu erhalten und stellt die Referenzebene für die anderen Schnittebenen dar. Üblicherweise er-

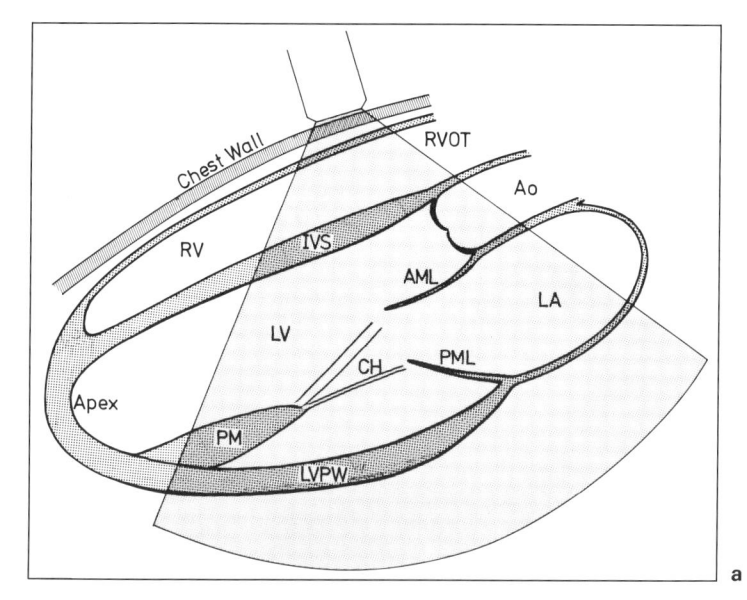

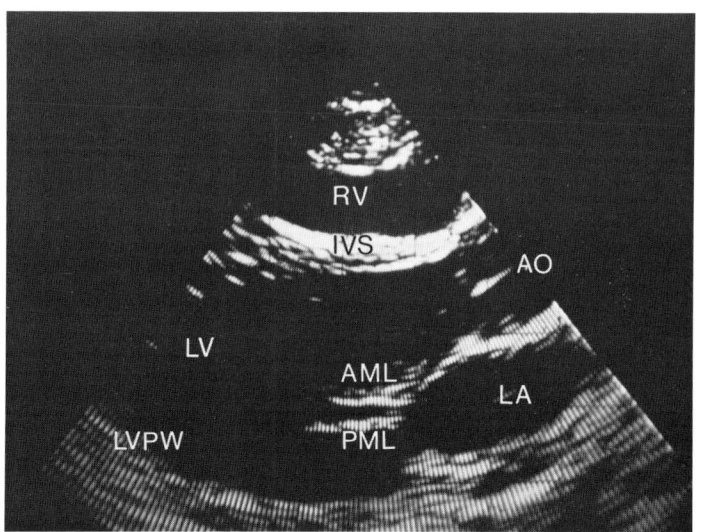

Abb. 6 a, b   Darstellung des Herzens in der linksparasternalen Längsachsenebene.

folgt die Abbildung so, daß die vordere Thoraxwand oben, die hintere Herzwand unten im Bild dargestellt werden. Rechtsventrikulärer Ausflußtrakt, Aortenwurzel und linker Vorhof befinden sich am rechten, die spitzenwärts gelegenen Anteile der Ventrikel im linken Bildabschnitt (Abb. 6).

Die dargestellten Herzanteile entsprechen dem beim „Longitudinalscan" im M-Mode-Echokardiogramm erfaßten Areal. Hinter dem rechtsventrikulären Ausflußtrakt sieht man die vordere und die hintere Aortenwand, dazwischen die aus dem rechtskoronartragenden und die aus dem akoronaren Sinus entspringende Aortenklappentasche. Die Aortenklappentaschen stellen sich diastolisch teils als isoliertes Echo in der Mitte des Aortenlumens dar, häufig ist auch die kontinuierliche Verbindung der diastolisch einander anliegenden Klappentaschen mit der Aortenwand zu erkennen. Dorsal der hinteren Aortenwand liegt der linke Vorhof, dessen rückwärtige Wand meist gut abgegrenzt werden kann. In kontinuierlicher Verlängerung der vorderen Aortenwand werden das Kammerseptum, in der Verlängerung der hinteren Aortenwand das vordere Mitralsegel abgebildet. Die rechtsventrikuläre Vorderwand läßt sich in der Regel nicht eindeutig von den Echos der vorderen Thoraxwand abgrenzen.

Die Darstellung der linken Herzkammer reicht auch bei einem Sektor-Winkel von 80–90° meistens lediglich bis in die Region des Übergangsbereichs zwischen Mitralsegel und Sehnenfäden bzw. zwischen Sehnenfäden und Papillarmuskeln. Durch eine Kippbewegung des Schallwandlers in Richtung auf die rechte Schulter lassen sich weitere Teile der aszendierenden Aorta sowie ein größerer Bereich des linken Vorhofs, durch Kippen in Richtung auf die linke Flanke häufig die weiter medioventrikulär gelegenen Strukturen der linken Herzkammer aufzeichnen.

Die systolische Öffnungsbewegung der Aortenklappe und deren diastolischer Schluß sowie die diastolische Mitralklappenöffnung, die partielle mesodiastolische Rückschlagbewegung, die erneute Öffnung der Mitralsegel nach der Vorhofkontraktion und der enddiastolische Mitralklappenschluß sind ebenso wie die systolischen Kontraktionen von Kammerseptum und linksventrikulärer Hinterwand gut zu erkennen. Vordere und hintere Aortenwand führen systolisch eine nach anterior, diastolisch eine nach posterior gerichtete Bewegung aus. Bei den meisten Patienten wird eine systolisch-diastolische Verlagerung der Herzbasis in kranio-kaudaler Richtung beobachtet.

In gleicher Weise wie von linksparasternal aus kann die zweidimensionale Darstellung des Herzens in der Längsachsenebene auch mittels apikaler bzw. weniger gut mittels suprasternaler Schallwandlerposition erfolgen.

4.3 Zweidimensionale echokardiographische Untersuchung in den Querachsenebenen

Die Untersuchung des Herzens im Querdurchmesser erfolgt in verschiedenen zueinander parallelen Ebenen, die senkrecht auf der Längsachse stehen (Abb. 7):

- A. Querachsenebene in Höhe der Herzbasis mit rechtsventrikulärem Ausflußtrakt, Pulmonalklappe, Aorta mit Aortenklappe, Trikuspidalklappe, rechtem und linkem Vorhof sowie dem dazwischen liegenden interatrialem Septum (Abb. 17, S. 45, Abb. 12a, b, S. 50).

- B. Querachsenebene des linken (und rechten) Ventrikels in Höhe der Mitralklappe mit Aufzeichnung beider Mitralsegel, linksventrikulärer Hinterwand bzw. dem Übergangsbezirk zwischen linksventrikulärer und linksatrialer Hinterwand, Kammerseptum und dem davor gelagerten rechten

4 Die echokardiographische Untersuchung | 45

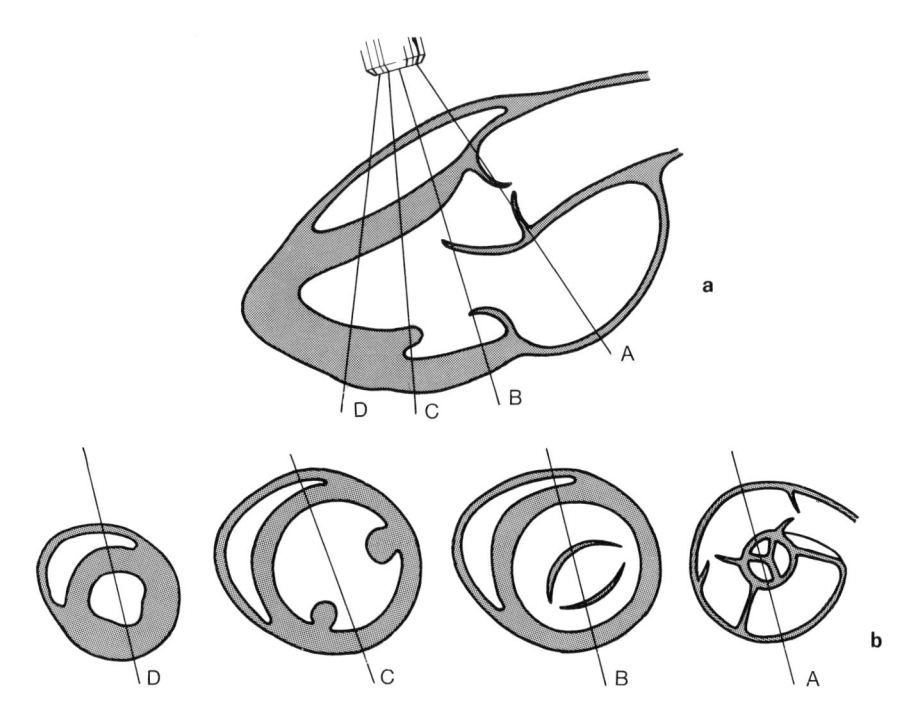

Abb. 7 a, b Die Aufzeichnung der Querachsenebenen (b) erfolgt durch Drehung des Schallwandlers um 90° im Uhrzeigersinn aus der Längsachsenebene (a) heraus und Kippung entsprechend der Richtung A (Herzbasis), B (Mitralsegelebene), C (Sehnenfaden/Papillarmuskelbereich) und (D) medioventrikulär/apikal.

Ventrikel, eventuell mit Darstellung von Anteilen der Trikuspidalklappe (Abb. 8, S. 46).

- C. Querachsenebene des linken (und rechten) Ventrikels in Höhe der Sehnenfäden bzw. Papillarmuskeln. Dargestellt werden die linksventrikuläre Hinterwand sowie die linksventrikuläre Anterolateral- und Posterolateralwand, das Kammerseptum, die Vorderwand sowie der posteromediale und der anterolaterale Papillarmuskel des linken Ventrikels. Davor stellen sich Anteile des rechten Ventrikels dar (Abb. 9, S. 47).

- D. Querachsenebene des apikalen Segments des linken Ventrikels (Abb. 10, S. 48).

Die Untersuchung in der Querachsenebene des Herzens beginnt zweckmäßigerweise mit der unter B angeführten Projektion. Sie erfolgt durch Drehung des Schallwandlers um 90° im Uhrzeigersinn aus der Längsachsenebene heraus an der Stelle, von der aus sich bei annähernd senkrechter Schallstrahlrichtung die beiden Mitralsegel darstellen. In den meisten Fällen handelt es sich hierbei um die gleiche Schallwandlerposition, von der aus auch die Untersuchung in der Längsachse bei parasternal aufgesetztem Schallwandler durchgeführt wurde. Nur in relativ seltenen Fällen muß der Schallwandler einen Interkostalraum tiefer plaziert werden.

Bei korrekter, d. h. senkrecht zur Längsachse des linken Ventrikels stehender Schnittebene, stellt sich das linksventrikuläre Kavum rund dar, der rechte Ventrikel liegt gleichsam „bananenförmig" davor, wobei Anteile der Trikuspidalklappe sichtbar sein können. Die gut erkennbaren Öffnungs- und Schließungsbe-

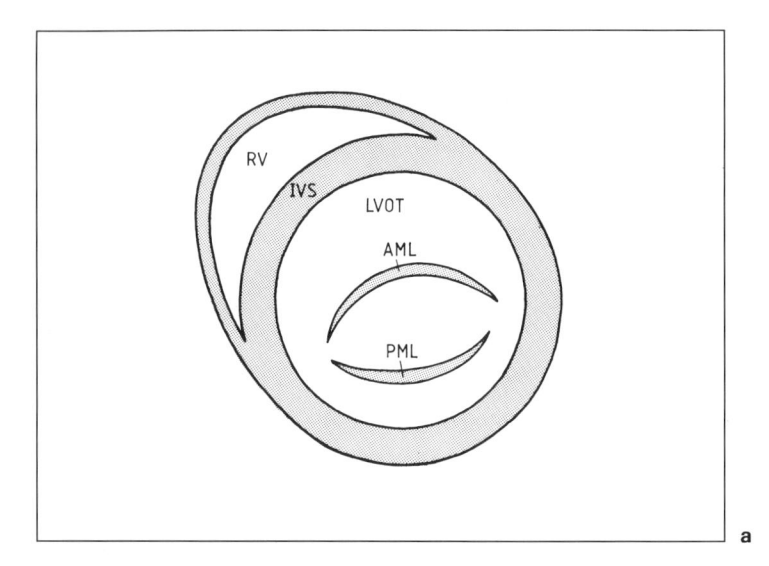

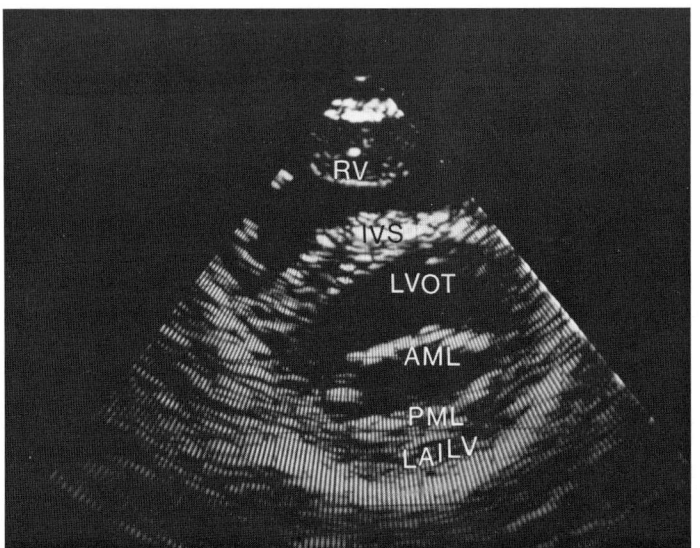

Abb. 8 a, b Linksparasternale Querachsendarstellung des Herzens in Höhe der Mitralklappe.

wegungen der Mitralklappe wurden mit Bewegungen eines „Fischmauls" verglichen.
Im Bereich des linksventrikulären Kavums stellt sich hinter dem Kammerseptum und vor dem vorderen Mitralsegel der linksventrikuläre Ausflußtrakt, zwischen den Mitralsegeln bzw. dahinter der linksventrikuläre Einflußtrakt dar. Bei etwas nach kranial gekipptem Schallwandler wird nur das vordere Mitralsegel aufgezeichnet, die rückwärtige Begrenzung des Herzens wird in diesem Falle von der Übergangsregion zwischen linkem Vorhof und linker Kammer gebildet.

Diese Ebene bietet die Möglichkeit zur Beurteilung der Anatomie der Mitral-

4 Die echokardiographische Untersuchung | 47

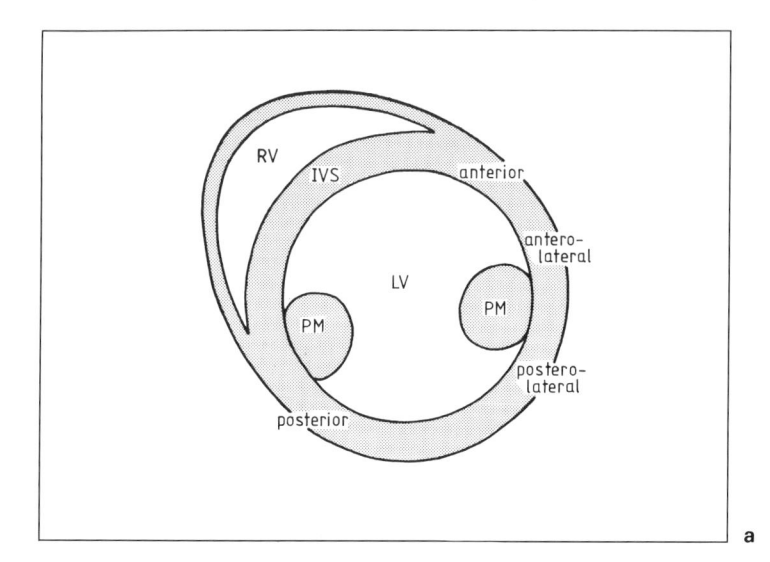

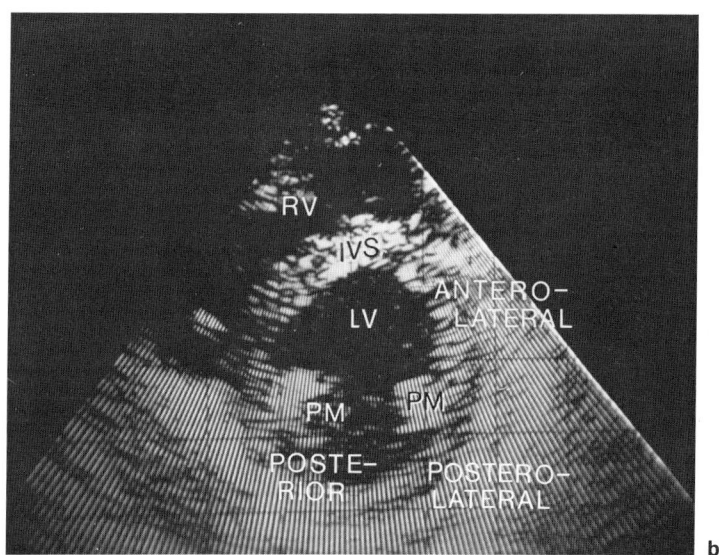

Abb. 9 a, b Linksparasternale Querachsendarstellung des Herzens in Höhe der Papillarmuskeln.

klappe. Verdickung der Segel, Auflagerungen oder beginnende Verklebungen der Kommissuren, die noch nicht zum klinischen Bild der Mitralstenose geführt haben, können bereits zu einem Zeitpunkt erkannt werden, zu dem noch keine Verminderung der mesodiastolischen Rückschlagbewegung (EF-Abschnitt) des vorderen Mitralsegels vorliegt.

Den unter C beschriebenen Querschnitt durch den linken Ventrikel auf der Ebene der Sehnenfäden bzw. Papillarmuskeln erhält man durch Kippen des Schallwandlers von der unter B genannten

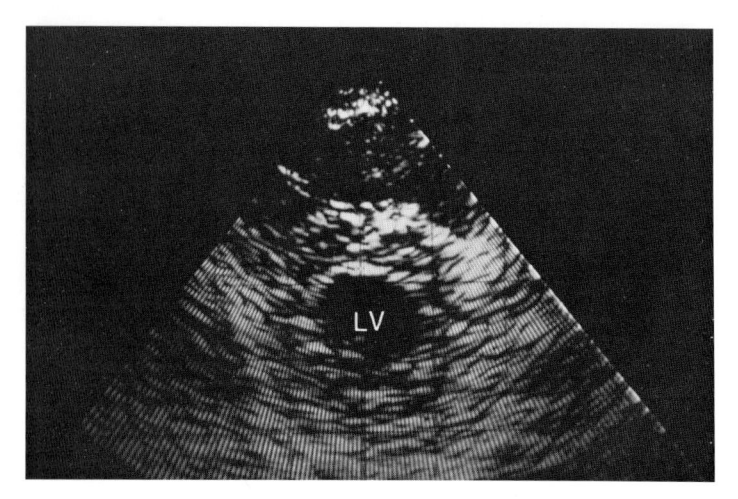

Abb. 10 Linksparasternale Querachsendarstellung des Herzens medioventrikulär/apikal.

Schnittebene in Richtung auf die Herzspitze. Hierbei gehen die Mitralsegelanteile in die Sehnenfäden bzw. die Sehnenfäden in die Papillarmuskeln über. Der postermediale Papillarmuskel bildet sich bei etwa 8°°, der anterolaterale Papillarmuskel bei etwa 4°° ab. Bei richtiger, d. h. senkrecht zur Längsachse befindlicher Schnittebene bleibt die runde Form des linken Ventrikels erhalten. Falls dies nicht der Fall ist, ist eine entsprechende Rotation, eventuell auch das Aufsetzen des Schallwandlers einen Interkostalraum tiefer erforderlich. Auch in dieser Projektion stellt sich der rechte Ventrikel noch halbmondförmig vor der linken Herzkammer dar.

Die unter D genannte Schnittebene wird erreicht, indem der Schallwandler noch weiter spitzenwärts gekippt wird. Eventuell muß er einen weiteren Interkostalraum tiefer links parasternal oder subkostal aufgesetzt werden. Die Schnittebene verläuft wiederum parallel zu den unter B bzw. C beschriebenen. Die Papillarmuskeln und der rechte Ventrikel sind in dieser Schnittebene nicht mehr erkennbar. Wird die Beschallung im Bereich der Ventrikelspitze zu tief ausgeführt, läßt sich eventuell auch bei Normalpersonen nur noch diastolisch ein Lumen erkennen, nicht aber mehr systolisch. Dies darf nicht zur Diagnose einer systolischen Abschnürung der Ventrikelspitze führen, weil die systolisch basiswärts gerichtete Bewegung der Herzspitze ebenso wie die begrenzte Lateralauflösung des Ultraschallstrahls eine systolische Abschnürung des Ventrikellumens vortäuschen können.

Die unter B bis D genannten Projektionen sind besonders zur Beurteilung der linksventrikulären Funktion geeignet (Tab. 13, S. 49). Neben dem auch im M-Mode-Echokardiogramm beurteilbaren Kammerseptum und der linksventrikulären Hinterwand können in den genannten Ebenen zusätzlich die Vorder-, Antero- und Posterolateralwand der linken Herzkammer bis in den Spitzenbereich hinein beurteilt werden (Abb. 11, S. 49).

Die unter A angeführte Schnittebene des Herzens im Querdurchmesser auf der Ebene der Herzbasis beziehungsweise der großen Gefäße (Abb. 12, S. 50) erzielt man durch Kippen des Schallwandlers vom Standardinterkostalraum aus in Richtung auf die rechte Schulter. Falls möglich, kann der Schallwandler auch einen Interkostalraum höher aufgesetzt werden. In dieser Ebene stellen sich von vorn nach hinten der rechtsventrikuläre Ausflußtrakt, das Lumen der Aortenwur-

Tabelle 13 Diagnostische Bedeutung der echokardiographischen Untersuchung der Ventrikel in der Querachsenebene.

- Beurteilung der Aortenklappe (s. Tab. 12, 14 S. 42, 51)
- Beurteilung des rechtsventrikulären Ausflußtraktes, der Pulmonalklappe und des Pulmonalisstammes
- Beurteilung der Mitralklappe (s. Tab. 12, S. 42, in geringerem Umfang auch der Trikuspidalklappe
- Beurteilung der Größe und der Wanddicken von rechtem und linkem Ventrikel
- Beurteilung des Kontraktionsverhaltens des linken Ventrikels, wobei die regionalen Kontraktionen von Kammerseptum, linksventrikulärer Vorderwand, Antero- und Posterolateralwand sowie der linksventrikulären Hinterwand in den einzelnen Ebenen jeweils isoliert analysiert werden können
- Lokalisation und Ausdehnung von Perikardergüßen
- Beurteilung der anatomischen Lage von Herzhöhlen und -klappen

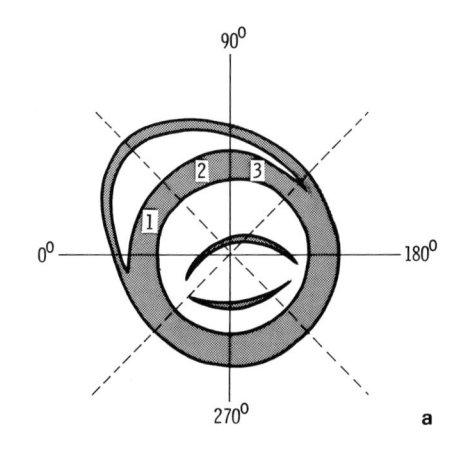

1 = inferiores Septum
2 = mediales Septum
3 = anteriores Septum

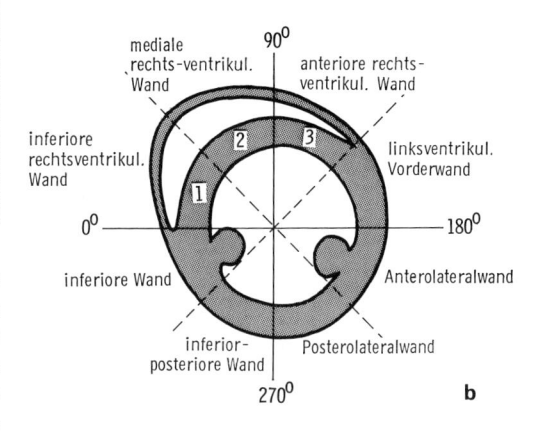

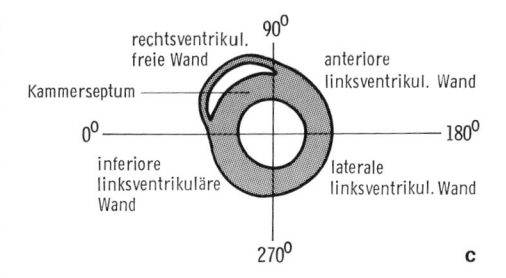

Abb. 11 a–c Anatomische Zuordnung der in den Querachsenebenen des zweidimensionalen Echokardiogramms dargestellten Wandabschnitte des linken und rechten Ventrikels in Höhe der Mitralsegel, der Papillarmuskeln sowie medioventrikulär/-apikal.

zel mit den drei diastolisch in Form eines „Y" angeordneten Aortenklappentaschen und dahinter der linke Vorhof dar. Das der M-Mode-Untersuchung praktisch nicht zugängliche interatriale Septum grenzt den linken vom rechten Vorhof ab, zwischen rechtem Vorhof und rechtem Ventrikel lassen sich meist das anteriore und das septale Trikuspidalsegel, zwischen dem rechtsventrikulären Ausflußtrakt und der rechts im Bild um die Aorta herum nach hinten verlaufenden Pulmonalarterie die Pulmonalklappe darstellen. Gelegentlich muß der Schallwandler zur Darstellung der Trikuspidalklappe in dieser Ebene etwas nach rechts unten, zur Darstellung der Pulmonalklappe und -arterie etwas in Richtung auf die linke Schulter unter Beibehaltung der rechtwinklig zur Längsachse des Ventrikels verlaufenden Schnittebene gekippt werden. Bei letzterer Darstellungsform läßt sich der Pulmonalhauptstamm besonders

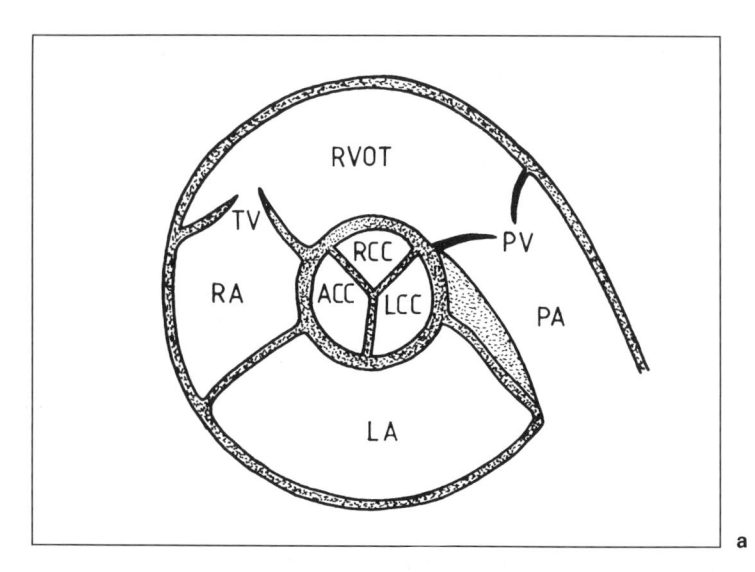

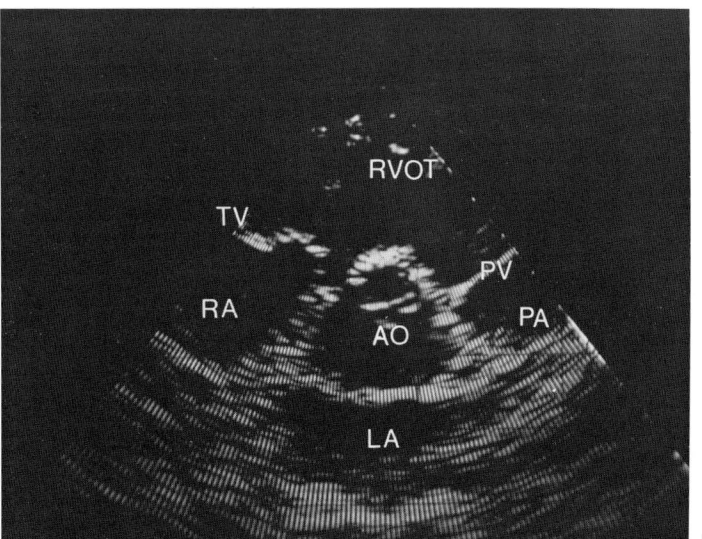

Abb. 12 a, b Linksparasternale Querachsendarstellung des Herzens im Bereich der Herzbasis.

systolisch oft bis zu seiner Verzweigung in die rechte und die linke Pulmonalarterie verfolgen.

Der vom linkskoronartragenden Sinus ausgehende Stamm der linken Herzkranzarterie kann unter Beibehaltung der Schallwandlerposition durch leichte Drehbewegungen von der Aortenwurzel ausgehend zwischen dem rechtsventrikulären Ausflußtrakt, den oberen Anteilen des linken Ventrikels, der Pulmonalarterie und der Aorta unmittelbar unterhalb der Pulmonalklappenebene sichtbar gemacht werden. Wegen der systolisch-diastolischen kranio-kaudalen Beweglichkeit des Herzens ist der Stamm der linken Herzkranzarterie meist nur während einer

Phase der Herzaktion, d.h. als nicht durchgehend systolisch und diastolisch darstellbar. Eine Beurteilung kann durch die Einzelbildanalyse von der Videobandaufzeichnung oder aus dem Digitalspeicher vorgenommen werden. Die zweidimensionale echokardiographische Darstellung des Stammes der linken Herzkranzarterie einschließlich der Aufzweigung in den Ramus interventrikularis anterior und den Ramus circumflexus kann in Einzelfällen Stenosen oder Aneurysmen in diesem Gefäßgebiet aufzeigen. Sensitivität und Spezifität der Methode sind jedoch diesbezüglich so gering, daß dieser Möglichkeit keine klinische Relevanz zukommt.

Die Aufzeichnung des Herzens parallel zur kleinen Halbachse im Bereich der Herzbasis bzw. auf der Ebene der großen Gefäße dient neben der Beurteilung der Beweglichkeit von Trikuspidal-, Aorten- und Pulmonalklappe insbesondere der anatomischen Orientierung des Abgangs und des Verlaufs der großen Gefäße (Tab. 14).

Tabelle 14 Diagnostische Bedeutung der echokardiographischen Untersuchung der Herzbasis in der Querachsenebene.

- Beurteilung von Trikuspidal-, Aorten- und Pulmonalklappe hinsichtlich Lokalisation, Beweglichkeit, Beschaffenheit und evtl. vorhandener Auflagerungen
- Bestimmung des Aortenwurzeldurchmessers, Erkennen einer evtl. vorhandenen Dissektion oder eines Aneurysma
- Bestimmung von Ursprung, Lage und Verlauf der großen Arterien
- Erkennung von Vorhoftumoren oder -thromben

4.4 Zweidimensionale echokardiographische Untersuchung in der Zwei- und Vier-Kammer-Ebene (Tab. 15)

Eine optisch eindrucks- und diagnostisch bedeutungsvolle Darstellung des Herzens läßt sich bei Patienten in Linksseitenlage gewinnen, wenn der Schallwandler im Bereich des Herzspitzenstoßes aufgesetzt wird, wobei die Anlotung von einer möglichst lateralen und tiefen Position aus erfolgen sollte. Drei Schnittebenen sind wichtig:

- Vier-Kammer-Ebene (Abb. 13, 15, S. 52, 55)
- Zwei-Kammer-Ebene (Abb. 14, S. 53)
- Apikale Längsachse

Zur Darstellung aller vier Herzkammern, d.h. des rechten und des linken Ventrikels sowie der beiden zugehörigen Vorhöfe wird der Schallwandler im Bereich des Herzspitzenstoßes so aufgesetzt, daß die Schnittebene rechtwinklig das Kammerseptum schneidet und das Schallfeld von der Herzspitze in Richtung auf die Herzbasis zeigt. Die Schallebene zeigt von der linken Schulter auf die rechte Flanke. Schallwandlernahe stellen sich die beiden Ventrikel, getrennt durch das Kammerseptum dar. Dahinter liegen, getrennt durch die gut sichtbaren Atrioventrikularklappen die zugehörigen Vorhöfe, die voneinander durch das ebenfalls meist gut dargestellte interatriale Septum getrennt sind. Üblicherweise erfolgt die Aufzeichnung so, daß linker Ventrikel und linker Vorhof rechts, rechter Ventrikel und rechter Vorhof links im Bild erscheinen. Die dargestellten Wandabschnitte des linken Ventrikels umfassen neben dem Kammerseptum den Übergangsbereich zwischen der Antero- und der Posterolateralwand, die im basalen und medialen sowie partiell noch im apikalen Segment beurteilt werden können. Das Vorhofseptum stellt sich häufig nicht in gerader Fortsetzung des Kammerseptums sondern etwas zum rechten Vorhof hin verlagert dar. Echofreie Zonen im Bereich der Pars membranacea des Kammerseptums oder der Fossa ovalis des Vorhofseptums werden beobachtet, auch ohne daß an den entsprechenden Stellen Septumdefekte vorliegen.

52 | 4 Die echokardiographische Untersuchung

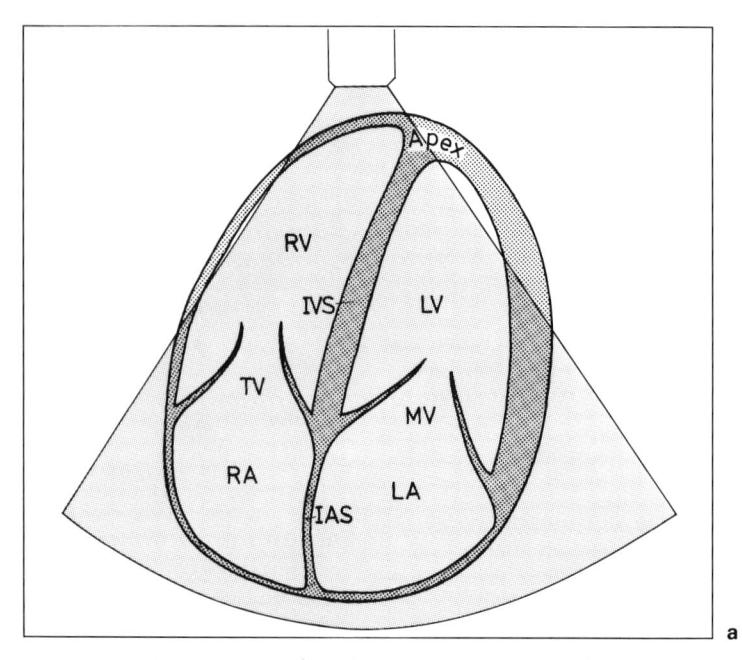

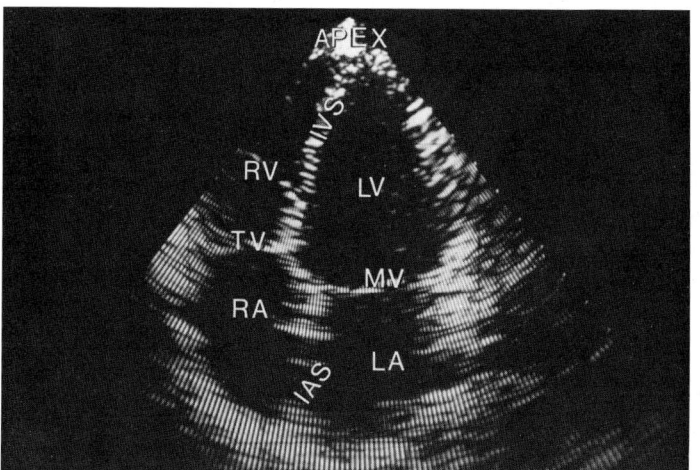

Abb. 13 a, b Darstellung des Herzens in der apikalen Vier-Kammer-Ebene.

Durch leichtes Kippen des Schallwandlers nach vorn kann aus dem „Vier-Kammer-Blick" heraus die Aortenwurzel mit Darstellung der Aortenklappe an der Kreuzungsstelle zwischen Kammer- und Vorhofseptum in der av-Klappenebene sichtbar gemacht werden („Fünf-Kammer-Blick").

Wird die Schallebene bei über dem Herzspitzenstoß aufgesetztem Schallwandler entgegen dem Uhrzeigersinn um 90° gedreht und die Schallrichtung ein wenig nach medial etwa in Richtung auf die Mitte zwischen oberer Brustwirbelsäule und rechter Schulter hin gerichtet, bildet

4 Die echokardiographische Untersuchung | 53

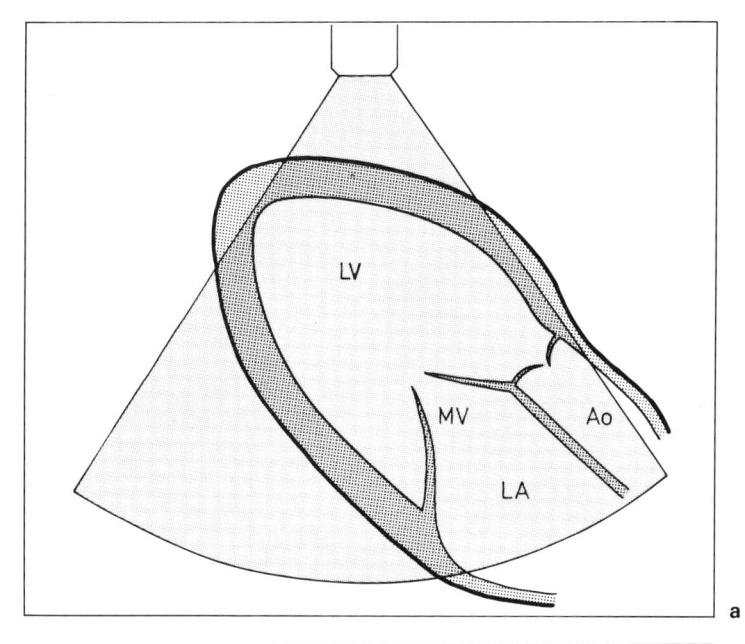

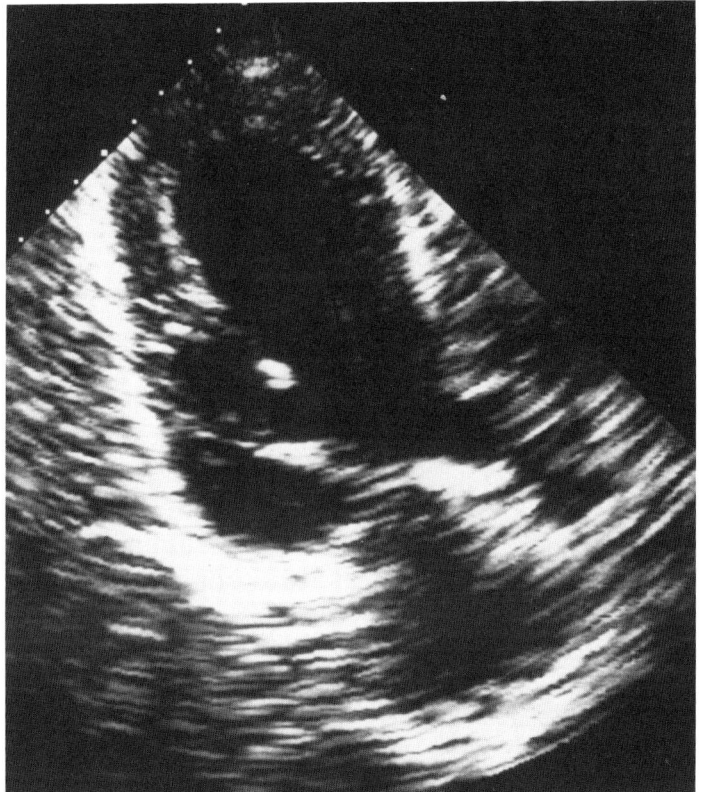

Abb. 14 a, b   Darstellung des Herzens in der apikalen Zwei-Kammer-Ebene.

sich das Herz in einer apikalen Längsachsendarstellung ab. Führt man die Drehung aus der apikalen Vier-Kammer-Ebene nur um 60° entgegen dem Uhrzeigersinn oder aus der apikalen Längsachsendarstellung um ca. 30° im Uhrzeigersinn aus, so daß das Kammerseptum in die linksventrikuläre Vorderwand übergeht, stellt sich das Herz in der apikalen Zwei-Kammer-Ebene (linker Ventrikel, linker Vorhof) dar. Es handelt sich hierbei um eine modifizierte apikale Längsachsendarstellung; die dargestellten Wandabschnitte entsprechen denjenigen, wie sie sich in der 60° RAO-Projektion des Angiokardiogramms abbilden. Aus diesem Grunde wurde die apikale Zwei-Kammerebene auch als „RAO-Äquivalent" bezeichnet.

Die dargestellten Wandanteile des Ventrikels entsprechen in der Zweikammerebene der Vorder- bzw. Vorderseitenwand und der Hinterwand, deren Kontraktionsfähigkeit im gesamten Verlauf im basalen, medialen und partiell im apikalen Ventrikelsegment beurteilt werden kann (Tab. 15). Die Darstellung des linken Ventrikels in der apikalen Längsachsen- beziehungsweise Zweikammerebene gelingt häufig aus technischen Gründen nicht in gleicher Weise wie in der Vier-Kammerebene.

In ähnlicher Weise wie von der Herzspitze läßt sich eine „Vier-Kammer-Darstellung" des Herzens von subkostal (subxiphoidal) her erreichen (Abb. 15). Dieser Zugang, bei dem wegen des vor dem Herzen gelegenen Leberanteils das Gerät auf eine ausreichende Eindringtiefe eingestellt werden muß, ist besonders bei adipösen Patienten und bei solchen mit Lungenüberblähung empfehlenswert, bei denen eine Beschallung von linksparasternal oder von apikal oft nicht möglich ist. Für die von subxiphoidal durchzuführende Untersuchung befindet sich der Patient in Rückenlage. Die Schallebene zielt etwa von der linken Schulter auf die rechte Flanke. Das häufig vom Patienten unangenehm empfundene Eindrücken der Bauchdecken ist weniger lästig, wenn während der Untersuchung die Bauchdecken durch Anziehen der Beine und Beugung der Knie entspannt werden.

Während bei allen anderen Schallwandlerpositionen die beste Darstellung in weitgehender Exspiration des Patienten erhalten wird, kann bei subxiphoidaler Beschallung die beste Aufzeichnung häufig erst in Inspirationsstellung erzielt werden. Dargestellt werden bei dieser Beschallrichtung hinter dem Anteil des linken Leberlappens der rechte Ventrikel und Vorhof, der linke Ventrikel und Vorhof, das Kammer- und Vorhofseptum sowie die beiden av-Klappen.

4.5 Die ösophagusechokardiographische Untersuchung
(Abb. 4, S. 27)

Die ösophagusechokardiographische Untersuchung erfolgt mittels eines am distalen Ende eines Endoskops angebrachten miniaturisierten Schallwandlers vom unteren Anteil der Speiseröhre bzw. vom Magenfundus aus durch zwei Untersucher, von denen einer das Echoskop führt

Tabelle 15 Diagnostische Bedeutung der echokardiographischen Untersuchung des Herzens von apikal bzw. subxiphoidal aus.

- Bestimmung der Größe von rechtem und linkem Ventrikel sowie von rechtem und linkem Vorhof
- Bestimmung des Kontraktionsverhaltens im basalen und medialen, partiell im apikalen Segment des linken Ventrikels
- Bestimmung der links- und rechtsventrikulären Wanddicken
- Erkennung linksventrikulärer Aneurysmen, sowohl im Vorderwandspitzen- wie auch im inferioren Bereich
- Erkennung kardialer Tumore oder Thromben
- Erkennung angeborener (av-Kanal, M. Ebstein) oder erworbener Fehlbildungen der av-Klappen (z. B. Vegetationen)
- Beurteilung des Bewegungsablaufs der av-Klappen

4 Die echokardiographische Untersuchung | 55

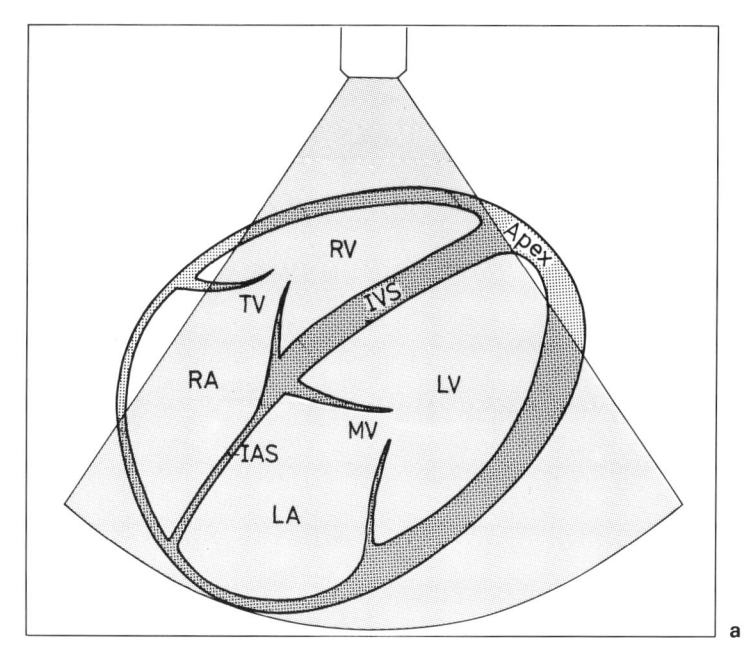

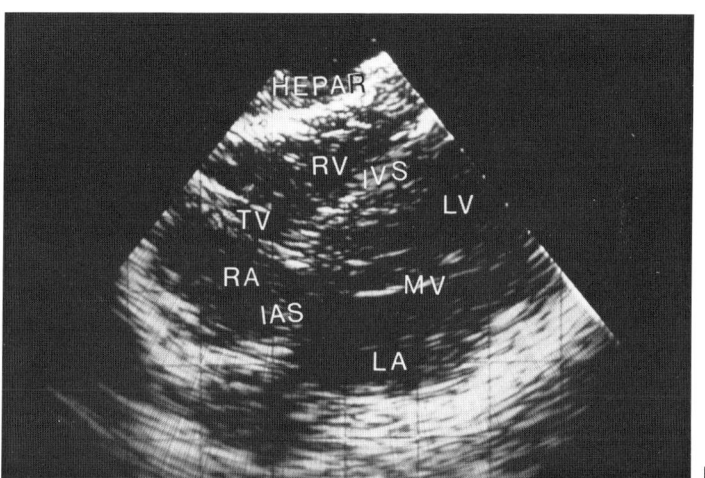

Abb. 15 a, b Darstellung des Herzens in der subkostalen Vier-Kammer-Ebene.

und den Patienten überwacht, während der andere die Geräteeinstellung vornimmt. Aufklärung, Einwilligungserklärung, Nahrungskarenz, Sedierung und Rachenanaesthesie erfolgen in gleicher Weise wie bei einer gastroskopischen Untersuchung. Trotz sehr niedriger Komplikationsrate müssen Notfallbehandlungsmöglichkeiten insbesondere zur Therapie gravierender Rhythmusstörungen vorhanden sein. Bei Patienten mit Dysphagien, bekannten Ösophagusdivertikeln oder -varizen beziehungsweise vergleichbaren Erkrankungen der Speiseröhre besteht eine (relative) Kontraindikation für die ösophagusechokardiographische Untersuchung. Grundsätzlich ist ein kraftvolles Verschieben des Echoskops zu vermeiden. Mittels des 25–40 cm eingeführten Gerätes erfolgt durch Drehung, Ante- und Postero- sowie Lateralflexion der Endoskopspitze eine Durchschallung des Herzens von dorsal. Herzbasis, basale und mediale Anteile der Ventrikel sowie ggf. deren apikales Segment können in der Vierkammer- sowie den Querachsenebenen dargestellt werden. Eine Längsachsenaufzeichnung ist dagegen nicht möglich, da der Wandler im Gerät nicht um seine Achse gedreht werden kann.

Die transösophageale Untersuchung des Herzens sowie der Aorta ascendens und descendens sollte in gleicher Weise wie bei der transthorakalen Anschallung systematisch schrittweise erfolgen und unter besonderer Berücksichtigung der klinischen Fragestellung umfassend sein, damit auch primär unerwartete Befunde nicht übersehen werden.

Die **basale Querachsendarstellung** erfolgt bei ca. 25–30 cm tief eingeführtem Gerät (Bezugsort: Zahnleiste). Rechter und linker Vorhof mit Lungenveneneinmündung, rechtes und linkes Herzohr, Vorhofseptum mit Fossa ovalis, Aortenwurzel mit Aortenklappe und proximalen Anteilen der Koronararterien, rechtsventrikulärer Ausflußtrakt, Pulmonalarterie mit Pulmonalklappe sowie die vena cava sind einer Beurteilung zugänglich.

Die **Querachsendarstellung der Ventrikel** erfolgt vom unteren Ösophagus beziehungsweise vom Magenfundus aus bei 35 bis 40 cm tief eingeführtem, anteflektiertem Gerät. Diese Ebene ist primär zur Beurteilung der globalen und regionalen Ventrikelfunktion unter Standardbedingungen ebenso wie intraoperativ oder gegebenenfalls nach einer Liegendergometrie zur Aufdeckung ischämischer Wandabschnitte geeignet.

Eine **Vierkammerdarstellung** des Herzens erhält man bei ca. 30 cm tief eingeführtem, dorsalflektiertem Gerät. Diese Ebene ist besonders geeignet zur Beurteilung beider Atrioventrikularklappen einschließlich Sehnenfäden und linksventrikulären Papillarmuskeln. Auch das interatriale Septum sowie große Anteile der Vorhöfe sind einer Untersuchung zugänglich. Darüber hinaus läßt sich ein aortaler, mitraler oder trikuspidaler Reflux auch bei stark exzentrischem Verlauf mittels pw- oder farbkodiertem Dopplerechokardiogramm lokalisieren und in seiner Ausdehnung bestimmen.

Die **Darstellung der Aorta** in ihrem Anfangsteil, Teilen des Bogens sowie in ihrem thorakalen absteigenden Teil bildet in der Regel den Abschluß der Untersuchung, wobei Weite und Wandbeschaffenheit des Gefäßes sowie der Abgang der großen Halsgefäße beurteilt und auf das mögliche Vorliegen einer Dissektionsmembran geachtet wird.

4.6 Die kontrastmittelechokardiographische Untersuchung

Feinste Lufteinschlüsse (ca. 2–8 µ Durchmesser) verursachen wenige Sekunden nach peripher-venöser Injektion einer entsprechenden Flüssigkeit (0,9%ige Kochsalzlösung, 5%ige Glucose, Indocyaningrün, Eigenblut) eine Kontrastierung des rechten Herzens (Abb. 60, S. 138). Die Injektion erfolgt zügig zweckmäßigerweise über eine Verweilkanüle, die über ein Schlauchsystem und einen Dreiwegehahn mit der Injektionsspritze, gegebenenfalls auch zusätzlich mit dem Kontrastmittelvorratsgefäß verbunden ist, in die rechte oder linke vena cubitalis mediana. Die Kontrastwirkung geht während der Lungenpassage verloren, so daß eine Kontrastierung des linken Herzens nur im Falle eines Rechts- Links-Shunts auftritt. Bei Verwendung der genannten Substanzen ist die Intensität der Kontrastwirkung sehr unterschiedlich und vielfach inhomogen. Eine deutliche Verbesserung erbrachte die Verwendung des Plasmaexpanders Oxypolygelantine (Gelifundol®). Eine noch bessere, quantitativ gut dosierbare Kontrastierung des rechten Herzens ist mit dem Echokontrastmittel SHU 454 (Echovist®) möglich. Die Zulassung dieser Substanz, welche aus einer definierten Menge saccharidverkapselter Mikrokavitationen sehr homogener Größe von wenigen µ Durchmesser besteht, ist in Kürze zu erwarten. Bei kontrastmittelechokardiographischen Untersuchungen ist eine sorgfältige Regelung der Tiefenausgleichsjustierung erforderlich, da bei zu niedriger Einstellung die Kontrastechos übersehen werden können während bei zu hoher Einstellung Störechos und Widerhallechos des Kontrastmittels die Untersuchung stören.

Eine direkte Kontrastmitteleinbringung in Teile des linken Herzens über entsprechende Katheter kann unter wissenschaftlichen Gesichtspunkten erfolgen, hat aber in gleicher Weise wie die Verwendung der in Entwicklung befindlichen Kontrastmittel, deren kontrastierender Effekt während der Lungenpassage erhalten bleibt, (noch) keine Bedeutung für die klinische Routine.

4.7 Die dopplerechokardiographische Untersuchung (Tab. 16)

Eine dopplerechokardiographische Untersuchung erfolgt von den üblichen Schallwandlerpositionen des „akustischen Fensters" aus, wie sie auch für die bildgebende Echokardiographie verwendet werden. Wegen der Winkelabhängigkeit der Dopplerverschiebung (s. S. 37) ist für quantitative Geschwindigkeitsmessungen ein möglichst paralleler Verlauf von Strömungsrichtung des Blutes und Schallfeld anzustreben. Zum qualitativen Nachweis eines pathologischen laminaren Flusses hingegen ist eine Parallelität von Blutströmung und Schallfeld nicht zwingend erforderlich. Je größer der Winkel, um so schwächer wird aber das empfangene Signal, bis es bei einem Winkel von 90° gar nicht mehr aufzuzeichnen ist, da der Kosinus von 90° den Wert „0" hat (s. S. 37). Turbulente Strömungen sind wegen der vielen in ihnen enthaltenen Geschwindigkeitskomponenten meist relativ unabhängig vom Winkel zwischen Schallfeld und Hauptrichtung des Blutflusses von mehreren Schallwandlerpositionen aus gut zu erfassen.

Mit Ausnahme der supra- und der rechtsparasternalen Schallwandlerposition erfolgt die dopplerechokardiographische Untersuchung zweckmäßigerweise, indem das Dopplerschallfeld zunächst unter Kontrolle des zweidimensionalen Bildes zum Auffinden des zu untersuchenden Strömungsprofils positioniert wird. Danach wird das zweidimensionale Bild auch bei elektronischen Scannern

Tabelle 16   Dopplerechokardiographische Untersuchungstechnik.

Schallwandlerposition	Diagnostische Fragestellung
• Apikal	Messung des antegraden und retrograden Flusses an Mitral-, Trikuspidal- und Aortenklappe sowie im linksventrikulären Ausflußtrakt
• Linksparasternal	Pulmonalstenose und -insuffizienz, Ventrikelseptumdefekt, Vorhofseptumdefekt, ductus arteriosus Botalli, Aortendissektion, Trikuspidalstenose und -insuffizienz
• Subkostal	Vorhof- und Ventrikelseptumdefekt, Fluß im linksventrikulären Ausflußtrakt, Pulmonalstenose
• Suprasternal	Aortenstenose und -insuffizienz, Aortendissektion
• Rechtsparasternal	Aortenstenose
• Transösophageal	Insuffizienz mechanischer Prothesen in Mitralposition, Aortendissektion, Stenose- und Insuffizienzsignale an Aorten-, Mitral- und Trikuspidalklappe, Vorhof- und Ventrikelseptumdefekt

gespeichert und auf ausschließlichen Dopplerbetrieb umgeschaltet, um alle Schallenergie für das Dopplersignal zu nutzen. Die Feinpositionierung erfolgt primär anhand des Audiosignals, zwischenzeitliche Kontrollen der Lage des Dopplerfeldes anhand kurzfristiger Auffrischungen des zweidimensionalen Bildes sind vielfach zweckmäßig. Zur exakten Lokalisation und zur Ermittlung der Ausbreitung eines Strömungsprofils eignen sich pw- und farbkodierte Technik gleichermaßen; zur quantitativen Geschwindigkeitsmessung ist hingegen – zumindest bei pathologisch beschleunigten Strömungen – in der Regel das Umschalten auf die cw- oder high-prf-Methode erforderlich.

Die **apikale Anlotung** ist von besonderer Bedeutung, da ante- und retrograder Fluß im Bereich der Aortenwurzel, des linksventrikulären Ausflußtraktes sowie der beiden Atrioventrikularklappen bei dieser Schallwandlerposition weitgehend parallel zum Schallfeld verlaufen. Zur Ermittlung des transmitralen und des transtrikuspidalen Blutflusses wird das Meßfenster des gepulsten Dopplerstrahles unmittelbar ventrikelwärts der Segelspitzen positioniert, nachdem vorher mit dem zweidimensionalen Echokardiogramm ein „Vierkammerblick" eingestellt wurde. Zum Nachweis oder Ausschluß eines Rückflusses an den Atrioventrikularklappen wird das Meßfenster des gepulsten Dopplerstrahles aus der Vierkammerebene heraus unmittelbar vorhofwärts der Segel gelegt und die Ausdehnung eines Rückflusses durch Verschiebung des Meßfensters („mapping") in die Tiefe des Vorhofes hinein sowie nach lateral verfolgt. Mit der cw-Technik kann die quantitative Messung der ventrikulo-atrialen Rückflußgeschwindigkeit erfolgen.

Die Messung der Blutströmung im Bereich des linksventrikulären Ausflußtraktes sowie der Aortenwurzel ist in der Regel ebenfalls mittels apikaler Anlotung gut durchführbar. Hierbei wird der Schallwandler etwas nach vorn gekippt, so daß die Aortenwurzel erkennbar wird („Fünfkammerblick"). Eine Flußbeschleunigung im Bereich des linksventrikulären Ausflußtraktes oder der Aortenklappe wird durch Verschiebung des Meßfensters des gepulsten Dopplerfeldes lokalisiert und nach Umschalten auf die cw-Technik quantitativ gemessen. Gleiches gilt für das Aufsuchen eines diastolischen Rückflußsignales im linksventrikulären Ausflußtrakt. Die Ausdehnung des Rückflusses einer Aorteninsuffizienz läßt sich durch Verschiebung des Meßfensters des gepulsten Dopplerfeldes in axialer und lateraler Richtung ermitteln und zur semiquantitativen Schweregradabschätzung heranziehen, während die Rückflußgeschwindigkeit nach Umschalten auf die cw-Technik bestimmt wird.

Die **linksparasternale Anlotung** ist insbesondere zum Aufsuchen subaortal gelegener Ventrikelseptumdefekte sowie zur Ermittlung des Blutflusses im rechtsventrikulären Ausflußtrakt bzw. der Pulmonalarterie geeignet, wobei die Positionierung des Dopplerstrahles im ersteren Fall wahlweise aus der Längs- oder Querachsenebene, im zweiten Fall aus der Querachsenebene heraus erfolgt.

Die **subkostale Anlotung** ist besonders geeignet zum Aufsuchen von Vorhof- und Ventrikelseptumdefekten. Im Falle des Vorliegens einer Trikuspidalinsuffizienz ist die Ausdehnung des Regurgitationssignales bis in die vena cava inferior bzw. in die Lebervenen hinein zu verfolgen und ermöglicht eine semiquantitative Schweregradabschätzung.

Eine **suprasternale Anlotung** erfolgt zweckmäßigerweise mit einem nach vorne abgewinkelten Einzelelementwandler unter Verzicht auf das zweidimensionale Bild und eignet sich zur Messung der Strömungsprofile in der Aorta ascendens und descendens. Der günstige Winkel zwischen Schallfeld und Blutströmung ermöglicht eine quantitative Geschwindigkeitsmessung zur Bestimmung der Gradienten bei Patienten mit Aorten- und Aortenisthmusstenose.

Die **rechtsparasternale Anlotung** erfolgt bei Erwachsenen in extremer Rechtsseitenlage vom 1.–3. ICR mit einem unmittelbar neben dem rechten Sternalrand aufgesetzten Schallwandler bei schräg nach unten medial gerichtetem Schallfeld zur Messung des Strömungsprofils bei valvulärer Aortenstenose. Da die Kontrolle durch das zweidimensionale Bild bei dieser Schallwandlerposition wenig hilfreich ist, erfolgt die Untersuchung zweckmäßigerweise ebenfalls mit dem besser anzukoppelnden Einzelelementwandler unter Führung des Schallfeldes anhand des Audiosignals.

Die **transösophageale Anlotung** kann bei den derzeit verfügbaren Geräten lediglich mittels der pw- oder der farbkodierten Technik erfolgen und ist besonders geeignet zur Messung stark exzentrischer Rückflüsse bei trans- oder paravalvulären Lecks mechanischer Prothesen in Mitralposition, nach Mitralklappenendokarditis oder beim Mitralklappenprolapssyndrom. Darüber hinaus läßt sich der Fluß im Bereich eines Vorhofseptumdefektes von transösophageal besonders gut aufzeichnen.

5 Die Auswertung des Echokardiogramms

Die Auswertung des Echokardiogramms muß die beim jeweiligen Patienten erzielte Aufzeichnungsqualität in den einzelnen Schnittebenen mit den angewandten echokardiographischen Untersuchungsverfahren (bildgebende transthorakale oder transösophageale Darstellung, pw-, cw- oder farbkodierte Dopplertechnik) berücksichtigen und erfolgt unter Bezugnahme auf die klinische Fragestellung, wobei die Sensitivität und die Spezifität der echokardiographischen Aussagen zu beachten sind.

Sowohl die qualitative wie auch die quantitative Beurteilung sollte möglichst präzise sein, wobei jedoch eine Überinterpretation nur unzureichend dargestellter oder nicht reproduzierbar aufgezeichneter Beobachtungen vermieden werden muß. Pathologische Strukturen oder Bewegungsabläufe sollen im zweidimensionalen Echokardiogramm in der Regel in mindestens 2 verschiedenen Schnittebenen nachgewiesen werden, weil dies ihre Abgrenzung gegenüber Artefakten wesentlich erleichtert.

Die Auswertung des Echokardiogramms setzt sich aus folgenden drei Teilen zusammen:

- Quantitative Vermessung
- Beschreibung
- Beurteilung

5.1 Die quantitative Vermessung des zweidimensionalen und des M-Mode-Echokardiogramms
(Abb. 1–3, 16)

Eine quantitative Vermessung setzt das Vorliegen einer qualitativ hochwertigen Fiberoptik- oder Videoprinteraufzeichnung bzw. eines entsprechenden Monitorbildes voraus. Sie kann sowohl mit Stechzirkel, Lineal und Planimeter wie auch mittels der in modernen Geräten üblicherweise vorhandenen elektronischen Auswerteeinheiten durchgeführt werden und erfolgt üblicherweise an den in Tabelle 17 aufgeführten Strukturen.

Alle quantitativen Abstandsmessungen sollten nach der „leading-edge"-Methode entsprechend den Empfehlungen der Amerikanischen Gesellschaft für Echokardiographie (Circulation **58**, 1072–1083, 1978) ausgeführt werden. Hierbei wird von **Vorder**kante zu **Vorder**kante der jeweils interessierenden Echolinien gemessen, so daß Fehler durch die Länge

Tabelle 17 Parameter des zweidimensionalen und des M-Mode-Echokardiogramms zur quantitativen Vermessung.

- frühdiastolische Öffnungshöhe (DE-Amplitude) des vorderen Mitralsegels
- mesodiastolische Rückschlagbewegung (EF-Abschnitt) des vorderen Mitralsegels
- Mitralklappenöffnungsfläche
- Durchmesser der Aortenwurzel
- Größe des linken Vorhofs
- Größe des rechten Vorhofs
- Größe des rechten Ventrikels
- Durchmesser des linken Ventrikels enddiastolisch
- Durchmesser des linken Ventrikels endsystolisch
- linksventrikuläre Volumina
- Dicke des Kammerseptums zum Zeitpunkt der Enddiastole
- Dicke der linksventrikulären Hinterwand zum Zeitpunkt der Enddiastole

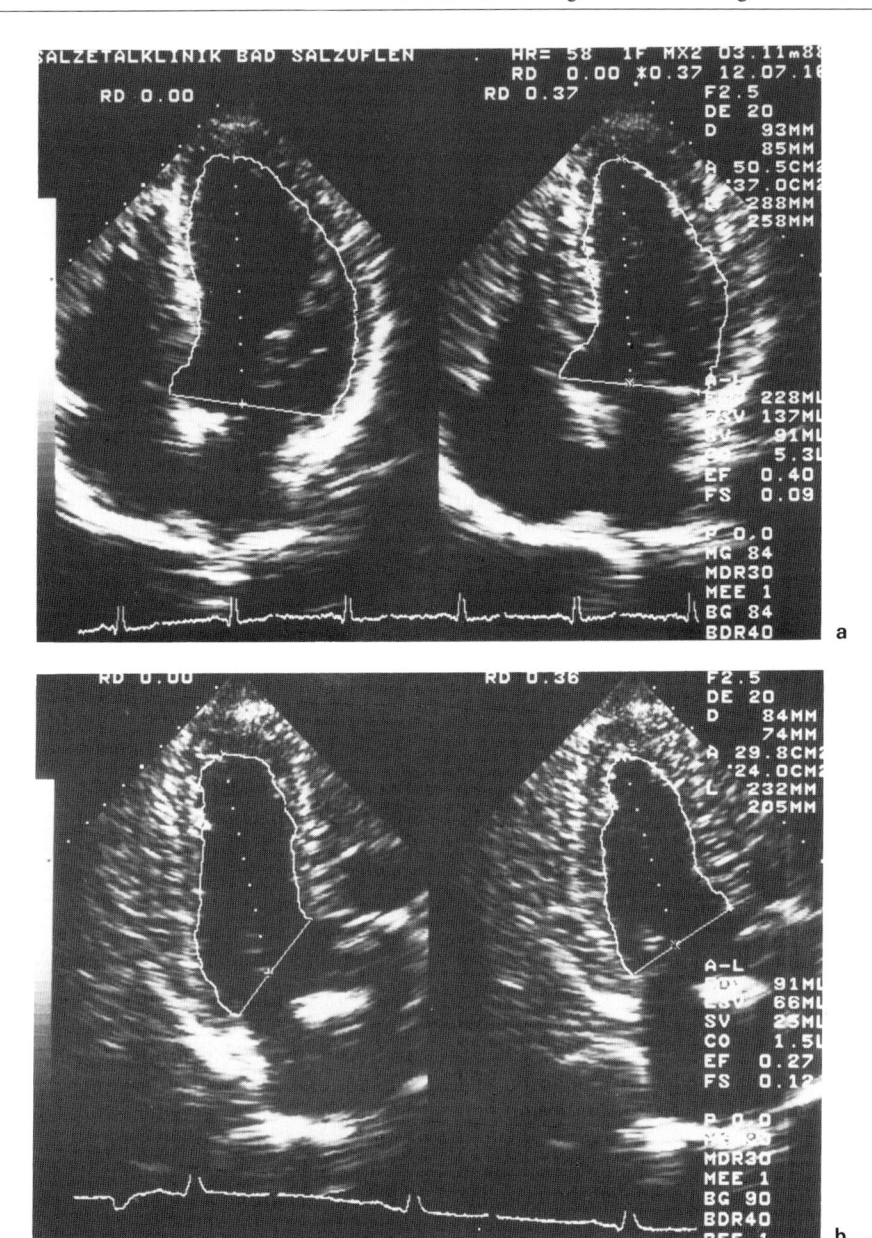

Abb. 16 a, b Umfahrung der endokardialen Oberfläche des linken Ventrikels in der apikalen Vier- und Zwei-Kammer-Ebene zur planimetrischen Bestimmung der enddiastolischen und endsystolischen Ventrikelgröße sowie zur Berechnung der Auswurffraktion.

des Ultraschallimpulses oder durch eine suboptimale Schreibereinstellung weitgehend vermieden werden. Bei Auswertung gleicher Echokardiogramme durch verschiedene Befunder werden bei Anwendung der „leading-edge"-Methode die geringsten interindividuellen Abweichungen beobachtet. Bei der Beurteilung echokardiographisch ermittelter Größenverhältnisse muß deren Abhängigkeit von der Körperoberfläche des Patienten beachtet werden.

5.1.1 Frühdiastolische Öffnungshöhe (DE-Amplitude) des vorderen Mitralsegels (Tab. 18)

Die Ausmessung erfolgt im Longitudinalscan des M-Mode-Echokardiogramms an der Stelle, an der sich beide Mitralsegel voll darstellen. Es handelt sich um die senkrechte Entfernung vom Beginn der Mitralklappenöffnung (Punkt „D") bis zur maximalen Öffnung (Punkt „E"). Besonders in früheren Arbeiten wurde von einem Teil der Autoren die frühdiastolische Öffnungsamplitude nicht vom Punkt „D" sondern vom Punkt „C" des Mitralklappenbewegungsablaufs bis zum Punkt „E" gemessen. In letzteren Wert geht neben der frühdiastolischen Öffnungshöhe des vorderen Mitralsegels die systolisch leicht nach anterior gerichtete Bewegung des gesamten Mitralringes mit ein.

Je geringer die frühdiastolische Öffnungshöhe des vorderen Mitralsegels bzw. je ausgeprägter eine linksventrikuläre Dilatation, um so größer ist der frühdiastolische Mitralsegelseptumabstand („E-IVS"). Sein Wert liegt in der Regel unter 5 mm, ein Betrag über 10 mm ist als pathologisch anzusehen.

5.1.2 Mesodiastolische Rückschlagbewegung (EF-Abschnitt) des vorderen Mitralsegels (Tab. 19)

Die Messung der mesodiastolischen Rückschlagbewegung des vorderen Mitralsegels erfolgt im Longitudinalscan des M-Mode-Echokardiogramms durch Verlängerung der Linie, die durch die Punkte „E" und „F" geht. Diese Linie bildet die Hypothenuse eines rechtwinkeligen Dreiecks. Die Gegenkathete wird von der eingeblendeten Tiefenkalibrierung und die Ankathete vom eingeblendeten Zeitmaßstab gebildet. Die Berechnung ergibt sich aus dem $\tan \alpha$, d.h. dem Verhältnis von Gegenkathete zu Ankathete, wobei die Maßeinheit in mm/sek angegeben wird (Abb. 1, S. 11).

Tabelle 18 Frühdiastolische Öffnungshöhe des vorderen Mitralsegels (DE-Amplitude).

Normwert 17–25 mm
Gesteigerte DE-Amplitude:
- Mitralklappenprolaps
- Sehnenfaden- bzw. Papillarmuskelabriß
- Mitralinsuffizienz nach bakterieller Endokarditis
- evtl. bei rheumatischer Mitralinsuffizienz

Verminderte DE-Amplitude:
- Mitralstenose (häufig, aber nicht obligat)
- evtl. bei erniedrigtem Herzzeitvolumen
- evtl. bei Aorteninsuffizienz

Gesteigerter „E-IVS"-Abstand (Normwert ≤5 mm)
- LV-Dilatation bei Volumenbelastung
- LV-Dilatation bei dilatativer Kardiomyopathie oder koronarer Herzkrankheit
- verminderte Mitralsegelöffnungsfläche bei erniedrigtem Herzzeitvolumen

Tabelle 19 Mesodiastolische Rückschlagbewegung des vorderen Mitralsegels (EF-Abschnitt).

Normwert: über 70 mm/sek.
Vermindert bei:
- Mitralstenose
- Linksventrikulärer Dehnbarkeitsstörung
- evtl. bei linksatrialem Tumor

Bei tachykarder Herzschlagfolge (über 120/min) kann die Diastolendauer so kurz sein, daß eine Bestimmung der mesodiastolischen Rückschlaggeschwindigkeit nicht mehr möglich ist; bei Frequenzen über 140/min kann unter Umständen nicht einmal mehr qualitativ entschieden werden, ob eine wesentliche Verminderung und damit der Verdacht auf eine Mitralstenose beziehungsweise eine linksventrikuläre Einflußerschwerung vorliegt oder nicht. Bei Patienten mit absoluter Arrhythmie bei Vorhofflimmern sollte eine relativ lange Diastole zur Beurteilung des EF-Abschnitts herangezogen werden.

Einzelne Patienten, vorwiegend mit länger bestehender arterieller Hypertonie weisen einen biphasischen EF-Abschnitt auf, wobei der Anfangsteil die langsamere Rückschlagbewegung zeigt. In diesen Fällen werden ein E-F_o sowie ein F_o-F-Abschnitt unterschieden. In derartigen Situationen erscheint eine quantitative Ausmessung der mesodiastolischen Rückschlagbewegung des vorderen Mitralsegels nicht mehr sinnvoll, das beobachtete Phänomen sollte lediglich beschrieben werden.

Patienten nach Mitralkommissurotomie weisen häufig einen diastolischen Bewegungsablauf des vorderen Mitralsegels auf, der der Form einer „Skispitze" entspricht, wobei zunächst eine sehr schnelle Rückschlagbewegung vorliegt, die sich dann im weiteren Verlauf verlangsamt. Auch in diesen Fällen ist die Deskription der quantitativen Ausmessung vorzuziehen.

Entgegen älteren Publikationen ist das Ausmaß einer Verminderung der mesodiastolischen Rückschlagbewegung des vorderen Mitralsegels zur Schweregradbestimmung bei Mitralstenose nicht geeignet, diese erfolgt mittels Planimetrie der Öffnungsfläche (s. Abb. 42f.) bzw. Bestimmung der Druckabfallhalbwertzeit im Dopplerechokardiogramm (s. S. 75). Die Empfehlungen der Amerikanischen Gesellschaft für Echokardiographie erwähnen die Ausmessung des EF-Abschnitts überhaupt nicht mehr. U. E. sollte man nach der erheblichen Überschätzung der EF-Bewegung in den früheren Jahren nicht in das Gegenteil einer völligen Ignorierung dieses Wertes verfallen. Man kann mit hoher Wahrscheinlichkeit davon ausgehen, daß ein EF-Abschnitt von unter 10 mm/sek, insbesondere in Verbindung mit einem vergrößerten linken Vorhof und Mehrfachechos im Bereich der Mitralsegel, Ausdruck einer hämodynamisch bedeutsamen Mitralstenose ist. Bei einer EF-Bewegung über 30 mm/sek ist eine Mitralstenose in der Regel leichtergradig, so daß eine semiquantitative Abschätzung des Schweregrades bei den genannten Fällen durchaus sinnvoll erscheint. Eine diagnostisch unergiebige erhebliche Grauzone liegt allerdings bei EF-Bewegungen zwischen 10 und 30 mm/sek, in der sich sowohl leichte wie auch sehr schwere Mitralstenosen verbergen. Leider befinden sich die meisten Patienten mit rheumatischer Mitralstenose in diesem Bereich.

5.1.3 Mitralklappenöffnungsfläche
(Tab. 20, Abb. 42b, 43, S. 121 ff.)

Die Aufzeichnung der frühdiastolisch maximal geöffneten Mitralklappe in der linksparasternalen Querachsenebene des zweidimensionalen Echokardiogramms an der engsten Stelle des Mitraltunnels erlaubt eine direkte Planimetrie der Mitralklappenöffnungsfläche, die im Gegensatz zur Berechnung mittels der Gorlin-Formel nicht durch das gleichzeitige Vor-

Tabelle 20 Mitralklappenöffnungsfläche (MÖF) und Druckabfallhalbwertzeit (PHT) bei Mitralstenose (siehe auch S. 75).

	MÖF	PHT
Normalwert	>3,0 cm^2	< 75 msek
leichte Mitralstenose	>1,3 cm^2	<170 msek
mittelgradige Mitralstenose	0,8–1,3 cm^2	170–275 msek
höhergradige Mitralstenose	0,6–0,8 cm^2	275–365 msek
höchstgradige Mitralstenose	<0,6 cm^2	>365 msek

liegen einer Mitralinsuffizienz beeinträchtigt wird.
Das Aufsuchen der engsten Stelle des Mitraltrichters, die exakte Einstellung der Tiefenausgleichsregelung sowie insbesondere die Konturabgrenzung der vielfach stark verkalkten Klappen setzten neben großer Erfahrung eine sehr sorgfältige Untersuchungstechnik voraus. Bedeutsame Verkalkungen der Mitralsegel, eine zu hohe Einstellung der Tiefenausgleichsregelung, ein schräger Anschnitt der Klappenebene oder eine Aufzeichnung zum Zeitpunkt nach der maximalen Klappenöffnung führen zu einer Unterschätzung der Klappenöffnungsfläche. Eine Überschätzung resultiert bei zu geringer Einstellung der Tiefenausgleichsregelung, bei Anschallung außerhalb der engsten Stelle des Mitraltrichters oder beim Vorhandensein von Echolücken („drop-outs"). Trotz guter Korrelationen zwischen der vorgenannten Bestimmung der Mitralklappenöffnungsfläche mit Herzkatheterdaten sollte in jedem Falle eine Validierung des erhaltenen Meßwertes mittels Dopplertechnik (s. S. 75) angestrebt werden.

5.1.4 Durchmesser der Aortenwurzel
(Tab. 21)

Die Ausmessung des Durchmessers der Aortenwurzel erfolgt im Longitudinalscan des M-Mode-Echokardiogramms oder in einer linksparasternalen Längs- bzw. Querachsendarstellung in Höhe der großen Gefäße an der Stelle, an der die Aortenklappentaschen sichtbar sind. Die Schallrichtung erfolgt weitgehend senkrecht zur vorderen Thoraxwand im Standardinterkostalraum, da nur so eine annähernd orthograde Durchschallung der Aortenwurzel erfolgt; eine Durchschallung im schrägen Durchmesser ergibt zu hohe Werte. Wichtig ist weiterhin, daß sich sowohl die vordere wie auch die hintere Aortenwand an der auszumessenden Stelle systolisch und diastolisch als kontinuierliche Linie abbilden. Die Messung selbst erfolgt als die senkrechte Verbindung von der Vorderkante der vorderen Aortenwand bis zur Vorderkante der hinteren Aortenwand am Ende der Ventrikeldiastole zu Beginn des QRS-Komplexes im EKG. Bei dieser nach der „leading-edge"-Methode durchgeführten Messung geht die Dicke der vorderen Aortenwand einmal mit in die Messung ein. Würde die Messung des Aortenwurzeldurchmessers während der Ventrikelsystole erfolgen, lägen die Werte wegen der in Abhängigkeit vom Schlagvolumen unterschiedlichen Dehnung der Aorta um ca. 2 mm höher.

5.1.5 Größe des linken Vorhofs
(Tab. 22)

Der Durchmesser des linken Vorhofs kann im Longitudinalscan des M-Mode-Echokardiogramms am Ende der Ventrikelsystole gemessen werden. Es handelt sich hierbei um jenen Zeitpunkt, zu dem die hintere Aortenwand die am weitesten nach anterior gerichtete Bewegung vollzogen hat und damit der linke Vorhof seinen größten Durchmesser aufweist. Entsprechend der „leading-edge"-Methode erfolgt die Ausmessung als der senkrechte Abstand zwischen der Vorderkante des hinteren Aortenwandechos bis zur Vorderkante des rückwärtigen Vorhofwandechos, die Dicke der hinteren Aortenwand geht also mit in die Messung ein.

Die Messung erfolgt in der Höhe, in der innerhalb des Lumens der davorgelegenen Aorta zwei Aortenklappentaschen

---

Tabelle 21 Aortenwurzeldurchmesser.

Normwert: 20– max. 40 mm

Vergrößert bei:
- Aorteninsuffizienz
- Aortenwurzeldissektion
- Aortenwurzelaneurysma
- Fallot'scher Tetralogie
- Truncus arteriosus communis
- Sinus Valsalvae Aneurysma
- evtl. bei Aortenstenose

Tabelle 22 Linker Vorhof.

Normwert M-Mode-Echo: 20– max. 40 mm
  Relation Vorhof/Aortenwurzel: $\leq 1{,}3$

Normwert 2D-Echo (nach *Erbel*):
(apikaler Vierkammerblick, $\bar{x} \pm 2 s_x$)
  Längsachse diastolisch: 1,1–1,9 cm/m² KOF
  Längsachse systolisch: 1,7–2,5 cm/m² KOF
  Querachse diastolisch: 0,9–1,5 cm/m² KOF
  Querachse systolisch: 1,5–2,1 cm/m² KOF

Vergrößerter linksatrialer Durchmesser bei
- Mitralstenose
- Mitralinsuffizienz
- linksventrikuläre Dehnbarkeitsstörung (z. B. hypertrophische Kardiomyopathien, Aortenstenose, arterielle Hypertonie)
- dilatative Kardiomyopathie
- evtl. bei linksatrialem Tumor
- Vorhofseptumdefekt
- Ventrikelseptumdefekt
- restriktive Kardiomyopathie

sichtbar sind. Weiterhin soll darauf geachtet werden, daß die Messung nur an solchen Registrierungen erfolgt, die einen kompletten Longitudinalscan enthalten. Dies ist wichtig, weil nur so entschieden werden kann, ob das Echo, welches man für die hintere Vorhofwand hält, kontinuierlich in das Echo des Epi-/Perikard der linksventrikulären Hinterwand übergeht. Darüber hinaus ist nur bei annähernd senkrechter Schallwandlerposition in Höhe der Aortenklappen gewährleistet, daß der linke Vorhof weitgehend senkrecht und nicht in einem mehr oder weniger schrägen Durchmesser durchschallt und damit größenmäßig überschätzt wird. Häufig finden sich im Bereich der rückwärtigen Vorhofwand teils zarte, teils relativ kräftige Echostrukturen, die nicht sicher zugeordnet werden können und gelegentlich mit der rückwärtigen Vorhofwand verwechselt werden. Der differentialdiagnostisch entscheidende Unterschied gegenüber der rückwärtigen Vorhofwand liegt in der Tatsache, daß die hintere Vorhofwand kontinuierlich in das Echo des Epi-/Perikard der linksventrikulären Hinterwand übergeht, während dies bei davor befindlichen, im Vorhoflumen erscheinenden Echos (Lungenvenen?, Teile des Vorhofseptums?, Thromben?) nicht der Fall ist.

Neben der Größenbestimmung des linken Vorhofs aus dem M-Mode-Echokardiogramm können der Längs- und der Querdurchmesser der in der apikalen Vierkammerebene des zweidimensionalen Echokardiogramms dargestellten Abschnitte des linken Vorhofs ermittelt werden.

5.1.6 Größe des rechten Vorhofes
(Tab. 23)

In gleicher Weise wie im Falle des linken Vorhofes sind Längs- und Querdurchmesser der dargestellten Anteile des rechten Vorhofes in der apikalen Vierkammeraufzeichnung des zweidimensionalen Echokardiogramms zu ermitteln. Das M-Mode-Echokardiogramm hingegen läßt keine Aussage über die Größe des rechten Vorhofes zu.

5.1.7 Größe des rechten Ventrikels
(Tab. 24)

Eine Ausmessung des rechtsventrikulären Durchmessers darf im Longitudinalscan

Tabelle 23 Rechter Vorhof.

Normwert 2D-Echo (nach *Erbel*):
(apikaler Vierkammerblick, $\bar{x} \pm 2\,s_x$)

Längsachse diastolisch:	1,1–1,7 cm/m² KOF
Längsachse systolisch:	1,9–2,7 cm/m² KOF
Querachse diastolisch:	1,1–1,9 cm/m² KOF
Querachse systolisch:	1,4–2,2 cm/m² KOF

Vergrößerter rechtsatrialer Durchmesser bei:
- Trikuspidalstenose
- Trikuspidalinsuffizienz
- pulmonale Hypertonie
- Vorhofseptumdefekt
- Morbus Ebstein
- restriktive Kardiomyopathie
- dilatative Kardiomyopathie

Tabelle 24 Rechter Ventrikel.

Normwert M-Mode-Echo: 10–20 (max. 30) mm

Normwert 2D-Echo (nach *Erbel*):
Vierkammerblick, $\bar{x} \pm 2\,s_x$)

Längsachse diastolisch:	3,6–4,6 cm/m² KOF
Längsachse systolisch:	2,5–3,5 cm/m² KOF
Querachse diastolisch:	1,3–2,1 cm/m² KOF
Querachse systolisch:	0,9–1,7 cm/m² KOF

Vergrößert bei:
- Vorhofseptumdefekt
- Lungenvenentransposition
- Ventrikelseptumdefekt
- Trikuspidalinsuffizienz
- Pulmonalinsuffizienz
- Sinus Valsalvae Aneurysmaperforation in den rechten Vorhof oder in den rechten Ventrikel
- dilatative Kardiomyopathie
- Morbus Ebstein (vergrößerter atrialisierter rechter Ventrikel)
- evtl. bei pulmonaler Hypertonie

des M-Mode-Echokardiogramms nur dann erfolgen, wenn sich sowohl die rechtsventrikuläre Begrenzung des Kammerseptums wie auch das Endokard der rechtsventrikulären Vorderwand klar abgrenzen lassen. Die Messung erfolgt an der Stelle, an der im dahinter liegenden Ventrikel die Mitralsegel in die Sehnenfadenregion übergehen. Da der echokardiographisch erfaßte Durchmesser des rechten Ventrikels sowohl von der Lagerung des Probanden als auch von der Atemphase abhängt, sollten die Messungen während der Endexspiration des in Rückenlage befindlichen Patienten bei nah am Sternum senkrecht aufgesetzten Schallwandler durchgeführt werden. Die Messung erfolgt am Ende der Ventrikeldiastole mit Beginn des QRS-Komplexes im EKG als senkrechte Verbindungslinie zwischen dem Endokard der rechtsventrikulären Vorderwand und der rechtsventrikulären Septumbegrenzung, wobei wiederum nach der „leading-edge"-Methode verfahren wird. Betrachtet man die relative Variabilität und die exzentrische Lage des rechten Ventrikels im zweidimensionalen Echokardiogramm, so sieht man, daß vom M-Mode-Strahl nur ein kleiner Teil der rechten Herzkammer in Form einer Sekante geschnitten wird, wobei die Variabilität der anatomischen Lage auch bei Normalpersonen nicht unbeträchtlich ist. Schon geringe Verschiebungen des Schallwandlerabstandes vom Sternum können erhebliche Änderungen des echokardiographisch gemessenen rechtsventrikulären Durchmessers verursachen. Der Wert liegt bei Normalpersonen in der Regel unter 20 mm, eine Vergrößerung des rechten Ventrikels besteht mit hoher Wahrscheinlichkeit, wenn der Durchmesser über 30 mm beträgt. Zwischen 20 und 30 mm befindet sich ein diagnostisch unergiebiger Graubereich.

Das zweidimensionale Echokardiogramm ermöglicht eine wesentlich bessere qualitative Größenbeurteilung des rechten Ventrikels, als die M-Mode-Registrierung, wobei in einer modifizierten linksparasternalen Längsachsendarstellung der rechtsventrikuläre Einflußtrakt, in der apikalen Vierkammerebene das Kavum und in der linksparasternalen Querachsenaufzeichnung in Höhe der Herzbasis der rechtsventrikuläre Ausflußtrakt beurteilt werden können. Die komplizierte anatomische Konfiguration des rechten Ventrikels und die Unmöglichkeit, ihn in seiner gesamten Größe in einer einzigen Schnittebene gleichzeitig aufzuzeichnen, erschwert seine quantitative Auswertung auch im zweidimensionalen Echokardiogramm erheblich. Eine quantitative Beurteilung des rechtsventrikulären Kavums ist möglich, indem in der apikalen Vierkammerebene die Längsachse von der Mitte der Trikuspidalklappe bis zur Spitze und die hierzu rechtwinklig verlaufende Querachse am Übergang vom basalen zum mittleren Ventrikelareal ermittelt wird.

5.1.8 Durchmesser des linken Ventrikels enddiastolisch (Tab. 25)

Der linksventrikuläre enddiastolische Durchmesser wird beim Jugendlichen und beim Erwachsenen im M-Mode-Echokardiogramm oder in der linksparasternalen Längs- bzw. Querachsendarstellung des zweidimensionalen Echokardiogramms an der Stelle bestimmt, an der die Mitralsegel in die Sehnenfäden übergehen. Die Spitze des vorderen Mitralsegels sollte an der Meßstelle frühdiastolisch gerade noch erkennbar sein. Bei Kleinkindern reichen die Mitralsegel weiter ins Kavum des linken Ventrikels hinein, so daß bei letzteren beide Mitralsegel an der Meßstelle sichtbar sein sollen. Für die Ausmessung des linksventrikulären Durchmessers ist eine möglichst senkrechte Schallwandlerposition anzustreben. Es sollten nur solche M-Mode-Registrierungen verwendet werden, bei denen ein kompletter Longitudinalscan abgebildet ist. Endokard der linksventrikulären Hinterwand und die linksventrikuläre Begrenzung des Kammerseptums müssen sich systolisch und diastolisch als durchgehende Linie darstellen, die Unterscheidung zwischen Endokard und Chordae muß eindeutig sein. Die Verstärkungseinstellung wird so vorgenommen, daß die für die Ausmessung bedeutsamen Strukturen einerseits als durchgehende Linie aufgezeichnet werden, daß sie sich aber andererseits als möglichst dünne Echolinien darstellen.

Bei Ausmessung der linksventrikulären Durchmesser im M-Mode-Echokardiogramm muß die korrekte Lage des M-Strahles anhand des zweidimensionalen Bildes überprüft werden. Hierbei wird man in der linksparasternalen Längsachsendarstellung nicht selten beobachten, daß der M-Strahl den linken Ventrikel nicht in seinem kleinsten Durchmesser, sondern etwas schräg durchschallt, was zu einer Überschätzung des Meßwertes führt. In der Querachsenebene erkennt man, ob der M-Strahl den linken Ventrikel in der Mitte oder seitlich davon durchschallt; letzteres würde zu einer

Tabelle 25 Linker Ventrikel.

M-Mode-Echokardiogramm:
Enddiastolischer Durchmesser (LVEDD): 40–56 mm (abhängig von der Körperoberfläche)
Endsystolischer Durchmesser (LVESD): 24–41 mm (abhängig von der Körperoberfläche)

Zweidimensionales Echokardiagramm (nach *Erbel*)
(apikaler Vierkammerblick, normiert auf Körperoberfläche, $\bar{x} \pm 2 s_x$)

Enddiastolischer Volumenindex (EDVI):
    ♀ 37–85, im Mittel 60,7 ± 12,5 ml/m² KOF
    ♂ 52–82, im Mittel 66,8 ± 8,8 ml/m² KOF

Endsystolischer Volumenindex (ESVI):
    ♀ 12–40, im Mittel 25,7 ± 7,4 ml/m² KOF
    ♂ 18–36, im Mittel 26,9 ± 5,2 ml/m² KOF

Schlagvolumenindex (SVI):
    ♀ 22–48, im Mittel 35,0 ± 6,8 ml/m² KOF
    ♂ 28–52, im Mittel 49,9 ± 7,0 ml/m² KOF

Ejektionsfraktion (EF):
    ♀ 46–71, im Mittel 58,1 ± 6,5%
    ♂ 49–70, im Mittel 59,2 ± 6,0%

Längsachse diastolisch: 4,1–4,9 cm/m² KOF
Längsachse systolisch: 2,7–3,5 cm/m² KOF
Querachse diastolisch: 2,3–2,9 cm/m² KOF
Querachse systolisch: 1,4–2,0 cm/m² KOF

Vergrößerte Durchmesser bzw. Volumina bei:
- Aorteninsuffizienz
- Mitralinsuffizienz
- Sinus Valsalvae Aneurysmaperforation in den linken Ventrikel
- Linksherzdekompensation bei chronischer Druck- oder Volumenbelastung
- Ductus arteriosus Botalli
- Ventrikelseptumdefekt
- Dilatative Kardiomyopathie
- evtl. bei Koronarer Herzkrankheit

Unterschätzung des Durchmessers führen.

5.1.9 Durchmesser des linken Ventrikels endsystolisch (Tab. 25)

Der systolische linksventrikuläre Durchmesser wird unter den gleichen Bedingungen wie der enddiastolische Durchmesser bestimmt, das heißt unmittelbar unterhalb der Mitralsegelebene. Schwierigkeiten ergeben sich gelegentlich, wenn die maximale systolische Dorsalbewegung des Kammerseptums und die maximale systolische Vorwärtsbewegung der linksventrikulären Hinterwand zeitlich nicht genau übereinstimmen. Es wird empfohlen, bei Probanden mit regelrechter Septumbeweglichkeit die Ausmessung des endsystolischen Durchmessers zum Zeitpunkt der maximal dorsalwärts gerichteten Bewegung des Kammerseptums vorzunehmen. Bei Probanden mit inverser oder paradoxer Septumbeweglichkeit beziehungsweise anderweitigen Kontraktionsanomalien empfiehlt sich alternativ die Ausmessung zum Zeitpunkt der maximalen Vorwärtsbewegung der Hinterwand. Es ist wichtig, daß stets die kürzeste senkrechte Verbindung zwischen Septum und Hinterwand während der Systole gemessen wird. Wenn das Maximum der systolischen Dorsalbewegung des Septums zeitlich früher eintritt als die maximale systolische Anteriorbewegung der Hinterwand, erfaßt man hierbei nicht immer die absolut kürzeste Verbindungslinie zwischen Hinterwand und Septum. Letzteres wird nicht ganz selten bei Patienten mit bedeutsamer Volumenbelastung des linken Ventrikels beobachtet. Kontraktionsanomalien des Septums (z. B. Linksschenkelblock, rechtsventrikuläre Volumenbelastung, inverse Septumbewegung nach kardiochirurgischen Eingriffen) sollten vermerkt werden, da in diesen Fällen der endsystolische Durchmesser nicht zur Berechnung der üblichen Parameter der linksventrikulären Funktion herangezogen werden kann. Aus der Differenz zwischen dem enddiastolischen und dem endsystolischen linksventrikulären Durchmesser, dividiert durch den enddiastolischen Durchmesser wird die für die Beurteilung der linksventrikulären Funktion wichtige prozentuale systolische Durchmesserverkürzung (fractional shortening = FS) berechnet.

$$FS = \frac{LVEDD - LVESD}{LVEDD}$$

Der Normalwert liegt zwischen 25 und 45%. Werte einer FS zwischen 20 und 24% weisen auf eine mäßiggradige, Werte unter 20% auf eine höhergradige linksventrikuläre Funktionsstörung hin.

5.1.10 Linksventrikuläre Volumina
(Tab. 25)

Obwohl die Berechnung der linksventrikulären enddiastolischen und endsystolischen Volumina mittels des M-Mode-Echokardiogramms theoretisch begründet werden kann, ist hierbei die Fehlerquote so groß, daß derartigen Bestimmungen keinerlei klinische Relevanz zukommt. Sie sollte daher unterbleiben, obwohl die Auswerterechner selbst moderner Echokardiographiegeräte vielfach immer noch Berechnungen mit den entsprechenden Formeln nach Gibson, Fortuin, Teichholz oder anderen ermöglichen.

Die Planimetrie des linken Ventrikels in der apikalen Vier- oder Zweikammerebene zum Zeitpunkt der Enddiastole bzw. der Endsystole erlaubt unter Verwendung der in der Cineangiographie gebräuchlichen Algorithmen die Bestimmung der entsprechenden Volumina sowie der hieraus zu ermittelnden Ejektionsfraktion. Voraussetzung für eine derartige Berechnung sind qualitativ so hochwertige Aufzeichnungen, wie sie in der klinischen Routine vielfach nicht zu erhalten sind. Während die inneren Ventrikelkonturen im bewegten Bild vom Auge meist aufgrund seiner Integrationsfähigkeit gut erkannt werden, bereitet die korrekte Endokardabgrenzung des Standbildes vielfach Schwierigkeiten. Die meisten neueren Echokardiographiegeräte verfügen über die Möglichkeit der manuellen Kontureingabe ins Monitorbild sowie über die erforderlichen Rechenprogramme, so daß keine zusätzliche Auswerteeinheit benötigt wird. Die Planimetrie der Ventrikelsilhouette erfolgt entweder während der Untersuchung anhand der Auswertung der nach EKG-Triggerung gespeicherten Monitorbilder oder nach der Untersuchung durch Einlesen der entsprechenden Aufzeichnungen vom Videoband oder vom Digitalspeicher in den Monitor (Abb. 16, S. 61).

Neben einer Planimetrie können in der apikalen Vierkammerebene die linksventrikuläre Längs- und Querachse gemessen werden. Die Längsachse entspricht der Verbindungslinie von der Mitte der Mitralklappe bis zur „Spitze" des linken Ventrikels. Die Querachse wird als hierzu senkrechte Verbindungslinie der Ventrikelkontur am Übergang vom basalen zum medialen Ventrikeldrittel bestimmt.

Erbel (1983) hat überzeugend nachgewiesen, daß die echokardiographische Unterschätzung der Ventrikelvolumina und der Ejektionsfraktion im Vergleich zur Cineventrikulographie methodisch bedingt ist. Bei apikaler Anschallung wird der Wandler in den meisten Fällen kranial und anterior der Herzspitze aufgesetzt, so daß eine tangentiale Durchschallung des linken Ventrikels mit Unterschätzung der Längsachse erfolgt. Der echokardiographisch im apikalen Vierkammerblick bzw. in der apikalen Längsachse abgebildete „Apexbereich" entspricht somit bei den meisten Patienten nicht der anatomischen Herzspitze. Eine weitere Ursache der echokardiographischen Unterschätzung der Ventrikelvolumina liegt in der durch die Breite des Schallfeldes beeinträchtigten Festlegung der Ventrikelkontur. Das Trabekelwerk wird echokardiographisch der Herzwand, cineangiokardiographisch jedoch dem Ventrikellumen zugerechnet. Die Ermittlung der Sensitivität und Spezifität, der Schlag zu Schlag-Variation, der Tag-zu-Tag-Variation sowie der Intra- und Inter-Observervariation zeigte, daß die quantitative Auswertung der (sorgfältig aufgezeichneten und von erfahrenen Untersuchern ausgewerteten) „Echoventrikulogramme" mit vergleichbarer Varianz wie bei der Angiographie möglich ist und da-

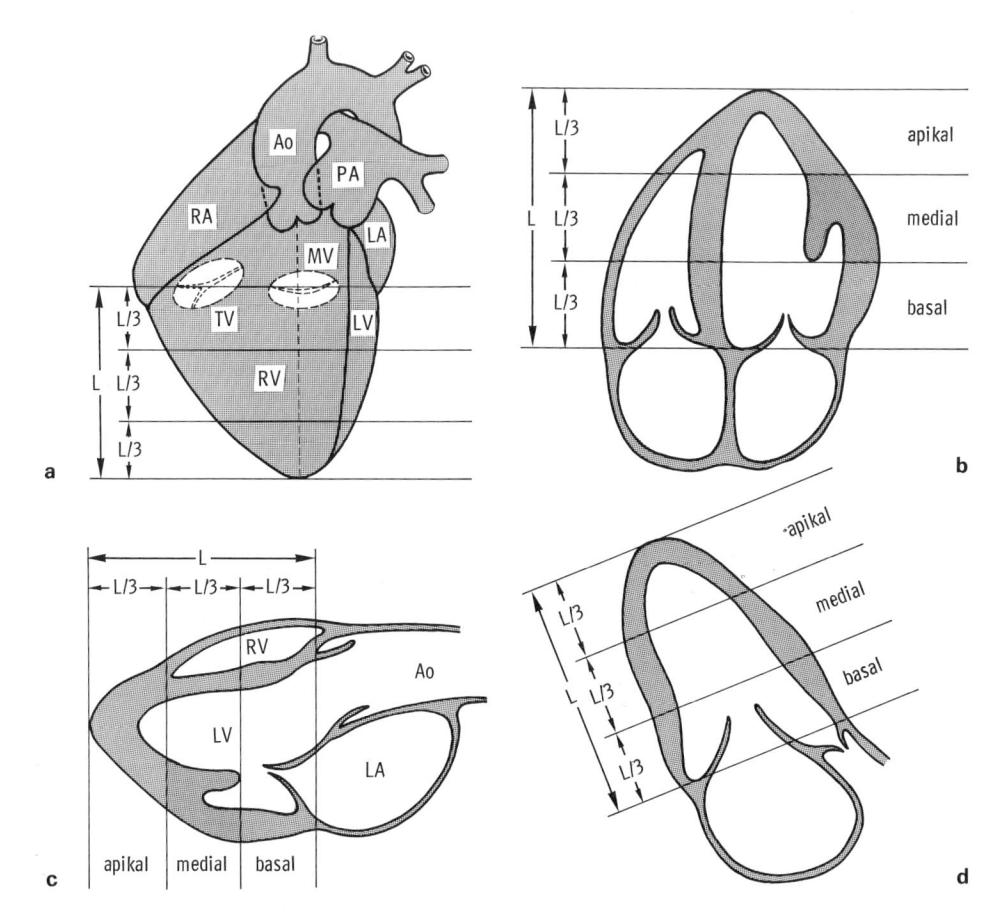

Abb. 17 a–d Schematische Darstellung der Unterteilung der Ventrikel in ein basales, ein mediales und ein apikales Segment. Der basale Ventrikelabschnitt liegt zwischen einer Referenzlinie, gezogen durch die Herzbasis in einer Linie, die durch die Spitze der linksventrikulären Papillarmuskeln begrenzt wird. Der mediale Ventrikelabschnitt wird basalwärts durch die Verbindungslinie der Papillarmuskelspitzen, apikalwärts durch den Ansatz der Papillarmuskeln festgelegt. Der apikale Ventrikelabschnitt liegt kaudal des Papillarmuskelansatzes (L = Ventrikellängsachse).

mit eine gute Diskriminierung zwischen normalen und kontraktionsgestörten Ventrikeln erlaubt. Die biplane Volumenbestimmung (Vierkammerblick und Zweikammerblick) erbrachte gegenüber der monoplanen Auswertung (Vierkammerblick) keine wesentlichen diagnostischen Vorteile.

Hinsichtlich der Einteilung der Ventrikel gemäß den Empfehlungen der Amerikanischen Gesellschaft für Echokardiographie in ein basales, ein mediales und ein apikales Segment sowie der Identifikation der einzelnen Wandabschnitte siehe Abb. 11, S. 49 und 17, S. 70.

5.1.11 Dicke des Kammerseptums zum Zeitpunkt der Enddiastole (Tab. 26)

Die Bestimmung der Septumdicke im M-Mode-Echokardiogramm oder der linksparasternalen Längs- bzw. Querachsendarstellung des zweidimensionalen Echokardiogramms setzt voraus, daß sich das Kammerseptum systolisch und diastolisch sowohl zum rechten wie auch zum linken Ventrikel hin als durchgehende Linie abgrenzen läßt. Während die linksventrikuläre Grenzfläche in den meisten Fällen unproblematisch erkennbar ist, bereitet die Abgrenzung zum rechten Ventrikel hin häufig Schwierigkeiten. Die Ausmessung erfolgt an der gleichen Stelle, an der auch die links- und die rechtsventrikulären Durchmesser bestimmt werden. Es muß sorgfältig darauf geachtet werden, daß die zu Beginn des QRS-Komplexes im EKG vorzunehmende Ausmessung nicht zu nahe im Bereich der Herzbasis erfolgt. Im subaortalen Bereich ist das Septum dünner als in der Ventrikelmitte, außerdem bereitet die rechtsventrikuläre Abgrenzung des Septums zu nah an der Basis häufig Schwierigkeiten, wenn sich das septale Trikuspidalsegel diastolisch dem Septum anlegt. Es ist selbstverständlich, daß die Ausmessung der diastolischen Septumdicke nur bei annähernd senkrechter Schallrichtung des Schallwandlers erfolgen darf, die bei M-Mode-Aufzeichnungen anhand des zweidimensionalen Bildes kontrolliert werden sollte. Bei schräger Beschallung ergeben sich zu hohe Werte. Eine schräge Beschallung wird zwar häufig, aber durchaus nicht in jedem Fall daran erkannt, daß sich die links- und rechtsventrikuläre Septumbegrenzung nicht während des gesamten Herzzyklus als glatt begrenzte durchgehende Linie darstellt, sondern eine diastolisch-systolische Unterbrechung aufweist.

Eine asymmetrische Septumverdickung liegt vor, wenn der Quotient der enddiastolischen Dicken von Septum:Hinterwand (IVS:LVPW) $\geq 1{,}3$ ist und die Septumdicke ≥ 14 mm beträgt. Die Septumdicke wird bei schräger Beschallung überschätzt, so daß Angaben über die Dicke des Septums nur bei eindeutiger Darstel-

Tabelle 26 Septumdicke enddiastolisch.

Normwert: 7–12 mm

Verdickt bei:
- Hypertrophisch obstruktiver Kardiomyopathie
- Hypertrophisch nichtobstruktiver Kardiomyopathie
- Asymmetrischer Septumhypertrophie
- chronischer linksventrikulärer Druckbelastung
- Speicherkrankheiten
- evtl. bei koronarer Herzkrankheit nach Hinterwandinfarkt
- infiltrierend wachsenden Tumoren
- evtl. bei pulmonaler Hypertonie
- evtl. bei Pulmonalstenose

Abnorme Beweglichkeit bei:
- Rechtsventrikulärer Volumenbelastung
- Perikardaplasie
- Pulmonaler Hypertonie
- Hypertrophisch obstruktiver Kardiomyopathie
- Hypertrophisch nichtobstruktiver Kardiomyopathie
- Linksschenkelblock
- WPW-Syndrom Typ B
- Nach Herzoperationen
- rechtsventrikulärer Schrittmacherelektrode
- evtl. bei koronarer Herzkrankheit (Zustand nach VW-Infarkt)

lung sowohl der links- wie auch der rechtsventrikulären Septumbegrenzung erfolgen dürfen. Der Wert einer quantitativen Bestimmung wird dadurch erschwert, daß im Falle einer Hypertrophie die Verdickung meist nicht das gesamte Septum gleichmäßig betrifft.

5.1.12 Dicke der linksventrikulären Hinterwand zum Zeitpunkt der Enddiastole (Tab. 27)

Die Dicke der linksventrikulären Hinterwand wird ebenfalls zu Beginn des QRS-Komplexes an der Stelle bestimmt, an der auch die Durchmesser der Herzkammern und die Septumdicke ermittelt werden. Die Verstärkungseinstellung muß so erfolgen, daß einerseits das relativ schwache Echo des Endokards der linksventrikulären Hinterwand klar dargestellt wird, daß aber andererseits im Epi- und Perikardbereich keine Überstrahlung erfolgt.

Tabelle 27 Hinterwanddicke enddiastolisch.

Normwert: 7–12 mm

Verdickt bei:
- chronischer linksventrikulärer Druckbelastung
- Hypertrophisch nichtobstruktiver Kardiomyopathie
- evtl. bei hypertrophisch obstruktiver Kardiomyopathie
- Speicherkrankheiten
- infiltrierend wachsenden Tumoren

Die Ausmessung wird wiederum nach der „leading-edge"-Methode von Vorderkante zu Vorderkante des Endo- und Epikardechos durchgeführt. Bei der diastolischen Dickenbestimmung der linksventrikulären Hinterwand muß insbesondere darauf geachtet werden, daß die Ausmessung nicht zu tief im linken Ventrikel erfolgt, da hier eine Verdickung durch fälschlich gemessene Anteile des posterolateralen Papillarmuskels vorgetäuscht werden kann.

5.2 Die quantitative Vermessung des Dopplerechokardiogramms

Die Auswertung des Dopplerechokardiogramms umfaßt neben der Detektion und der Lokalisation von Flußbeschleunigungen bzw. Turbulenzen mittels pw- oder farbkodierter Technik die semiquantitative Abschätzung von Regurgitationsvolumina sowie die quantitative Ermittlung von Druckgradienten im Bereich des

Tabelle 28 Dopplerechokardiographische Berechnungsverfahren.

- Bernoulli-Gleichung (Bestimmung von Druckgradienten bzw. Klappenöffnungsflächen)
- Geschwindigkeitszeitintegral (Bestimmung von Schlagvolumina, Shuntvolumina, Regurgitationsfraktionen)
- Kontinuitätsbedingung (Bestimmung der Öffnungsfläche bei Semilunarklappenstenosen)
- Druckabfallhalbwertzeit (Bestimmung der Öffnungsfläche von Atrioventrikularklappenstenosen)
- V_E/V_A-Quotient (als Hinweis auf die diastolische Ventrikelfunktion)
- Regurgitationsflächenbestimmung

Herzens und der großen Gefäße. Die quantitative Auswertung dopplerechokardiographischer Messungen umfaßt üblicherweise die in Tab. 28 aufgeführten Parameter.

5.2.1 Bernoulli-Gleichung

Die Bernoulli-Gleichung beschreibt die gegenseitigen Abhängigkeiten der einzelnen Kräfte, wenn eine Strömung in einem geschlossenen System auf ein Hindernis trifft. Die Zunahme der Blutflußgeschwindigkeit am Strömungshindernis stellt in ihrer stark vereinfachten Form

$$\Delta p = 4 \times v^2$$

die für klinische Belange in der Regel ausreichende Grundlage dopplerechokardiographischer Messungen von Druckgradienten dar bei:

- Semilunarklappenstenosen
- Atrioventrikularklappenstenosen
- Klappeninsuffizienzen
- intraventrikulären Druckgradienten
- intrakardialen Kurzschlußverbindungen
- Aortenisthmusstenose

Falls die Flußgeschwindigkeit bereits prästenotisch erhöht ist (z. B. gemeinsames Vorliegen einer hypertrophisch-obstruktiven Kardiomyopathie und einer valvulären Aortenstenose) gilt

$$\Delta p = 4 \times (v_2^2 - v_1^2)$$

Berechnungsbeispiele:

a) Ermittlung des maximalen instantanen systolischen Gradienten bei Aortenstenose:

v_{max} poststenotisch $= 4,3$ m/sek.

$\Delta P_{max} = 4 \times (4,3)^2$

$\Delta P_{max} = 74$ mm Hg

b) Ermittlung des maximalen frühdiastolischen Gradienten bei Mitralstenose:

v_{max} frühdiastolisch $= 2,4$ m/sek

$\Delta P_{max} = 4 \times (2,4)^2$

$\Delta P_{max} = 23$ mm Hg

c) Ermittlung des mittleren Gradienten:

Sowohl bei Atrioventrikular- wie auch bei Semilunarklappenstenosen werden die an der betreffenden Klappe gemessenen Geschwindigkeiten im Abstand von 40 m/sek. ausgewertet und die einzelnen Meßwerte in die Bernoulli-Gleichung eingesetzt, so daß der mittlere Gradient gemäß nachfolgender Formel berechnet werden kann

$$\Delta \bar{p} = 4 \cdot \frac{(v_1)^2 + (v_2)^2 + \ldots (v_n)^2}{n}$$

Beispiel für Mitralstenose:

$$\Delta \bar{p} = 4 \cdot \frac{2,4^2 + 2,0^2 + 1,8^2 + 1,6^2 + 1,4^2 + 1,8^2}{6}$$

$\Delta \bar{p} = 13,8$ mm Hg

Beispiel für Aortenstenose:

$$\Delta \bar{p} = 4 \cdot \frac{3,8^2 + 4,5^2 + 4,2^2 + 4,0^2 + 3,4^2 + 2,8^2}{6}$$

$\Delta \bar{p} = 58$ mm Hg

Falls zusätzlich an einer intakten Klappe das Schlagvolumen (siehe Kapitel 5.2.2) bestimmt wird, kann nach Kenntnis des mittleren Gradienten über die Gorlin-Formel:

$$\text{ÖFL} = \frac{SV}{44,5 \times t_{syst.\ bzw.\ diast.} \times \sqrt{\Delta \bar{p}}}$$

die Klappenöffnungsfläche (ÖFL) berechnet werden.

Die vorstehend beschriebene manuelle Ermittlung des mittleren Gradienten kann automatisch vom Auswerterechner des Echokardiographen durchgeführt werden. In diesem Falle wird der mittlere Gradient nach entsprechender Programmwahl durch Umfahren der Hüllkurve auf dem Monitorbild errechnet und ausgedruckt.

d) Ermittlung des Druckes im rechten Ventrikel bei Trikuspidalinsuffizienz:

Bei einer gemessenen maximalen Rückflußgeschwindigkeit des Regurgitationssignals im rechten Vorhof von zum Beispiel 3,9 m/sek. ist gemäß Bernoulli-Gleichung bei Vernachlässigung des rechtsatrialen Druckes ein systolischer Druck im rechten Ventrikel von $4 \times (3,9)^2$, d. h. ca. 60 mm Hg anzunehmen.

In gleicher Weise können Druckgradienten aus den Insuffizienzsignalen einer Aorten-, Pulmonal- oder Mitralinsuffizienz sowie bei Ventrikelseptumdefekt etc. ermittelt werden. Voraussetzung ist lediglich, daß der

Druck in einer der beiden Herzhöhlen beziehungsweise dem angrenzenden Gefäß bekannt ist, abgeschätzt oder einfach ermittelt werden kann (z. B. Blutdruckmessung). Da die Voraussetzungen für die Anwendung der vereinfachten Form der Bernoulli-Gleichung bei den unter d genannten Situationen aufgrund der Strömungsprofile nicht immer zutreffen, sind die hierbei errechneten Druckgradienten lediglich als semiquantitative Schätzwerte anzusehen.

5.2.2 Geschwindigkeitszeitintegral

Als Geschwindigkeitszeitintegral bezeichnet man das Produkt aus der mittleren Geschwindigkeit v̄, multipliziert mit der Dauer einer Strömung (t). Durch Multiplikation des Geschwindigkeitszeitintegrals mit dem Querschnitt eines durchströmten Herzabschnitts (A) kann direkt auf das Schlagvolumen (SV) an dieser Stelle rückgeschlossen werden, denn es gilt

$$SV = A \times \bar{v} \times t$$

Die Fläche A wird durch Ermittlung des Durchmessers (d) unter Verwendung des M-Mode- oder des zweidimensionalen Echokardiogramms nach folgender Formel für die Kreisflächenbestimmung errechnet:

$$A = \left(\frac{d}{2}\right)^2 \times 3{,}14$$

Die größte Unsicherheit der dopplerechokardiographischen Schlagvolumenbestimmung besteht in der genauen Festlegung der Durchflußfläche A, die mit relativ geringem Fehler nur im Bereich des linksventrikulären Ausflußtraktes bzw. der Aortenwurzel gelingt. Sie kann aber auch im Bereich der Atrioventrikularklappen oder der Pulmonalklappe erfolgen. Die Bestimmung des Blutflusses an verschiedenen Stellen des Herzens ermöglicht (theoretisch) die Errechnung von Regurgitations- bzw. Shuntvolumina.

Berechnungsbeispiel des Shunts bei Vorhofseptumdefekt:

d_{pulm} = 2,5 cm
A_{pulm} = 4,91 cm^2
v_{pulm} = 99 cm/sek
$t_{syst.\,RV}$ = 0,360 sek
HF = 75/min
SV_{pulm} = 4,91 × 99 × 0,36
SV_{pulm} = 175 ml
HZV_{pulm} = 13,1 l/min
d_{Ao} = 2,3 cm
A_{Ao} = 4,15 cm^2
$\bar{v}_{Ao}$ = 85 cm/sek
$t_{syst.\,LV}$ = 0,330 sek
HF = 75/min
SV_{Ao} = 4,15 × 85 × 0,33
SV_{Ao} = 116
HZV_{Ao} = 8,7 l/min

Aus der Differenz zwischen dem Herzzeitvolumen im Bereich der Aortenklappe und demjenigen der Pulmonalklappe errechnet sich ein Links-/Rechts-Shunt von 4,4 l/min entsprechend 51% des Großkreislaufminutenvolumens.

In gleicher Weise können anderweitige Shunts oder Regurgitationsvolumina durch Messung des Geschwindigkeitszeitintegrals aus dem Dopplerspektrogramm sowie der Ermittlung der Dimensionen der entsprechenden Herzabschnitte errechnet werden.

5.2.3 Kontinuitätsbedingung

Die Kontinuitätsbedingung besagt, daß in einem geschlossenen, flüssigkeitsgefüllten System durch jeden Röhrenquerschnitt (A) pro Zeiteinheit die gleiche Flüssigkeitsmenge mit der Geschwindigkeit v fließt, was vereinfacht bedeutet:

$$v_1 \times A_1 = v_2 \times A_2$$

Aus der Bestimmung des Querschnitts (A_1) und der mittleren Geschwindigkeit ($\bar{v}_1$) vor einem Strömungshindernis sowie aus der Messung des beschleunigten Flusses im Bereich des Hindernisses ($\bar{v}_2$) läßt sich die stenosierte Klappenöffnungsfläche (A_2) direkt berechnen.

$A_2 = A_1 \times \bar{v}_1/\bar{v}_2$

Beispiel bei Aortenstenose:

Mittlere Geschwindigkeit im Bereich des linksventrikulären Ausflußtraktes $\bar{v}_1 = 0{,}75$ m/sek; mittlere poststenotische Geschwindigkeit $\bar{v}_2 = 4{,}4$ m/sek; Durchmesser des linksventrikulären Ausflußtraktes 2,2 cm, entsprechend einer Fläche (A_1) von 3,8 cm².

$A_2 = 3{,}8 \times \dfrac{0{,}75}{4{,}4}$

$Ao_{\ddot{O}Fl} = 0{,}65$ cm²

5.2.4 Druckabfallhalbwertzeit
(Abb. 18, Abb. 42, S. 121, Tab. 20, S. 63)

Die Druckabfallhalbwertzeit PHT (Pressure-Half-Time) an Atrioventrikularklappen ist der Klappenöffnungsfläche direkt proportional, was anhand einer Simultanmessung der Druckkurven im linken Vorhof und im linken Ventrikel im Rahmen des Herzkatheterismus belegt werden konnte. Für die Dopplerechokardiographie hat sich unter Anlehnung an diese Gesetzmäßigkeit zur Bestimmung der Mitralklappenöffnungsfläche (MÖF) klinisch nachfolgende Formel bewährt, die eine hohe Korrelation mit den Katheterdaten aufweist:

$$M\ddot{O}F = \dfrac{220}{PHT}$$

Die Ermittlung der PHT erfolgt, indem zunächst die maximale frühdiastolische Einstromgeschwindigkeit an der Mitralis bestimmt wird. Dieser Geschwindigkeitswert wird wegen der quadratischen Abhängigkeit zwischen Druck und Geschwindigkeit durch den Betrag $\sqrt{2}$ dividiert und die Zeit gemessen, die bis zu diesem Zeitpunkt vergangen ist.

Berechnungsbeispiel:

$\bar{v}_{max.\ frühdiastol.} = 2{,}4$ m/sek
$\bar{v}_{max}/\sqrt{2} = 1{,}7$ m/sek
PHT $= 240$ msek
MÖF $= \dfrac{220}{240}$
MÖF $= 0{,}92$ cm²

5.2.5 V_E/V_A-Quotient (Abb. 18)

Der V_E/V_A-Quotient wird gebildet aus der max. frühdiastolischen Einstromgeschwindigkeit (V_E) an der Mitralis und dividiert durch die max. Geschwindigkeit während der Vorhofkontraktion (V_A). Der V_E/V_A-Quotient liegt bei Normalpersonen über 1,6. Werte unter 1,0 weisen auf eine linksventrikuläre Dehnbarkeitsstörung hin.

5.2.6 Regurgitationsflächenbestimmung

Die Ermittlung der Ausdehnung der Fläche eines Regurgitationsstrahls bei Klappeninsuffizienzen erfolgt mit dem farbko-

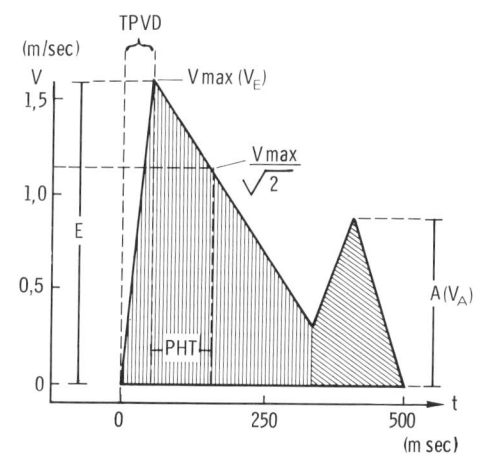

Abb. 18 Quantitative Auswertung des dopplerechokardiographisch aufgezeichneten transmitralen (transtrikuspidalen) Einstromsignals. V_{max} (V_E) = max. Einstromgeschwindigkeit während der frühdiastolischen Füllungsphase, A (V_A) = max. Einstromgeschwindigkeit nach der Vorhofkontraktion, TPVD = time-to-peak-velocity-during-diastole, d. h. Zeit vom Beginn der Atrioventrikularklappenöffnung bis zur max. Einstromgeschwindigkeit, PHT = pressure-half-time, d. h. Druckabfallhalbwertzeit, MÖF = Mitralklappenöffnungsfläche.

dierten Dopplerechokardiogramm oder durch Austasten des Regurgitations-Jets mit dem Meßfenster des gepulsten Doppler. Die Flächenausdehnung der Regurgitation erlaubt eine semiquantitative Schweregradbestimmung einer Klappeninsuffizienz.

5.3 Beschreibung

Neben der quantitativen Ausmessung des M-Mode-, zweidimensionalen und des Dopplerechokardiogramms ist die qualitative Beschreibung einer Aufzeichnung von gleichrangiger Bedeutung. Man sollte zunächst sein Augenmerk auf die anatomischen Beziehungen richten, welche die einzelnen Herzabschnitte in den verschiedenen Schnittebenen zueinander aufweisen, damit sie richtig identifiziert und eine möglicherweise vorliegende angeborene Anomalie nicht übersehen wird. Abweichungen des normalen Bewegungsablaufes der Herzklappen wie holo- oder spätsystolischer Mitralklappenprolaps, systolische Vorwärtsbewegung von Anteilen des Mitralklappenapparates „SAM", partieller mesosystolischer Aortenklappenschluß, Mehrfachechos im Klappenbereich als Hinweis auf Fibrosierungen oder Verkalkungen, „rasenförmige, filigrane" Echoauflagerungen an den Herzklappen als Ausdruck einer Endokarditis oder der diastolisch meist gleichsinnige Bewegungsablauf des hinteren Mitralsegels bei Mitralstenose müssen erkannt und beschrieben werden. Diastolisch hochfrequente Flatterbewegungen des vorderen, eventuell auch des hinteren Mitralsegels, der Sehnenfäden oder des Kammerseptums bei Aorteninsuffizienz, unkoordinierte Mitralsegelbewegungen bei rheumatischem, endokarditischem oder ischämischem Sehnenfaden- bzw. Papillarmuskelabriß, Mitralklappenprolaps, diastolisch in den linkventrikulären Ausflußtrakt prolabierende Aortenklappenanteile bei entzündlichen oder degenerativen Klappenveränderungen oder Echoverdichtungen im Bereich der Ventrikel bzw. Vorhöfe als Hinweis auf Tumoren oder Thromben dürfen ebenso wenig wie ein möglicherweise vorhandener Perikarderguß übersehen werden. Es ist darauf zu achten, ob die Öffnungs- und Schließbewegungen der Herzklappen während ihres physiologischen Zeitpunktes im Herzzyklus erfolgen (z. B. verspäteter Trikuspidalklappenschluß bei Patienten mit Morbus Ebstein, vorzeitiger Beginn der endgültigen Mitralklappenschließungsbewegung mit Schulterbildung im AC-Intervall als Hinweis auf einen erhöhten linksventrikulären enddiastolischen Druck, vorzeitiger Mitralklappenschluß bei schwerer akuter Aorteninsuffizienz, verspätete Pulmonalklappenöffnung mit verlängerter rechtsventrikulärer Präejektionsperiode bei pulmonaler Hypertonie). Größe und Gestalt der Herzhöhlen, Dickenverhältnisse der rechts- und linksventrikulären Muskulatur sowie das Kontraktionsverhalten insbesondere des linken Ventrikels müssen ebenso wie Abweichungen des normalen Bewegungsablaufs bzw. der systolischen Verdickung von Kammerseptum und Hinterwand, insbesondere bei Patienten mit koronarer Herzkrankheit, Linksschenkelblock, WPW-Syndrom, nach Herzoperationen oder bei rechtsventrikulärer Volumenbelastung in der Beschreibung erwähnt werden. Als Grundsatz gilt, daß pathologische Veränderungen in der Regel in mindestens 2 verschiedenen Schnittebenen darstellbar sein sollen. Dies ist insbesondere beim Nachweis von Kontraktionsanomalien, Aneurysmen, Tumoren, Thromben, Wandverdickungen sowie Lageanomalien wichtig zur Unterscheidung gegenüber Artefakten.

5.4 Beurteilung

Die Beurteilung faßt die wesentlichen Ergebnisse der quantitativen Vermessung des Echokardiogramms ebenso wie die Beschreibung beobachteter Normabweichungen der anatomischen Lage oder des Bewegungsablaufs der Herzklappen und/

oder -wände sowie pathologische Veränderungen des Blutflusses in der Dopplerdarstellung unter Bezugnahme auf die an das Echokardiogramm gerichtete Fragestellung zusammen. Die in der interpretierenden Beurteilung verwendeten Formulierungen sollten die Sensitivität und die Spezifität des Echokardiogramms bezüglich der klinischen Fragestellung berücksichtigen. In den Fällen, in denen ein unauffälliger Befund bei einer klinischen Fragestellung erhoben wurde, für die das Echokardiogramm eine relativ geringe Sensitivität aufweist, sollte hierauf besonders hingewiesen werden. Auch eine verminderte Aufzeichnungsqualität infolge ungünstiger anatomischer Bedingungen beim untersuchten Patienten, eine eingeschränkte Zahl von Untersuchungsebenen bzw. Schallwandlerpositionen wegen eines zu kleinen akustischen Fensters oder unscharfe Begrenzungen der abgebildeten Herzstrukturen bzw. der aufgezeichneten Dopplerspektrogramme sind bei der Beurteilung zu berücksichtigen und sollten für den Befunder gegebenenfalls Anlaß zu einer Relativierung der aus dem Echokardiogramm gezogenen Schlußfolgerungen sein. Nur so kann vermieden werden, daß die Befunde von einem mit der Echokardiographie weniger vertrauten Arzt über- oder unterbewertet werden.

Während die Auswertung der M-Mode-Echokardiogramme seinerzeit zweckmäßigerweise auf vorgedruckten Befundformularen erfolgte, ist dies nach Erweiterung der echokardiographischen Techniken (Tab. 1, S. 2) und der damit entstandenen Vielfalt möglicher Befunde wenig sinnvoll, ein entsprechender Vordruck wäre zwangsläufig sehr umfassend, unübersichtlich und simplifizierend zugleich. Es ist daher zweckmäßig, den echokardiographischen Befund ohne jeglichen Schematismus gezielt unter Bezugnahme auf die klinische Fragestellung abzufassen und lediglich die Daten der quantitativen Vermessung aufzuführen, die entweder pathologisch sind oder bei denen aufgrund des vorliegenden Krankheitsbildes Normabweichungen zu erwarten wären.

5.5 Befundformulierung

Die nachstehend beschriebenen Beispiele, die sich auf einen fiktiven **echokardiographischen Normalbefund bei jeweils unterschiedlicher klinischer Fragestellung** beziehen, zeigen, wie eine gezielte echokardiographische Befundung ohne jeglichen Schematismus aussehen sollte.

Klinische Fragestellung:
Kardiale Emboliequelle?

Befund:
Unauffälliger Mitralklappenbewegungsablauf bei Sinusrhythmus, kein Prolaps, keine Vegetationen. Dopplerechokardiographisch regelrechte diastolische Strömungsverhältnisse, kein systolischer Reflux an der Mitralis. Normal großer linker Vorhof. Normal großer, regelrecht kontrahierender linker Ventrikel, keine intrakavitären Fremdechos. Transösophageal, gut einsehbares linkes Herzrohr, kein Thrombennachweis im Bereich des linken Vorhofs. Geschlossenes Foramen ovale, auch während des Valsava-Preßversuches kein Kontrastmittelübertritt vom rechten in den linken Vorhof. Insgesamt unauffälliger echokardiographischer Befund.

Klinische Fragestellung:
Ätiologisch unklares Systolikum über Erb (2/6). Ursache?

Befund:
Normal großer linker Ventrikel, unauffällige Wanddicken, regelrechtes Kontraktionsverhalten. Normaler Mitralklappenbewegungsablauf, insbesondere kein Nachweis eines Prolaps oder eines „SAM". Zarte, systolisch regelrecht separierende Aortenklappentaschen. Dopplerechokardiographisch regelrechte systolische Flußgeschwindigkeiten im Bereich des links- und rechtsventrikulären Ausflußtraktes, der Aorten- und Pulmonalklappe. Kein Mitralreflux. Insgesamt unauffälliges Echokardiogramm.

Klinische Fragestellung:
Röntgenologisch grenzwertig vergrößerte Herzsilhouette?

Befund:
Längs- (4,6 cm/m² KOF) und Querachse (2,6 cm/m² KOF) des linken Ventrikels liegen ebenso wie die entsprechenden Werte der rechten Herzkammer (4,1 cm/m² KOF bzw. 1,5 cm/m² KOF) enddiastolisch in der apikalen Vierkammerebene im Normbereich. Die Längs- und Querachsen der beiden Vorhöfe sind mit jeweils unter 2 cm/m² ebenfalls nicht vergrößert. Regelrechtes systolisches Kontraktionsverhalten der Herzkammern, normale Wanddicken des linken Ventrikels, kein Nachweis eines Perikardergusses. Insgesamt unauffälliges Echokardiogramm.

Klinische Fragestellung:
Linksventrikuläre Funktion bei Zustand nach apikalem Vorderwandinfarkt?

Befund:
Normale Größe des linken Ventrikels, normale systolische Wandverdickung, keine erkennbaren Kontraktionsstörungen, wobei wegen Lungenüberlagerung die Schallbedingungen auch bei apikaler und subkostaler Anlotung ungünstig waren, so daß lediglich das basale und das mediale Segment des linken Ventrikels zuverlässig darstellbar waren. Soweit bei eingeschränkter Aufzeichnungsqualität beurteilbar, unauffälliges Echokardiogramm.

Klinische Fragestellung:
Hypertonieherz

Befund:
Normale Größe der untersuchten Herzhöhlen, enddiastolische Dicke von Kammerseptum (9 mm) und der linksventrikulären Hinterwand (10 mm) im Normbereich. Unauffälliges Kontraktionsverhalten des linken Ventrikels. Regelrechte mesodiastolische Rückschlagbewegung des vorderen Mitralsegels. Dopplerechokardiographisch normaler V_E/V_A-Quotient (1,7), somit kein Hinweis auf linksventrikuläre Dehnbarkeitsstörung. Insgesamt unauffälliger echokardiographischer Befund.

6 Echokardiographische Befunde bei Herzerkrankungen

Hinsichtlich der Ausprägung und der Häufigkeit pathologischer Befunde sowie ihrer differentialdiagnostischen Bedeutung bei den verschiedenen angeborenen und erworbenen Erkrankungen des Herzens und der großen Gefäße muß auf die entsprechenden Lehrbücher (siehe Kap. 8) verwiesen werden. Die nachfolgenden tabellarischen Aufstellungen bei den einzelnen Krankheitsbildern enthalten nicht nur obligate sondern auch fakultative echokardiographische Veränderungen, die trotz gesicherter Diagnose nicht immer alle gleichzeitig nachweisbar sein müssen. Sie können nur als orientierende Übersicht, die Originalregistrierungen pathologischer Befunde nur als Fallbeispiele verstanden werden.

Zeichenerklärung:

- Kriterien im bildgebenden Echokardiogramm
* Kriterien im Dopplerechokardiogramm

Weitere Abkürzungen s. S. 142.

Tabelle 29   Aorteninsuffizienz (Abb. 19 S. 96).

- diastolisch hochfrequente Flatterbewegungen des vorderen Mitralsegels, teilweise auch der Sehnenfäden oder des Kammerseptums (ME)
- verminderte frühdiastolische Öffnungsamplitude des vorderen Mitralsegels bei vielfach gesteigerter Auslenkung nach der Vorhofkontraktion (ME, 2DE)
- vorzeitiger Mitralklappenschluß bei höchstgradiger Aorteninsuffizienz (ME)
- evtl. vorzeitige Aortenklappenöffnung bei höchstgradiger Aorteninsuffizienz (ME)
- reversed doming der Mitralklappe (2DE)
- evtl. erweiterte Aortenwurzel (ME, 2DE)
- Zeichen der linksventrikulären Volumenbelastung (ME, 2DE)
* diastolisches Rückflußsignal im linksventrikulären Ausflußtrakt (ps, 4KB, 2KB, pw, cw, FDE)
* diastolisch hohe Rückflußgeschwindigkeit im linksventrikulären Ausflußtrakt (4KB, 2KB, ss, cw)
* diastolisches Rückflußsignal in der Aorta ascendens (ss, pw, cw)
* häufig verminderter V_E/V_A-Quotient (4KB, pw)

Differentialdiagnose:
o Aortenwurzeldissektion
o perforiertes Sinus valsalvae Aneurysma
o Aortenklappenendokarditis
o Aortenklappenprolaps
o idiopathische Aortenektasie

Tabelle 30 Aortenklappenendokarditis (Abb. 20 S. 97).

- zottige, ausgefranste, aufgelockerte, filigrane, teilweise oszillierende, teilweise chaotisch flottierende Echoauflagerungen der Taschenklappen (2DE, ME, TEE)
- diastolisches Prolabieren von Vegetationen in den linksventrikulären Ausflußtrakt (2DE, ME, TEE)
- Zeichen der Aorteninsuffizienz (2DE, ME, TEE)
- evtl. Nachweis eines paravalvulären Abszesses (2DE, TEE)

* siehe Aorteninsuffizienz

Differentialdiagnose:
o Aorteninsuffizienz anderer Genese
o Aortenklappenprolaps

Tabelle 31 Aortenklappenprolaps.

- diastolisches Prolabieren einer oder mehrerer Taschenklappen über die Klappenringebene hinaus in den linksventrikulären Ausflußtrakt (2DE, TEE)
- evtl. verdickte Echos myxomatös veränderter Klappen (2DE, TEE)
- evtl. Nachweis eines bikuspidalen Klappenapparates (2DE, ME, TEE)
- evtl. gleichzeitiges Vorliegen eines Mitralklappen- oder Trikuspidalklappenprolaps (2DE, ME)

* evtl. Nachweis eines – vielfach exzentrischen – Regurgitationssignales im linksventrikulären Ausflußtrakt (ps, 4KB, 2KB, pw, FDE)

Differentialdiagnose:
o Aortenklappenendokarditis
o rheumatisch veränderte Aortenklappe

Tabelle 32 Aortenstenose, subvalvulär.

- schmales, bandförmiges Echo der fibrösen bzw. fibromuskulären Membran im linksventrikulären Ausflußtrakt (2DE)
- systolisch grobes, unkoordiniertes Flattern der Aortenklappe (ME, 2DE)
- partielle mesosystolische Schließungsbewegung der Aortenklappe (ME)
- normale linksventrikuläre Größe, regelrechtes Kontraktionsverhalten, Verdickung der Herzwände (ME, 2DE)

* Nachweis eines subaortalen Druckgradienten (4KB, 2KB, pw, FDE)
* Messung des subaortalen Druckgradienten (ss, 4KB, 2KB, cw)

Differentialdiagnose:
o valvuläre Aortenstenose
o hypertrophisch-obstruktive Kardiomyopathie

Tabelle 33 Aortenstenose, valvuläre (Abb. 21 S. 98).

- verdickte Echos der Taschenklappen (ME, 2DE)
- verminderte systolische Separation der Taschenklappen (ME, 2DE)
- evtl. vollständige Immobilität einzelner Taschenklappen (ME, 2DE)
- systolische „Domstellung" der Taschenklappen (2DE)
- dichte Mehrfachechos im Bereich der Aortenwurzel (ME, 2DE)
- evtl. Erweiterung der Aorta ascendens (2DE, ME)
- normale linksventrikuläre Größe, regelrechtes Kontraktionsverhalten, Verdickung der Herzwände (ME, 2DE)

* Nachweis eines Druckgradienten an der Aortenklappe (4KB, 2KB, rps, ss, pw, FDE)
* Messung des Druckgradienten an der Aortenklappe (4KB, 2KB, rps, ss, cw)
* häufig verminderter V_E/V_A-Quotient (4KB, pw)

Differentialdiagnose:
o subvalvuläre Aortenstenose
o supravalvuläre Aortenstenose
o Aortenklappenstenose ohne hämodynamisch bedeutsamen Gradienten
o hypertrophisch-obstruktive Kardiomyopathie

Tabelle 34 Aortenwurzeldissektion (Abb. 22, 23 S. 99, 100).

- Doppelkontur der vorderen und/oder hinteren Aortenwand (2DE, ME, TEE)
- flottierende Intimamembran (ps, ss, 2DE, ME, TEE)
- gesteigerter Durchmesser der Aortenwurzel (2DE, ME)
- partielle frühsystolische Schließungsbewegung der Aortenklappe (ME)
- evtl. Spontanechos im Dissekat (2DE, TEE)
- Dissekat im Bereich der Aorta descendens (ss, 2DE, ME, TEE!)

* Pendelfluß zwischen „wahrem" und „falschem" Lumen (ps, TEE, pw, FDE)

Differentialdiagnose:
o „Nebenkeulenechos" der Sinus valsalvae
o sinus valsalvae Aneurysma
o arteriosklerotische Plaques in der Aortenwurzel
o idiopathische Aortenektasie

Tabelle 35 Dilatative Kardiomyopathie (Abb. 24 S. 101).

- Vergrößerung des linken Ventrikels, häufig auch der übrigen Herzhöhlen (2DE, ME)
- generalisierte Hypokinesie des linken Ventrikels (2DE, ME)
- evtl. vermehrte Echogenität der Herzwände (2DE, ME)
- gesteigerter frühdiastolischer Mitralsegelseptumabstand (2DE, ME)
- gesteigerter frühdiastolischer Mitralsegelseptumwinkel (2DE, 4KB)
- verminderte systolische Dickenzunahme der linksventrikulären Wandabschnitte (ME, 2DE)
- Schulter im AC-Intervall des vorderen Mitralsegels (ME)
- „kugelförmige" Konfiguration des linken Ventrikels (2DE)
- verminderte Aortenklappenseparation mit partiell frühsystolischer Schließungsbewegung (2DE, ME)
- evtl. Thrombennachweis im linken Ventrikel (2DE) oder linken Vorhof (2DE, TEE)

* vermindertes systolisches Geschwindigkeits-Zeit-Integral an der Aortenklappe als Ausdruck eines verminderten Herzzeitvolumens (4KB, 2KB, rps, ss, cw, pw)
* evtl. systolisches Rückflußsignal an Mitral- und/oder Trikuspidalklappe (4KB, 2KB, ps, pw, FDE)

Differentialdiagnose:
o diffuse koronare Herzkrankheit
o Myokarditis
o dekompensiertes Hypertonieherz
o dekompensierte Aortenstenose
o dekompensierte Mitralinsuffizienz

Tabelle 36 Druckbelastung, chronische, linker Ventrikel (Abb. 25 S. 102).

- konzentrische Hypertrophie (2DE, ME)
- linksventrikuläre Muskelmasse vermehrt (2DE, ME)
- normale, regelrechte Kontraktionen der linken Herzkammer (2DE, ME)

* variabel in Abhängigkeit von der Grunderkrankung
* V_E/V_A-Quotient vermindert (4KB, pw)

Differentialdiagnose:
o arterielle Hypertonie
o Aortenstenose
o hypertrophisch obstruktive Kardiomyopathie
o hypertrophisch nichtobstruktive Kardiomyopathie
o Speicherkrankheiten

Tabelle 37 Druckbelastung, chronische, rechter Ventrikel (Abb. 26 S. 103).

- vergrößertes rechtsventrikuläres Kavum (2DE, ME)
- vergrößerter rechtsventrikulärer Ausflußtrakt (psQA d. 2DE)
- verdickte Wände des rechten Ventrikels (2DE, ME)
- verdickte Papillarmuskeln (2DE)
- evtl. Trikuspidal- und Mitralklappe im ME gleichzeitig darstellbar
- diastolisch abgeflachtes Septum (psQA d. 2DE)
- evtl. systolisch inverse Septumbeweglichkeit (2DE, ME)
- verlängerte Präejektionsperiode des rechten Ventrikels (ME)

* variabel in Abhängigkeit von der Ursache der rechtsventrikulären Druckbelastung
* häufig relative Trikuspidalinsuffizienz (pw, FDE)
* Messung des systolischen rechtsventrikulären Druckes anhand der trikuspidalen Rückflußgeschwindigkeit (cw)
* V_E/V_A-Quotient an der Trikuspidalklappe vermindert (pw, 4KB)

Differentialdiagnose:
o primäre oder sekundäre pulmonale Hypertonie
o Zustand nach Lungenembolie
o Eisenmengerreaktion
o Pulmonalstenose
o hypertrophisch obstruktive Kardiomyopathie/hypertrophisch nichtobstruktive Kardiomyopathie

Tabelle 38 Dysfunktion biologischer Herzklappenprothesen (Abb. 27, 28 S. 104, 105).

- verdickte Klappensegel als Hinweis auf Verkalkungen (2DE, ME, TEE)
- verminderte Separation der Klappensegel (2DE, ME, TEE)
- unregelmäßig konturierte Oberfläche der Klappensegel als Hinweis auf thrombotische oder endokarditische Auflagerungen (2DE, ME, TEE)
- verstärkte, teilweise unkoordinierte Flatterbewegungen der Segel (2DE, ME, TEE)
- diastolischer Prolaps von Segelanteilen in den linksventrikulären Ausflußtrakt bei Aortenprothesen, systolischer Prolaps in den linken/rechten Vorhof bei Mitral-/Trikuspidalprothesen (2DE, TEE)
- evtl. vermehrte Kippbewegungen des Nahtringes (2DE)
- evtl. Nachweis einer Druck- oder Volumenbelastung der betroffenen Herzkammer (2DE, ME)
- evtl. Nachweis eines periprothetischen Abszesses (TEE)

* Nachweis eines gesteigerten Gradienten bzw. eines Rückflußsignales an der Klappenprothese (pw, cw, FDE)

Differentialdiagnose:
o Normalfunktion – Fehlfunktion
o Verkalkungen – Auflagerungen
o thrombotische – endokarditische Auflagerungen

Tabelle 39 Dysfunktion mechanischer Herzklappenprothesen (Abb. 29, 30 S. 106ff.).

- „gerundete" Öffnungs- und/oder Schließungsbewegung der Prothesen (ME)
- evtl. unregelmäßige Schließkörperauslenkung von Herzaktion zu Herzaktion (2DE, ME)
- gesteigerte Kippbewegungen des Nahtringes (2DE, ME)
- thrombotische oder endokarditische Auflagerungen (2DE, TEE)
- evtl. Nachweis eines periprothetischen Abszesses (TEE)
- evtl. Nachweis einer Druck- oder Volumenbelastung der betreffenden Herzkammer (2DE, ME)

* Nachweis eines gesteigerten Gradienten bzw. eines Rückflußsignals an der Klappenprothese (pw, cw, FDE, bei Mitralprothesen evtl. TEE)

Differentialdiagnose:
o Normalfunktion – Fehlfunktion
o thrombotische – endokarditische Auflagerungen

Tabelle 40 Herzinfarkt (Abb. 31 S. 109).

- Nachweis regionaler Kontraktionsstörungen, d.h. Hypo-, A- oder Dyskinesie der betreffenden Wandareale (2DE, ME)
- verminderte systolische Dickenzunahme der betreffenden Wandareale (2DE, ME)
- pathologisch veränderte Geometrie des linken Ventrikels (2DE)
- evtl. vermehrte Echogenität bei verminderter Wanddichte im chronischen Infarktstadium (2DE, ME)
- kompensatorische Hyperkinesie intakter Wandareale (2DE, ME)
- evtl. Nachweis proximaler Koronarstenosen (keine klinische Relevanz, TEE)
- evtl. Nachweis von Komplikationen wie Aneurysma, Pseudoaneurysma, Sehnenfaden-/Papillarmuskelabriß, Thromben im linken Ventrikel (2DE)

* Geschwindigkeits-Zeit-Integral an der Aortenklappe bei erniedrigtem Herzzeitvolumen vermindert (4KB, 2KB, ss, pw, cw)
* V_E/V_A-Quotient vermindert (4KB, pw)
* evtl. Nachweis einer postinfarziellen Mitralinsuffizienz, eines Ventrikelseptumdefektes, einer gedeckten Perforation (pw, FDE)

Differentialdiagnose:
o dilatative Kardiomyopathie
o Myokarditis
o kardiale Dekompensation bei chronischer Druck- oder Volumenbelastung

6 Echokardiographische Befunde bei Herzerkrankungen | 85

Tabelle 41 Hypertonie, arterielle (Abb. 25 S. 102).

- überwiegend symmetrische linksventrikuläre Wandverdickung (2DE, ME)
- normale linksventrikuläre Größe, regelrechte Kontraktionen im kompensierten Stadium (2DE, ME)
- linksventrikuläre Muskelmasse vermehrt
- verminderte mesodiastolische Rückschlagbewegung des vorderen Mitralsegels als Hinweis auf Dehnbarkeitsstörung des linken Ventrikels (ME)

* V_E/V_A-Quotient vermindert (4KB, pw)

Differentialdiagnose:
- chronische linksventrikuläre Druckbelastung anderer Genese
- hypertrophische Kardiomyopathie
- Speicherkrankheiten

Tabelle 42 Hypertonie, pulmonale (Abb. 26 S. 103).

- verminderte diastolische Dorsalbewegung, verminderte bzw. fehlende a-Welle der Pulmonalklappe (ME)
- Verlängerung Quotient PEP/RVET auf >0,35 (ME)
- partielle mesosystolische Schließungsbewegung der Pulmonalklappe mit anschließender Wiedereröffnung (ME)
- Erweiterter Pulmonalarterienstamm mit vermehrten systolischen Pulsationen (2DE)
- vergrößerter rechter Ventrikel mit verdickten Wänden und hypertrophierten Papillarmuskeln (2DE)
- Septumabflachung (insbesondere diastolisch) zum linken Ventrikel (2DE)
- Schulterbildung im AC-Intervall des vorderen Trikuspidalsegels (bei Dekompensation) (ME)

* Vielfach Trikuspidal- oder Pulmonalinsuffizienz (pw, FDE)
* V_E/V_A-Quotient an der Trikuspidalis vermindert (pw, 4KB)
* Quotient PEP/RVET verlängert, Akzelerationszeit des Pulmonalisflusses verkürzt

Differentialdiagnose:
- rechtsventrikuläre Dysplasie
- idiopathische Pulmonal-Ektasie
- rechtsventrikuläre Volumenbelastung
- Lungenembolie

Tabelle 43 Hypertrophisch-nichtobstruktive Kardiomyopathie (Abb. 32 S. 110).

- weitestgehend symmetrische linksventrikuläre Wandverdickung, häufig überwiegend medioventrikulär und apikal (2DE)
- verminderte mesodiastolische Rückschlagbewegung des vorderen Mitralsegels (ME)
- evtl. vergrößerter linker Vorhof (2DE, ME)
- kleines Kavum des linken Ventrikels mit regelrechter systolischer Verkleinerung (2DE, ME)
- evtl. gering ausgeprägtes „SAM"-Phänomen (ME, 2DE)

* V_E/V_A-Quotient vermindert (pw, 4KB)

Differentialdiagnose:
o hypertrophisch obstruktive Kardiomyopathie (medioventrikuläre/apikale Obstruktion)
o hypertrophisch obstruktive Kardiomyopathie (typische Form)
o Aortenstenose
o arterielle Hypertonie
o Speicherkrankheiten (M. Fabry, Amyloidose, Glykogenose)
o Tumorinfiltration

Tabelle 44 Hypertrophisch-obstruktive Kardiomyopathie mit medioventrikulärer/apikaler Obstruktion (Abb. 33 S. 111).

- Wandverdickung unterschiedlicher Lokalisation, vielfach vorwiegend medioventrikulär und apikal (2DE)
- nur geringer oder fehlender SAM (2DE, ME)
- verminderte mesodiastolische Rückschlagbewegung (EF) des vorderen Mitralsegels (ME)
- vergrößerter linker Vorhof (2DE, ME)

* V_E/V_A-Quotient vermindert (4KB, pw)
* Lokalisation der apikalen oder medioventrikulären Obstruktion im linken Ventrikel (4KB, pw, FDE)
* Messung der apikalen oder medioventrikulären Obstruktion im linken Ventrikel (4KB, cw)
* Nachweis einer begleitenden Mitralinsuffizienz (siehe dort)

Differentialdiagnose:
o hypertrophisch obstruktive Kardiomyopathie – typische Form
o hypertrophisch nichtobstruktive Kardiomyopathie
o Aortenstenose
o arterielle Hypertonie
o Speicherkrankheiten
o Tumorinfiltration

6 Echokardiographische Befunde bei Herzerkrankungen | 87

Tabelle 45   Hypertrophisch obstruktive Kardiomyopathie – typische Form (Abb. 34, 35 S. 112f.).

- asymmetrische Septumverdickung (2DE, ME)
- SAM von Anteilen des Mitralklappenapparates (2DE, ME)
- kleines linksventrikuläres Kavum, Hypokinesie des Septums, Normo- bis Hypokinesie der normal dicken übrigen Wandabschnitte (2DE, ME)
- partiell mesosystolischer Aortenklappenschluß mit anschließender Wiederöffnung (ME)
- Vergrößerter linker Vorhof (2DE, ME)
- verminderte mesodiastolische Rückschlagbewegung des vorderen Mitralsegels (ME)

* V_E/V_A-Quotient vermindert (4KB, pw)
* Lokalisation eines subaortalen Gradienten im linksventrikulären Ausflußtrakt (4KB, pw, FDE)
* Messung des subaortalen Gradienten im linksventrikulären Ausflußtrakt (4KB, cw)

Differentialdiagnose:
o hypertrophisch obstruktive Kardiomyopathie (medioventrikuläre/apikale Obstruktion)
o asymmetrische Septumverdickung bei Angehörigen 1. Grades ohne Obstruktion
o hypertrophisch nichtobstruktive Kardiomyopathie
o Aortenstenose
o arterielle Hypertonie
o Speicherkrankheiten
o Tumorinfiltration

Tabelle 46   Koronare Herzkrankheit ohne Herzinfarkt.

- häufig unauffälliges Ruhe-Echokardiogramm (2DE)
- Nachweis regionaler Kontraktionsstörungen nur während oder unmittelbar nach Belastung (2DE)
- evtl. Nachweis einer linksventrikulären Dysfunktion (2DE)
- evtl. Nachweis proximaler Koronarstenosen (TEE)

* evtl. vermindertes Geschwindigkeits-Zeit-Integral als Ausdruck eines herabgesetzten Herzzeitvolumens (pw)
* evtl. verminderter V_E/V_A-Quotient (4KB, pw)

Differentialdiagnose:
o dilatative Kardiomyopathie
o Myokarditis
o linksventrikuläre Funktionsstörung bei chronischer Druck- oder Volumenbelastung

Tabelle 47   Linksschenkelblock (Abb. 36 S. 114).

- kurzdauernde frühsystolische Dorsalbewegung des Kammerseptums bei anschließend regelrechter, abgeflachter oder systolisch inverser Auslenkung (ME)
- evtl. Hinweis auf dilatative Kardiomyopathie (2DE/ME)

* keine spezifischen Merkmale im Dopplerechokardiogramm

Differentialdiagnose:
o WPW-Syndrom Typ B
o rechtsventrikuläre Schrittmacherstimulation

6 Echokardiographische Befunde bei Herzerkrankungen

Tabelle 48 Lungenarterienembolie.

- vergrößerter rechter Ventrikel, systolisch inverse Septumauslenkungen (2DE, ME)
- verminderte mesodiastolische Rückschlagbewegung des vorderen Mitralsegels (ME)
- erweiterte Pulmonalarterie (ss, 2DE)
- evtl. Nachweis eines Embolus im rechten Herzen (2DE) bzw. in der Pulmonalarterie (ps u. ss, 2DE)
* vielfach Nachweis einer Trikuspidalinsuffizienz (ps, 4KB, pw, FDE)
* evtl. Nachweis einer Pulmonalinsuffizienz (ps, pw, FDE)
* Nachweis erhöhter rechtsventrikulärer Drucke (s. S. 73)

Differentialdiagnose:
o rechtsventrikuläre Druckbelastung anderer Genese

Tabelle 49 Mitralinsuffizienz (Abb. 37, 38 S. 115, 116).

- gesteigerte frühdiastolische Öffnungsamplitude (DE) des vorderen Mitralsegels (2DE, ME)
- evtl. rheumatisch verdickte Klappensegel (2DE, ME)
- evtl. Mitralklappenprolaps (2DE, ME)
- evtl. Kriterien der Mitralklappenendokarditis oder des Papillarmuskel-/Sehnenfadenabrisses (2DE, ME, TEE)
- evtl. Wandbewegungsstörungen bei ischämisch bedingter Mitralinsuffizienz
- Kriterien der linksventrikulären Volumenbelastung (2DE, ME)
- vergrößerter linker Vorhof (2DE, ME)
- evtl. Zeichen der rechtsventrikulären Druckbelastung (2DE)
* Lokalisation eines systolischen Rückflusses unterhalb der Mitralklappe im linken Vorhof (ps, 4KB, 2KB, pw, FDE)
* Messung der systolischen Rückflußgeschwindigkeit im linken Vorhof (4KB, 2KB, cw)
* gesteigerte frühdiastolische Einstromgeschwindigkeit bei regelrechter Druckabfallhalbwertzeit (4KB, 2KB, pw, evtl. cw erforderlich)
* evtl. frühdiastolisch Zeichen der „Kerzenflamme" (FDE)

Differentialdiagnose:
o relative Mitralinsuffizienz bei dilatativer Kardiomyopathie
o begleitende Mitralinsuffizienz bei hypertrophisch obstruktiver Kardiomyopathie

Tabelle 50 Mitralklappenendokarditis (Abb. 39 S. 117).

- zottige, ausgefranste, aufgelockerte, filigrane, teilweise oszillierende, teilweise chaotisch flottierende Echoauflagerungen der Mitralsegel, evtl. auch der Sehnenfäden (2DE, ME, TEE)
- systolisches Prolabieren von Vegetationen in den linken Vorhof (2DE, ME, TEE)
- evtl. Kriterien der Sehnenfaden-/Papillarmuskelruptur (2DE, TEE)
- evtl. Nachweis eines paravalvulären Abszesses (2DE, TEE)
- Zeichen der Mitralinsuffizienz (2DE)
* wie Mitralinsuffizienz

Differentialdiagnose:
o Mitralinsuffizienz anderer Genese
o Mitralklappenprolaps
o Fibroelastom der Mitralsegel
o ischämischer oder degenerativer Papillarmuskel-/Sehnenfadenabriß

Tabelle 51 Mitralklappenprolaps (Abb. 40 S. 118ff.).

- gesteigerte frühdiastolische Öffnungshöhe (DE) des vorderen Mitralsegels (2DE, ME)
- holo- oder spätsystolisches Prolabieren des/der Mitralsegel (2DE, ME, TEE)
- zarte Mehrfachechos myomatöser Klappenanteile, besonders während der Diastole bei vielfach etwas verdickten Segeln (2DE, ME, TEE)
- Dorsalverlagerung der systolischen Segeladaptation (psLA des 2DE)
- vergrößerter Mitralring mit systolisch gesteigerter Verlagerung nach apikodorsal (psLA des 2DE, 4KB)
- evtl. Zeichen der linksventrikulären Volumenbelastung

* evtl. Zeichen der Mitralinsuffizienz, häufig exzentrischer, ggf. ausschließlich oder überwiegend spätsystolischer Rückfluß an der Mitralis (ps, 4KB, 2KB, pw, cw, FDE)

Differentialdiagnose:
o Tumor linker Vorhof
o Mitralklappenendokarditis
o ischämische Papillarmuskeldysfunktion
o Sehnenfaden-/Papillarmuskelruptur

Tabelle 52 Mitralring, verkalkter (Abb. 41 S. 120).

- breite, kalkdichte Echostruktur im Bereich des Ansatzes des hinteren, selten des vorderen Mitralsegels
- evtl. weitgehende Immobilität des hinteren, bei unauffälligem Bewegungsablauf des vorderen Mitralsegels

* keine signifikanten Veränderungen im Dopplerechokardiogramm

Differentialdiagnose:
o Mitralstenose
o Perikarderguß
o Fremdkörpereinschluß

6 Echokardiographische Befunde bei Herzerkrankungen

Tabelle 53 Mitralstenose (Abb. 42–44 S. 121 ff.).

- verminderte mesodiastolische Rückschlagbewegung (EF) des vorderen Mitralsegels (ME)
- verminderte a-Welle des vorderen Mitralsegels bei Sinusrhythmus (ME)
- diastolisch gleichsinnige Bewegung des hinteren Mitralsegels (ME, 2DE)
- Mehrfachechos im Segelbereich durch Verkalkungen (2DE, ME)
- Verdickung der Segel durch rheumatische Veränderungen (2DE, ME)
- vergrößerter linker Vorhof (2DE, ME)
- vielfach verminderte frühdiastolische Öffnungsamplitude (DE) des vorderen Mitralsegels (2DE, ME)
- diastolische Domstellung der Mitralklappe (psLA, 4KB, 2KB)
- planimetrisch verminderte Öffnungsfläche der Mitralis (psQA, 2DE)
- evtl. Zeichen der rechtsventrikulären Druckbelastung

* erhöhte frühdiastolische Einstromgeschwindigkeit (4KB, 2KB, pw, cw)
* verminderter mesodiastolischer Geschwindigkeitsabfall (Druckabfallhalbwertzeit des transmitralen Einstroms) (4KB, 2KB, pw, cw)
* gesteigerte mittlere diastolische Einstromgeschwindigkeit (4KB, cw, pw)
* „Kerzenflamme" (4KB, 2KB, FDE)

Differentialdiagnose:
o linksventrikuläre Dehnbarkeitsstörung
o Myxom linker Vorhof
o Cor triatriatum sinister

Tabelle 54 Morbus Ebstein (Abb. 45 S. 124 ff.).

- gleichzeitige Darstellung von vorderem und septalem Trikuspidalsegel, vorderem und hinterem Mitralsegel (ME)
- gesteigerte frühdiastolische Öffnungshöhe des vergrößerten vorderen Trikuspidalsegels (2DE, ME)
- Trikuspidalklappenschluß >65 msek nach Mitralklappenschluß (ME)
- häufig verminderte mesodiastolische Rückschlagbewegung (EF-Slope) des vorderen Trikuspidalsegels (ME)
- Dystopie des Ansatzes des Trikuspidalsegels in den rechten Ventrikel (psQA d. 2DE, 4KB)
- partielle Verklebung der Trikuspidalsegel mit dem rechtsventrikulären Endokard (4KB)
- vergrößerter rechter Vorhof, „atrialisierter" Anteil des rechten Ventrikels (4KB)

* vielfach Zeichen der Trikuspidalinsuffizienz
* evtl. Nachweis eines Vorhofseptumdefektes

Differentialdiagnose:
o Vorhofseptumdefekt

Tabelle 55 Myxom, links-(rechts)atriales (Abb. 46 ff., S. 126 ff.).

- verminderte mesodiastolische Rückschlagbewegung des vorderen Mitralsegels (vorderen Trikuspidalsegels) bei zarten Segelechos (2DE, ME)
- diastolische Mehrfachechos im Bereich der atrioventrikulären Klappe, die erst nach einem kurzen, echofreien frühdiastolischen Intervall auftreten (ME)
- diastolisches Prolabieren einer Echoverdichtung aus dem Vorhof in das entsprechende atrioventrikuläre Klappenostium (2DE)
- evtl. Nachweis von Tu-Echos im linken Vorhof ohne Prolabieren, falls kein gestieltes Wachstum, sondern breitbasiges Aufsitzen der Vorhofwand (2DE)

* Kriterien der Mitral-(Trikuspidal)stenose

Differentialdiagnose:
○ Mitral-(Trikuspidal)stenose
○ Mitral-(Trikuspidal)prolaps
○ Thrombus
○ Embolus
○ Fibroelastom

Tabelle 56 Perikarderguß (Abb. 51 S. 131, Abb. 25 S. 102).

- echoarmer Raum im Bereich des Herzbeutels hinter der linksventrikulären Hinterwand, im Bereich der Herzspitze, vor dem rechten Ventrikel und dem rechten Vorhof (2DE, ME)
- Erguß sistiert im Bereich der linksventrikulären Hinterwand an der Vorhofkammergrenze (psLA, 4KB, 2KB, sk 4KB, ME)
- keine systolische Vorwärtsbewegung des Perikards (bei fehlenden Verklebungen) (2DE, ME)
- evtl. Nachweis von Fibrinfäden im Ergußbereich (2DE)
- evtl. zunehmende Echogenität im Ergußbereich im Rahmen einer zunehmenden Ergußorganisation (2DE, ME)
- gesteigerte systolisch-diastolische Beweglichkeit des im Erguß „schwingenden" Herzens (2DE)

* keine signifikanten Veränderungen, evtl. V_E/V_A-Quotient vermindert (4KB, 2KB, pw)

Differentialdiagnose:
○ Pleuraerguß
○ verkalkter hinterer Mitralring
○ links persistierende obere Hohlvene, erweiterter sinus coronarius
○ exzessiv vergrößerter linker Vorhof (bei Perikardaplasie)
○ Perikardzyste
○ Hämatothorax
○ Aszites
○ homogener, echoarmer Tumor

Tabelle 57 Perikarditis (Abb. 52 S. 132).

- verdichtete, parallel verlaufende Echolinien im Epi-/Perikardbereich (2DE, ME)
- evtl. schmale, echoarme Zone zwischen den beiden Perikardblättern (2DE, ME)
- systolische Vorwärtsbewegung des Perikards trotz Separation zum Epikard (2DE, ME)
- evtl. meso- und spätdiastolisch fehlende Durchmesserzunahme des linken Ventrikels bei Konstriktion (ME)

* verminderter V_E/V_A-Quotient (4KB, 2KB, pw)

Differentialdiagnose:
o organisierter Perikarderguß
o Tumorinfiltration

Tabelle 58 Pulmonalinsuffizienz (Abb. 53, 54 S. 133, 134).

- Zeichen der rechtsventrikulären Volumenbelastung (2DE, ME)
- ausgeprägte a-Welle im Pulmonalklappenbewegungsablauf (ME)
- diastolisch hochfrequente Flatterbewegungen des vorderen Trikuspidalsegels (ME)
- Ektasie des Pulmonalisstammes (psQA, ss, 2DE)
- vermehrte Pulsationen der Pulmonalarterie (2DE, ME)
- Zeichen des „fallenden Regens" diastolisch nach Kontrastmittelgabe (ME)

* diastolisch subvalvuläres Rückflußsignal (psQA, pw, FDE)
* Messung der diastolischen Rückstromgeschwindigkeit zur semiquantitativen Schweregradabschätzung und Bestimmung des diastolischen Pulmonalarteriendruckes (psQA, cw)

Differentialdiagnose:
o rechtsventrikuläre Volumenbelastung anderer Genese

Tabelle 59 Pulmonalstenose (Abb. 54 S. 134).

- gesteigerte a-Welle des Pulmonalklappenechos (ME)
- systolische Domstellung der Pulmonalklappe (2DE)
- poststenotische Dilatation der Pulmonalarterie (psQA d. 2DE)
- Kriterien der rechtsventrikulären Druckbelastung (2DE)
- systolisch grobwellige Flatterbewegungen des Pulmonalklappenechos (nur bei infundibulärer Pulmonalstenose) (ME)

* Lokalisation des Gradienten (subvalvulär, valvulär, supravalvulär, psQA, pw, FDE)
* Messung des Gradienten (psQA, sk, cw)

Differentialdiagnose:
o hypertrophisch obstruktive Kardiomyopathie mit rechtsventrikulärer Obstruktion

Tabelle 60 Sehnenfaden-(Papillarmuskel)ruptur (Abb. 55 S. 135).

- vorwiegend diastolisch unkoordinierte, grobe Flatterbewegungen der betreffenden Segel (2DE, ME)
- systolisches Prolabieren von Segelanteilen in den linken Vorhof (2DE, ME)
- Kriterien der linksventrikulären Volumenbelastung (2DE, ME)
- evtl. Hinweise auf Endokarditis oder ischämische Kontraktionsstörungen (2DE, ME)

* wie Mitralinsuffizienz, jedoch vielfach stark exzentrischer Rückfluß

Differentialdiagnose:
o Mitralinsuffizienz rheumatisch
o Mitralinsuffizienz ischämisch
o Mitralinsuffizienz endokarditisch
o Mitralklappenprolaps
o Mitralinsuffizienz anderer Genese (dilatative Kardiomyopathie, hypertrophische Kardiomyopathie)

Tabelle 61 Sinus Valsalvae Aneurysma (Abb. 56 S. 135).

- vergrößerter Aortenwurzeldurchmesser (>40 mm)
- aneurysmatische Ausweitung eines oder mehrerer Sinus valsalvae (psQA, psLA d. 2DE)

* evtl. Nachweis einer aortalen Regurgitation in den linken Ventrikel, auch in linken Vorhof, rechten Vorhof oder rechten Ventrikel möglich (pw, FDE)

Differentialdiagnose:
o Aortenektasie
o Aortendissektion

Tabelle 62 Thromben (Abb. 57, 58 S. 136).

- teils kugelige, teils schalenförmige, teils unregelmäßig konturierte, wandadhärente oder flottierende Strukturen mittlerer Echogenität (2DE)
- Lokalisation vorwiegend im Bereich von Vorderwandspitzenaneurysmen (2DE), im Bereich des Kammerseptums (2DE), im Bereich des linken Vorhofdaches (sk, 4KB, TEE) und des linken Vorhofohres (TEE)
- zur Diagnosesicherung Darstellung in mindestens zwei Ebenen erforderlich

* keine spezifischen Merkmale im Dopplerechokardiogramm

Differentialdiagnose:
o primäre und sekundäre Herztumoren bzw. Metastasen
o Abgrenzung von Artefaktechos!
o „falsche" Sehnenfäden

Tabelle 63   Trikuspidalinsuffizienz (Abb. 59, 60 S. 137 f.).

- Kriterien der rechtsventrikulären Volumenbelastung (2DE, ME)
- Zeichen des „fallenden Regens" durch die systolisch geschlossene Klappe nach peripher-venöser Kontrastmittelgabe (ME)
- ventrikelsystolischer Kontrastmittelnachweis in der vena cava inferior (2DE, ME)
- Erweiterung des Trikuspidalringes
- evtl. Zeichen eines Prolaps (4KB), Endokarditis (2DE) bzw. ischämischer oder traumatischer Sehnenfadenabriß (2DE)
- vergrößerter rechter Vorhof (4KB d. 2DE)

* entsprechend wie bei Mitralinsuffizienz
* systolisches Regurgitationssignal in der vena cava inferior (sk, pw, FDE)

Differentialdiagnose:
o Trikuspidalklappenprolaps
o Endokarditis
o relative Trikuspidalinsuffizienz bei pulmonaler Hypertonie
o relative Trikuspidalinsuffizienz bei dilatativer Kardiomyopathie
o Morbus Ebstein

Tabelle 64   Ventrikelaneurysma (Abb. 31 S. 109).

- diastolischer, nach außen gerichteter Kontursprung der Ventrikelwand ohne Konturunterbrechung (2DE)
- systolisch dyskinetischer Bewegungsablauf im Aneurysmabereich (2DE, ME)
- Wand im Aneurysmabereich häufig verdünnt (2DE, ME)
- Wand im Aneurysmabereich häufig vermehrt echogebend (2DE, ME)
- bei Vorderwandspitzenaneurysma auf Thromben achten (2DE)

* keine spezifischen Merkmale, evtl. verminderter V_E/V_A-Quotient als Zeichen der linksventrikulären Einflußerschwerung

Differentialdiagnose:
o große Infarktnarbe ohne Aneurysmabildung
o dilatative Kardiomyopathie

Tabelle 65   Ventrikelseptumdefekt (Abb. 61 S. 139).

- bei großem Ventrikelseptumdefekt: direkte Sichtbarmachung (apikaler und sk, 4KB)
- Kriterien der rechtsventrikulären Druck- und Volumenbelastung
- Kontrastmittelübertritt nach links auf Ventrikelebene bei pulmonaler Hypertonie

* Lokalisation und Shuntnachweis (pw, FDE)
* Messung des Druckgradienten rechter/linker Ventrikel (cw)
* Nachweis einer relativen Trikuspidalinsuffizienz bei rechtsventrikulärer Druckerhöhung (pw, FDE)

Differentialdiagnose:
o anderweitige kongenitale Fehlbildungen
o anderweitige Ursachen einer rechtsventrikulären Druck- oder Volumenbelastung

6 Echokardiographische Befunde bei Herzerkrankungen | 95

Tabelle 66   Volumenbelastung, chronische, linker Ventrikel.

- vergrößerter enddiastolischer Durchmesser des linken Ventrikels (2DE, ME)
- vergrößertes Flächenintegral des linken Ventrikels (4KB)
- hyperkinetisches Kontraktionsverhalten des linken Ventrikels (2DE, ME)
- vermehrte linksventrikuläre Muskelmasse (normale Wanddicken bei vergrößertem Durchmesser) (2DE, ME)

* variabel in Abhängigkeit von der Ursache der linksventrikulären Volumenbelastung

Differentialdiagnose:
o Aorteninsuffizienz
o perforiertes Sinus valsalvae Aneurysma
o Mitralinsuffizienz
o Ventrikelseptumdefekt, Ductus arteriosus Botalli

Tabelle 67   Volumenbelastung, chronische, rechter Ventrikel (Abb. 63 S. 140).

- vergrößerter Durchmesser des rechten Ventrikels (2DE, ME)
- vergrößertes Flächenintegral des rechten Ventrikels (4KB)
- häufig vergrößerter rechter Vorhof (2DE)
- systolisch inverse Septumbewegungen (2DE, ME)
- vielfach gleichzeitige Darstellbarkeit von Mitral- und Trikuspidalklappe im ME
- weiter rechtsventrikulärer Ausflußtrakt und Pulmonalarterie (psQA d. 2DE)

* variabel in Abhängigkeit von der Ursache der rechtsventrikulären Volumenbelastung

Differentialdiagnose:
o Vorhofseptumdefekt
o Endokardkissendefekt
o Lungenvenentransposition
o Ventrikelseptumdefekt
o Trikuspidalinsuffizienz
o Pulmonalinsuffizienz
o perforiertes Sinus valsalvae aneurysma in dem rechten Vorhof oder rechten Ventrikel

Tabelle 68   Vorhofseptumdefekt (Abb. 63 S. 140).

- Kriterien der rechtsventrikulären Volumenbelastung (2DE, ME)
- direkter Nachweis des Defektes (sk, 4KB, evtl. psQA, TEE)
- Nachweis eines Kontrastmittelübertritts in den linken Vorhof bei partiellem Rechts/Links-Shunt (2DE, ME)
- Nachweis eines „Auswascheffektes" im rechten Vorhof nach Kontrastmittelgabe (2DE)

* Nachweis des Shuntflusses durch den Defekt (psQA, sk 4KB, pw, FDE)

Differentialdiagnose:
o Endokardkissendefekt
o rechtsventrikuläre Volumenbelastung anderer Genese

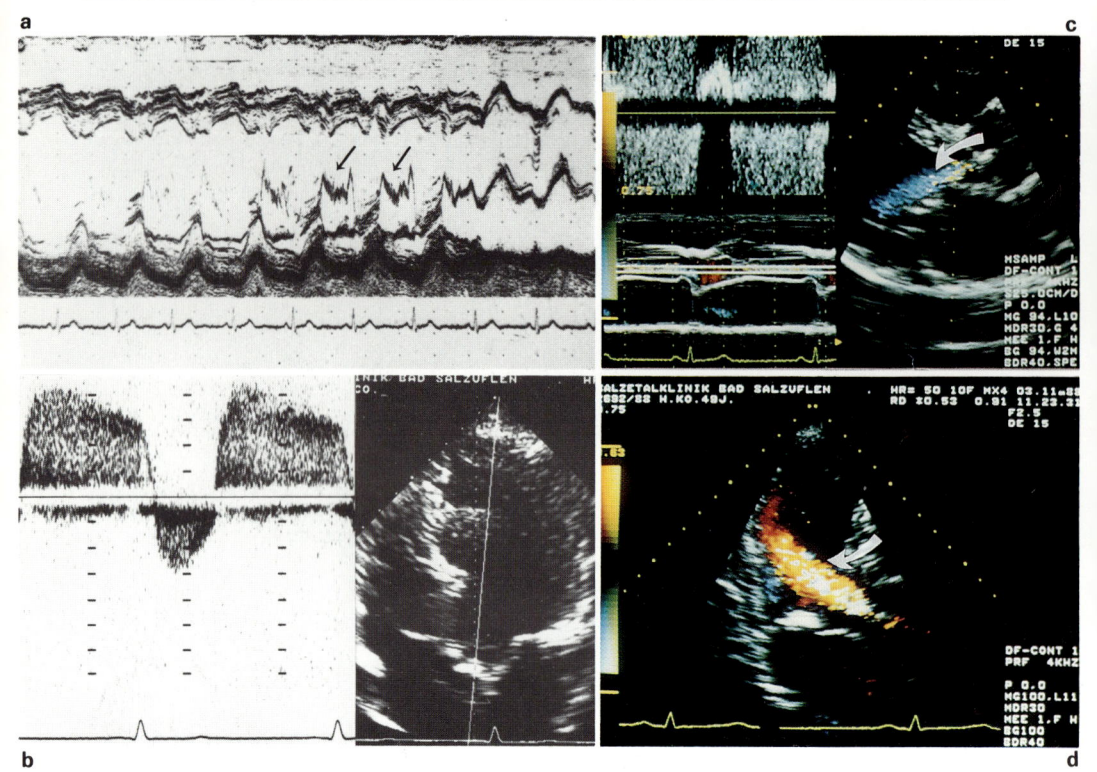

Abb. 19 a–d Aorteninsuffizienz.

Die M-Mode-Registrierung (**a**) zeigt diastolisch hochfrequente Flatterbewegungen (↙) sowie eine verminderte frühdiastolische Öffnungsamplitude des vorderen Mitralsegels bei gesteigerter Auslenkung nach der Vorhofkontraktion. Weite Aortenwurzel, vergrößerter linker Ventrikel mit gesteigerten systolischen Exkursionen von Kammerseptum und Hinterwand als Zeichen der linksventrikulären Volumenbelastung. Im cw-Dopplerspektrogramm (**b**) stellt sich bei apikaler Anlotung ein diastolisches, auf den Schallwandler zu gerichtetes und daher in der Abbildung nach oben dargestelltes Regurgitationssignal im linksventrikulären Ausflußtrakt dar. Gesteigerte systolische Geschwindigkeit im Bereich der Aortenklappe (3 m/sek.) mit frühsystolischem Maximum als Folge des gesteigerten linksventrikulären Auswurfvolumens. Lokalisation des diastolischen subaortalen Regurgitationssignals mit dem Meßfenster des gepulsten Doppler, wobei aufgrund der hohen Rückflußgeschwindigkeiten ein Alaisingeffekt (**c**) eintritt. Darstellung des diastolischen Rückflusses mittels farbkodierter Dopplerechokardiographie in der linksparasternalen Längsachse (**c**) sowie der apikalen Zweikammerebene (**d**). Die farbkodierte Aufzeichnung zeigt deutlich, daß der Regurgitationsstrom auf das vordere Mitralsegel gerichtet ist.

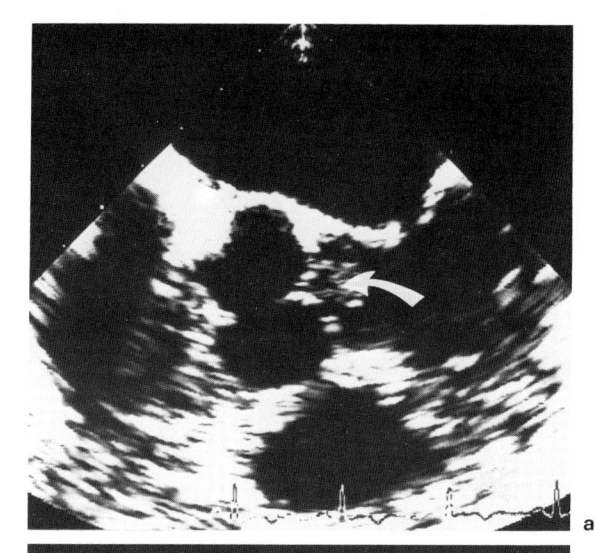

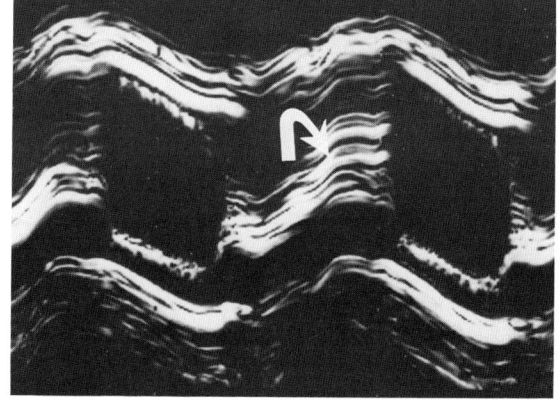

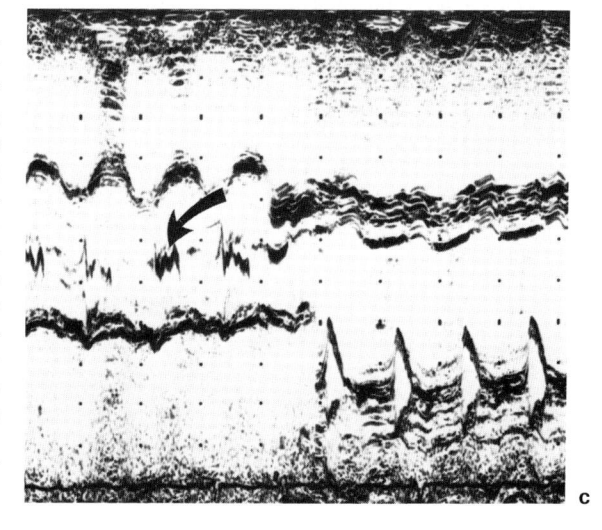

Abb. 20 a–c Aortenklappenendokarditis.
Zottige, aufgelockerte, filigrane, teilweise unregelmäßig flottierende Echoauflagerungen der Aortenklappe (↙), dargestellt in der Querachsenebene mittels transösophagealer Anschallung (**a**), im transösophagealen M-Mode-Echokardiogramm (**b**) sowie im transthorakalen M-Mode-Echokardiogramm (**c**). In der Teilabbildung c schließt die Mitralklappe bereits vor der R-Zacke des EKG als Ausdruck einer enddiastolisch inversen Druckrelation zwischen linkem Ventrikel und linkem Vorhof bei schwerer, akut entstandener Aorteninsuffizienz.

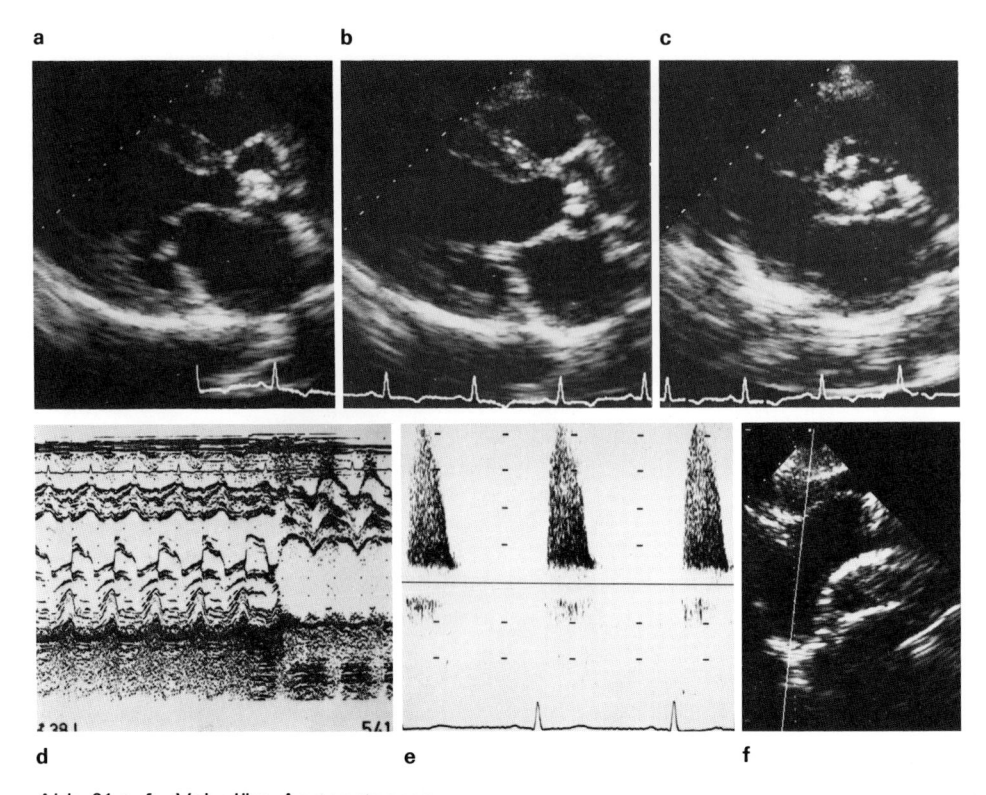

6 Echokardiographische Befunde bei Herzerkrankungen

Abb. 21 a-f   Valvuläre Aortenstenose.
Dichte Mehrfachechos im Bereich der Aortenwurzel in der linksparasternalen Längsachse während der Diastole (**a**). Nebenbefund: diastolische Domstellung des vorderen Mitralsegels bei begleitender leichter Mitralstenose. Im systolischen Bild erkennt man sowohl in der linksparasternalen Längs- (**b**) wie auch in der Querachsendarstellung (**c**) eine erheblich verminderte Separation der Taschenklappen. Grenzwertig vergrößerter linker Vorhof. Die M-Modeaufzeichnung (**d**) weist die gleichen Veränderungen auf. Zusätzlich erkennt man eine mäßige Septumverdickung sowie eine verminderte frühdiastolische Rückschlagbewegung des vorderen Mitralsegels. Die rechtsparasternale Anlotung (**f**) der Aortenklappe mittels Dopplerechokardiographie (**e**) zeigt eine gesteigerte, auf den Schallwandler zu gerichtete und daher nach oben dargestellte poststenotische Geschwindigkeit hinter der Aortenklappe von 4,2 m/sek. entsprechend einem maximalem instantanem Gradienten (s. S. 72 ff.) von 71 mm Hg.

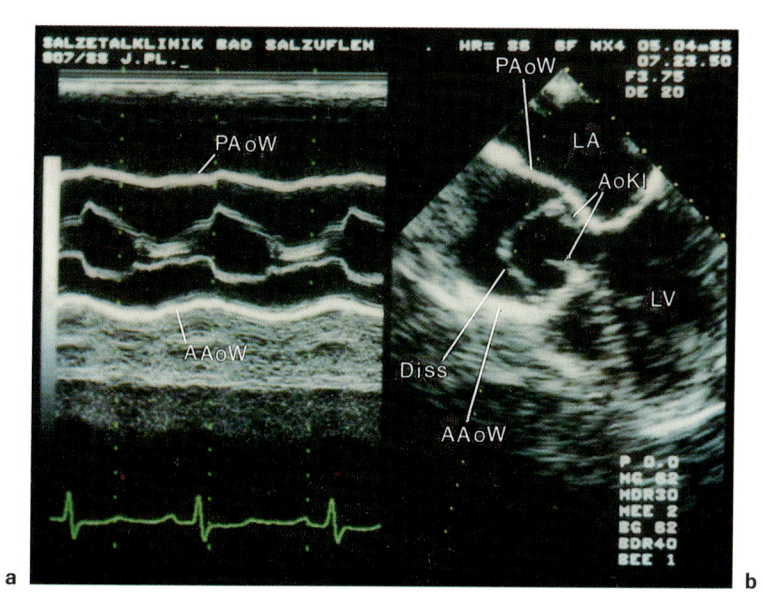

Abb. 22 a, b Aortenwurzeldissektion.

Im transösophagealen M-Mode-Echokardiogramm (a) erkennt man eindeutig die vordere und die hintere Aortenwand. Die im Lumen flottierende Struktur entspricht der Dissektionsmembran, deren Bewegung mit der nativen Aortenklappe verwechselt werden kann. Die Lage des M-Mode-Strahls im transösophagealen zweidimensionalen Echokardiogramm (b) zeigt, daß es sich hierbei eindeutig um die Dissektionsmembran und nicht um die Aortenklappe handelt.

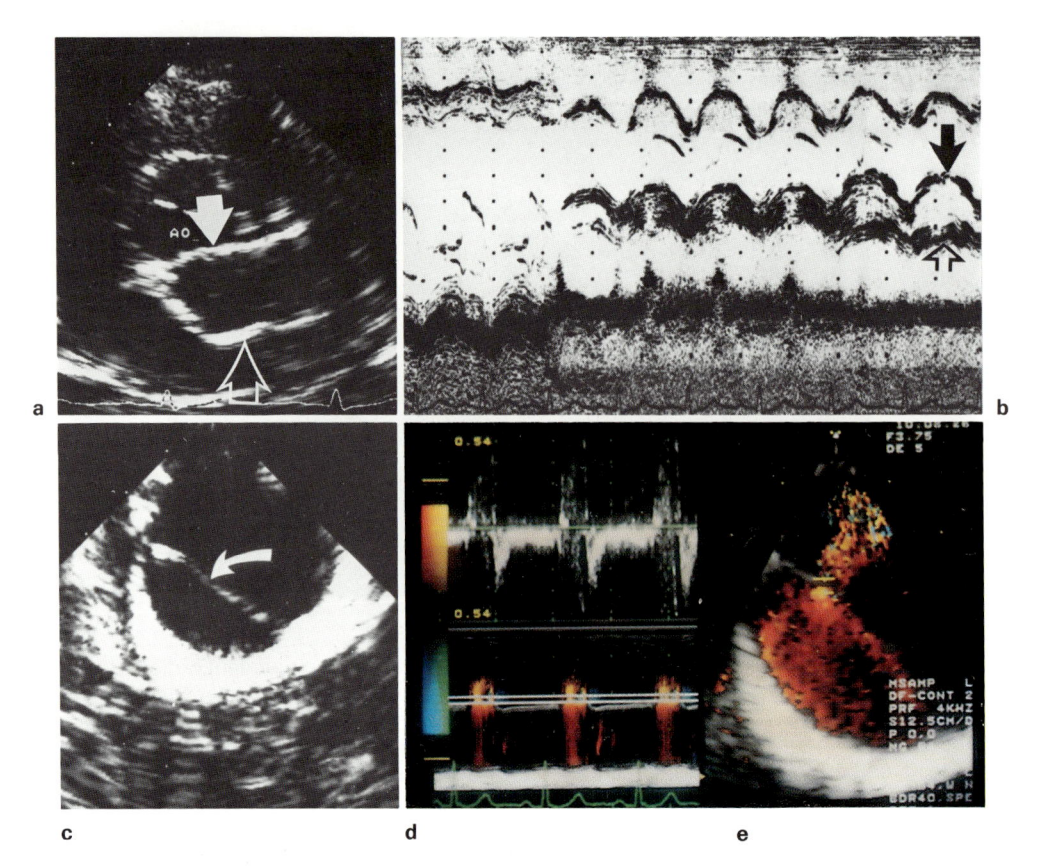

Abb. 23 a–d   Aortendissektion.

Dissektionsmembran (↙) und äußere Aortenwand (⇖) sind im Bereich der aus dem akoronarem Sinus entspringenden Aortenklappentasche sowohl in der linksparasternalen Querachsenebene des zweidimensionalen Echokardiogramms (**a**) wie auch in der M-Mode-Aufzeichnung (**b**) um ca. 2 cm voneinander separiert. Mittels transösophagealer Anlotung wurde die Ausbreitung der Dissektion bis in die Aorta descendens (**c**) nachgewiesen und dopplerechokardiographisch (**d**) ein turbulenter Pendelfluß zwischen dem „wahren" und dem „falschen" Lumen aufgezeichnet.

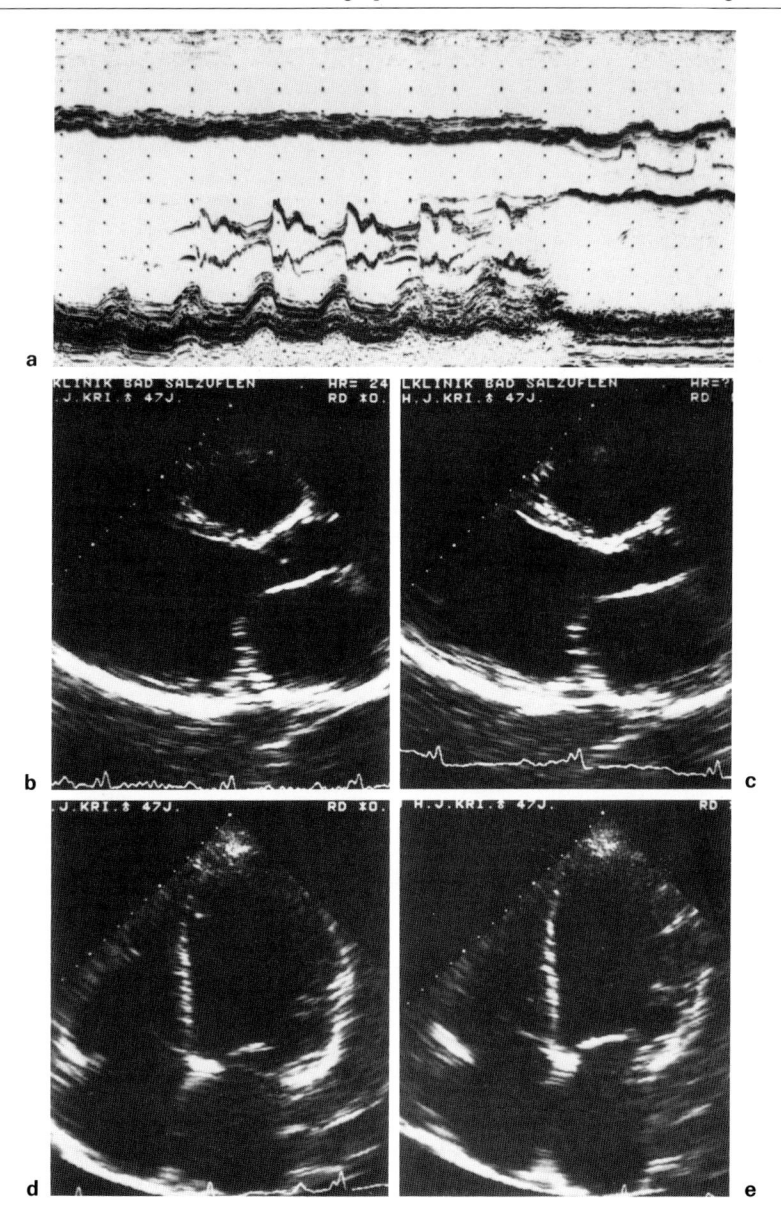

6 Echokardiographische Befunde bei Herzerkrankungen | 101

Abb. 24 a–e   Dilatative Kardiomyopathie.
Die M-Mode-Aufzeichnung (a) zeigt eine Vergrößerung des rechtsventrikulären Ausflußtraktes, des linken Vorhofes sowie insbesondere des linken Ventrikels bei verminderter systolischer Auslenkung von Septum und Hinterwand, einer verminderten systolischen Dickenzunahme der linksventrikulären Wandabschnitte, einer vermehrten Echogenität des Kammerseptums, einem gesteigertem frühdiastolischem Mitralsegelseptumabstand sowie einer Schulter im AC-Intervall des vorderen Mitralsegels. In der linksparasternalen Längsachse (b, c) sowie in der apikalen Vierkammerebene (d, e) ist die Vergrößerung der Herzhöhlen ebenfalls zu erkennen. Die diastolisch (b, d) und systolisch (c, e) aufgezeichneten Standbilder zeigen infolge der verminderten Auswurffraktion kaum eine systolische Größenabnahme der Ventrikel.

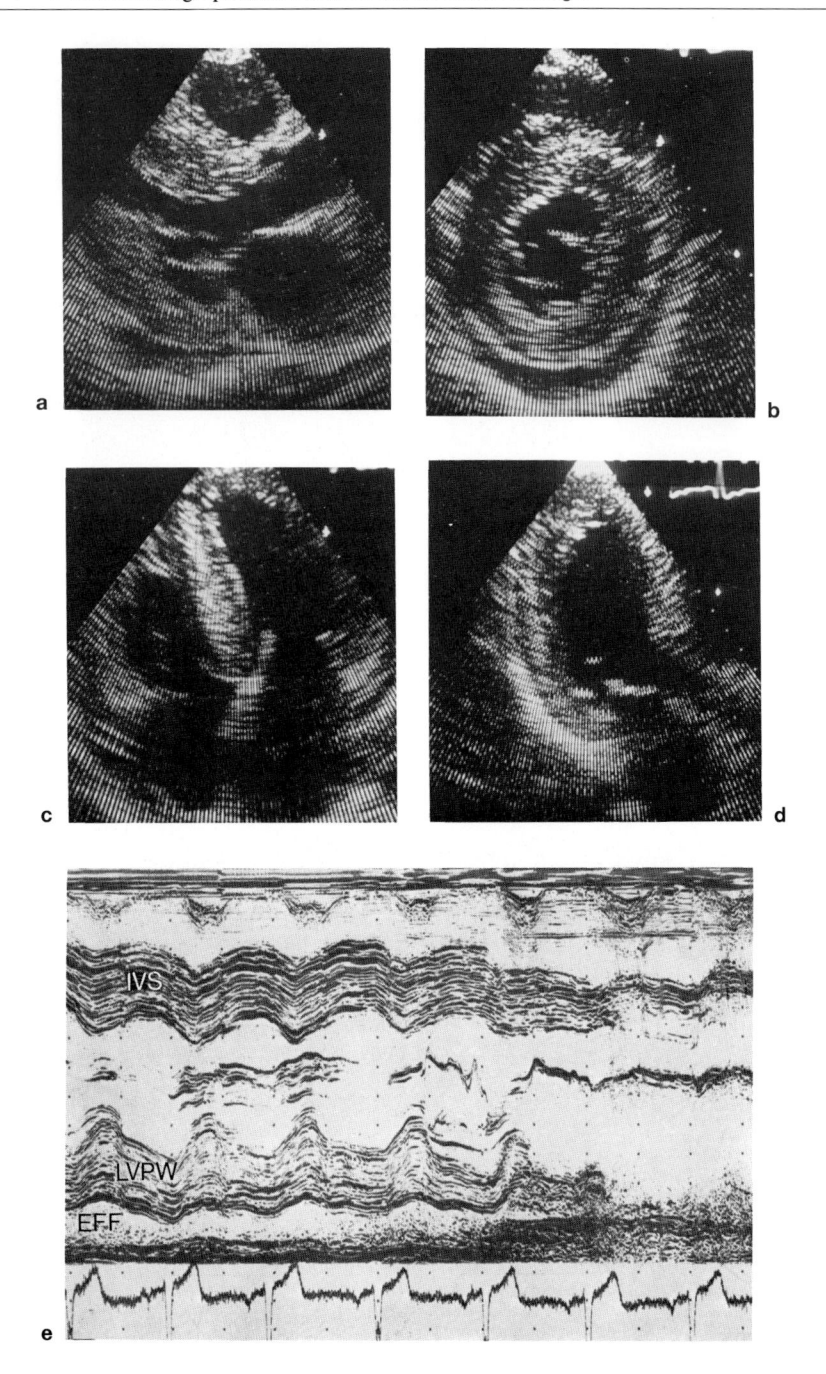

Abb. 25 a–e   Druckbelastung, chronische linksventrikuläre.
Die linksparasternale Längs- (**a**) und Querachsenebene (**b**) zeigt ebenso wie die apikale Vier- (**c**) und Zweikammerdarstellung (**d**), daß alle Wandabschnitte des linken Ventrikels im Sinne einer konzentrischen Hypertrophie weitgehend gleichmäßig verdickt sind. Der Befund wird im M-Mode-Echokardiogramm (**e**) bestätigt. Nebenbefund: kleiner Perikarderguß.

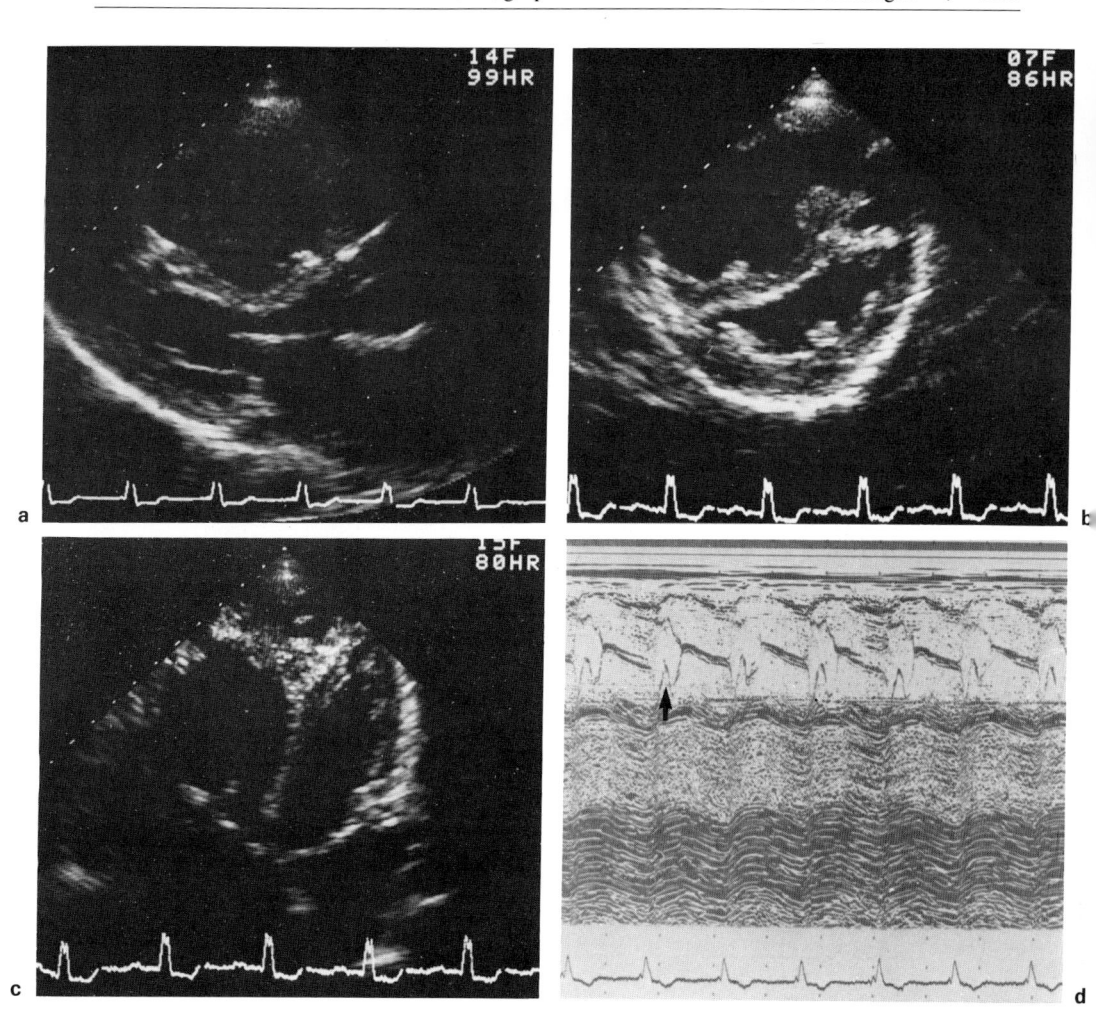

Abb. 26 a–d   Druckbelastung, chronische rechtsventrikuläre.

In der linksparasternalen Längs- (**a**), der Querachsenebene (**b**) sowie der apikalen Vierkammerdarstellung (**c**) des zweidimensionalen Echokardiogramms erkennt man gleichermaßen die deutliche Vergrößerung des rechten Ventrikels, wodurch der linke Ventrikel in der Querachsenebene nicht die üblicherweise beobachtete runde Form aufweist. Erhebliche Verdickung der rechtsventrikulären Papillarmuskeln. Partielle Schließungsbewegung der Pulmonalklappe mit anschließender Wiederöffnung („notching") im M-Mode-Echokardiogramm (**d**).

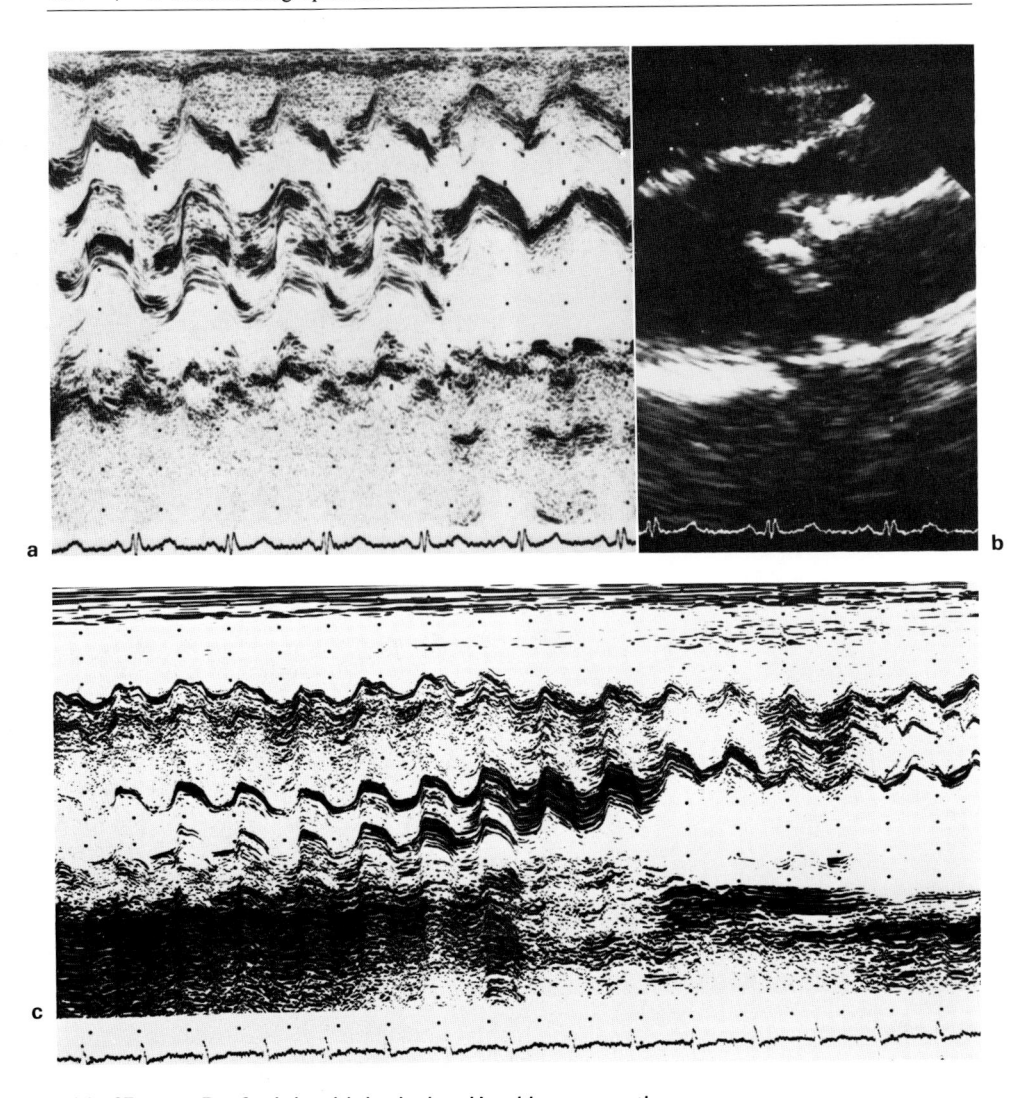

Abb. 27 a–c   Dysfunktion biologischer Herzklappenprothesen.
Die unregelmäßigen überwiegend zarten Echos im M-Mode-Echokardiogramm (a) sowie in der zweidimensionalen Längsachse (b) werden durch endokarditische Auflagerungen einer Hancock-Bioprothese in Mitralposition hervorgerufen. Die dichten, intensiven Mehrfachechos der Teilabb. c mit unscharfen Öffnungs- und Schließungsbewegungen werden durch partielle Verkalkungen einer Hancock-Bioprothese in Mitralposition verursacht und haben bereits zu einer hämodynamisch bedeutsamen Stenosierung der Klappe geführt.

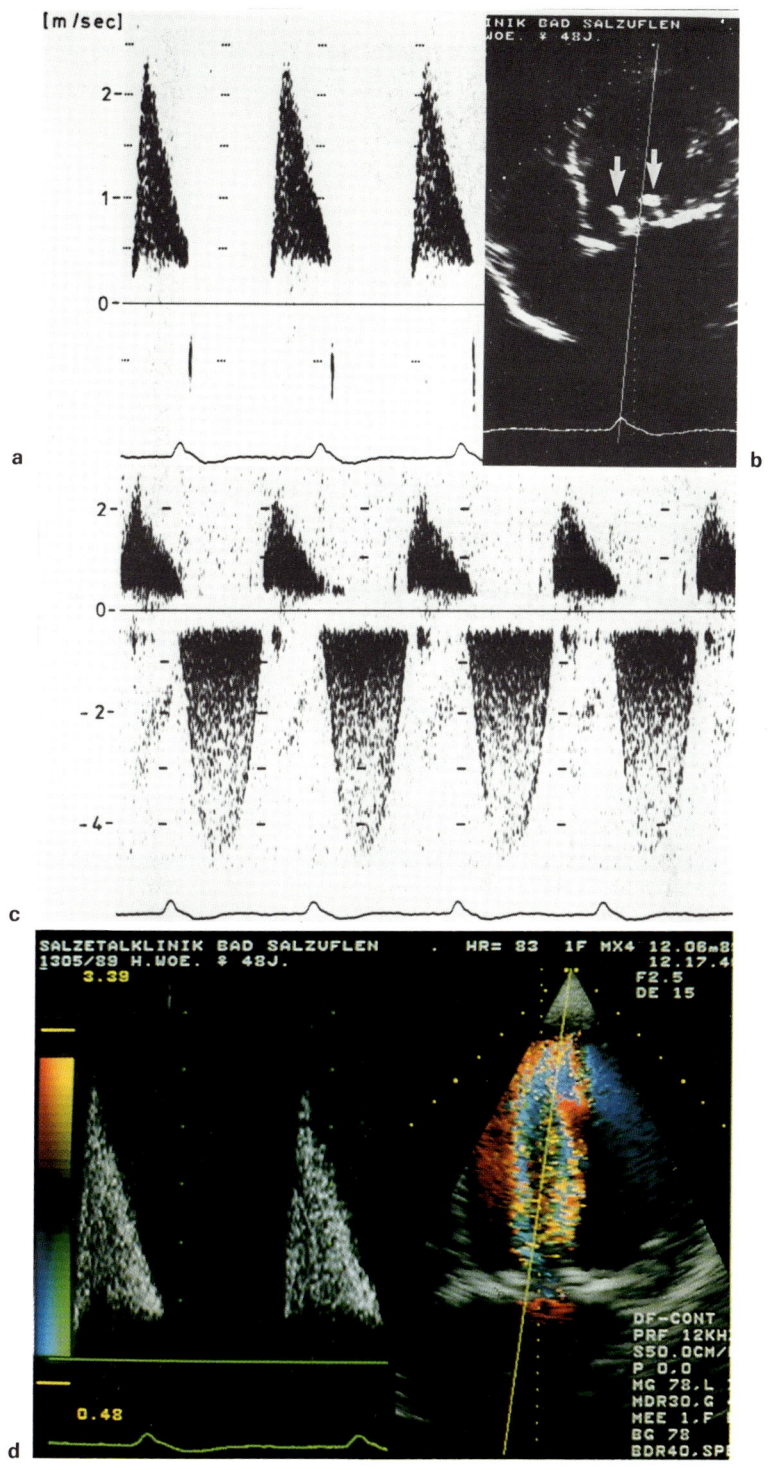

6 Echokardiographische Befunde bei Herzerkrankungen | 105

Abb. 28 a–d   (siehe Legende auf S. 106).

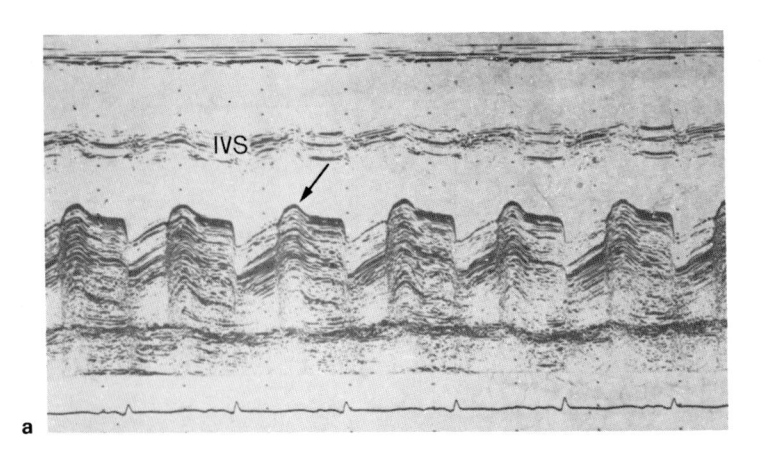

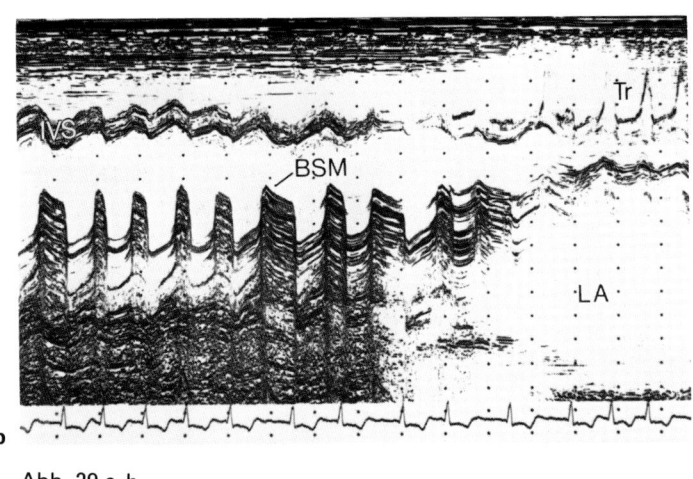

6 Echokardiographische Befunde bei Herzerkrankungen

Abb. 29 a, b

Abb. 28 a-d   Dysfunktion biologischer Herzklappenprothesen.
Insuffizienz einer Hancock-Bioprothese in Mitralposition. Die cw-Doppleraufzeichnung zeigt mit 2,4 m/sek. (a) eine deutlich erhöhte frühdiastolische Einstromgeschwindigkeit infolge eines erhöhten Einstromvolumens. Die Druckabfallhalbwertzeit ist regelrecht, was eine Stenosierung der Klappe ausschließt. Der systolische Rückfluß an der Prothese ist bei apikaler Schallwandlerposition vom Schallwandler weggerichtet, der hohe systolische Druckgradient zwischen linkem Ventrikel und linkem Vorhof bedingt eine hohe Rückflußgeschwindigkeit von nahezu 5 m/sek. (c). Die farbkodierte Darstellung (d) zeigt ein turbulentes Einstromprofil mit „Aliasing" im Bereich des Zentralstrahls infolge der hohen frühdiastolischen Einstromgeschwindigkeit aufgrund der Volumenbelastung. Im zweidimensionalen Echokardiogramm (b) sind die Haltestreben (↙) der Klappe gut zu erkennen, die dazwischen befindlichen Segel stellten sich im bewegten Bild unauffällig dar.

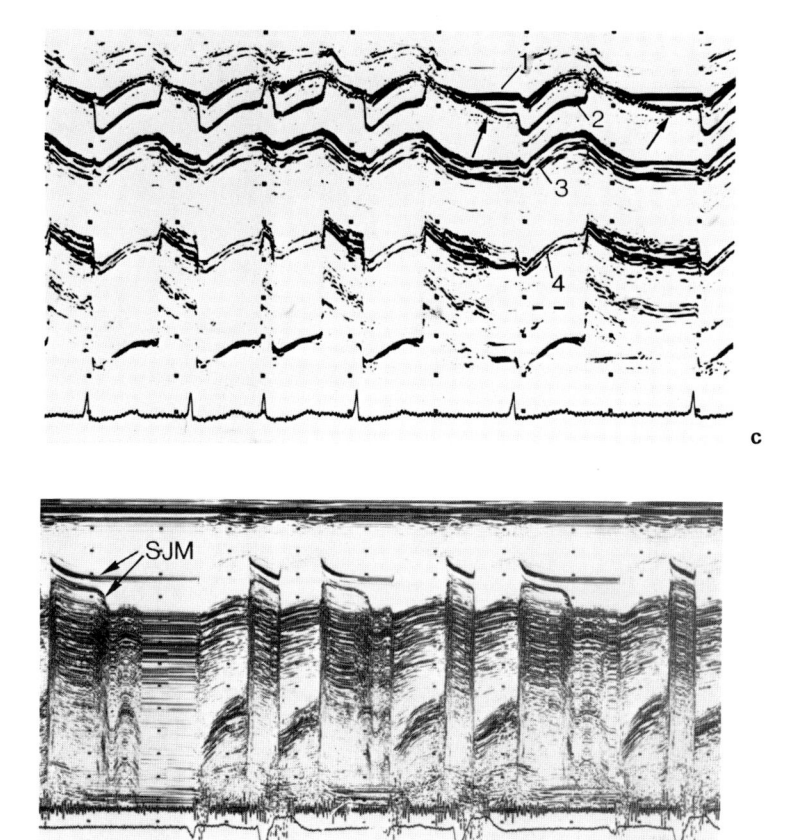

Abb. 29 a–d Funktion mechanischer Herzklappenprothesen.
„Gerundete" Öffnungsbewegung mit ausgeprägter frühdiastolischer Buckelung (↙) einer Björk-Shiley-Kippscheibenprothese in Mitralposition mit hämodynamisch bedeutsamem paravalvulärem Leck (a). Die Teilabb. b zeigt demgegenüber eine regelrecht funktionierende Kippscheibenprothese in Mitralposition. Die Teilabb. c zeigt eine regelrecht funktionierende Starr-Edwards-Kugelprothese in Mitralposition. Während längerer Diastolen kommt es bereits während der Mesodiastole zu einem partiellen Klappenschluß (↗). (1 Spitze des Fangkorbes, 2 vordere Schließkörperbegrenzung, 3 hintere Begrenzung des Fangkorbes, 4 rückwärtige Schließkörperbegrenzung). In der Teilabb. d ist eine St. Jude Medical-Doppelflügelprothese in Trikuspidalposition dargestellt. Die beiden Flügel (↙) dieses Klappentyps öffnen gleichzeitig, schließen aber nicht immer simultan. In der vorliegenden Aufzeichnung bleibt der vordere Flügel während der gesamten Diastolendauer offen, während der hintere Flügel insbesondere bei längeren Diastolen bereits vorzeitig eine Schließungsbewegung aufweist. Dieser Befund darf nicht als Hinweis auf eine Prothesenfehlfunktion angesehen werden.

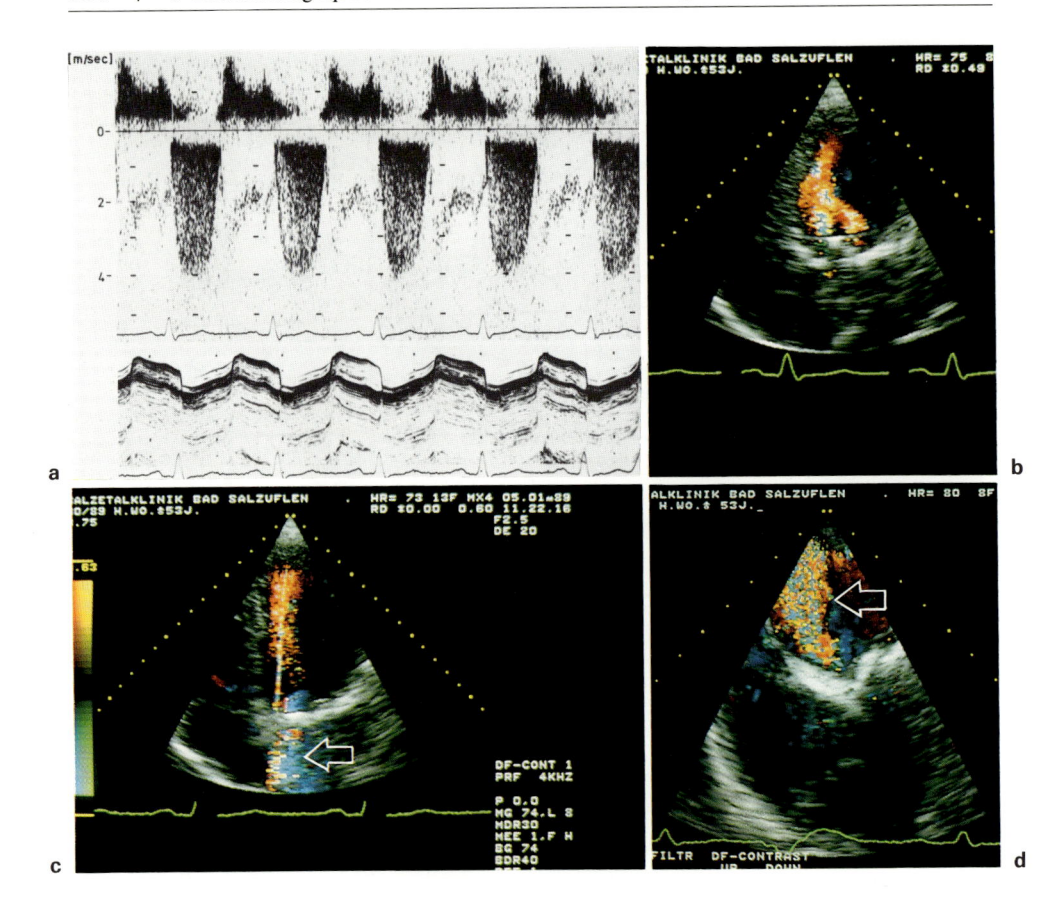

Abb. 30 a–d Dysfunktion mechanischer Herzklappenprothesen.
Abgerundete frühdiastolische Öffnung einer Omnicarbon-Mitralprothese im M-Mode-Echokardiogramm, gesteigerte frühdiastolische Einstromgeschwindigkeit mit regelrechter Druckabfallhalbwertzeit sowie hohe systolische Rückflußgeschwindigkeit von 4 m/sek. im Dopplerspektrogramm bei Randleck einer Omnicarbon-Prothese in Mitralposition (**a**). Turbulenter diastolischer Einstrom im farbkodierten Dopplerechokardiogramm (**b**). Exzentrischer, systolischer Reflux an der Prothese (✓) der wegen des Schallschattens der Prothese in der apikalen Vierkammerebene (**c**) nur unvollkommen erfaßt wird, während seine volle Ausdehnung (⇦) im transösophagealen Echokardiogramm (**d**) gut dargestellt ist.

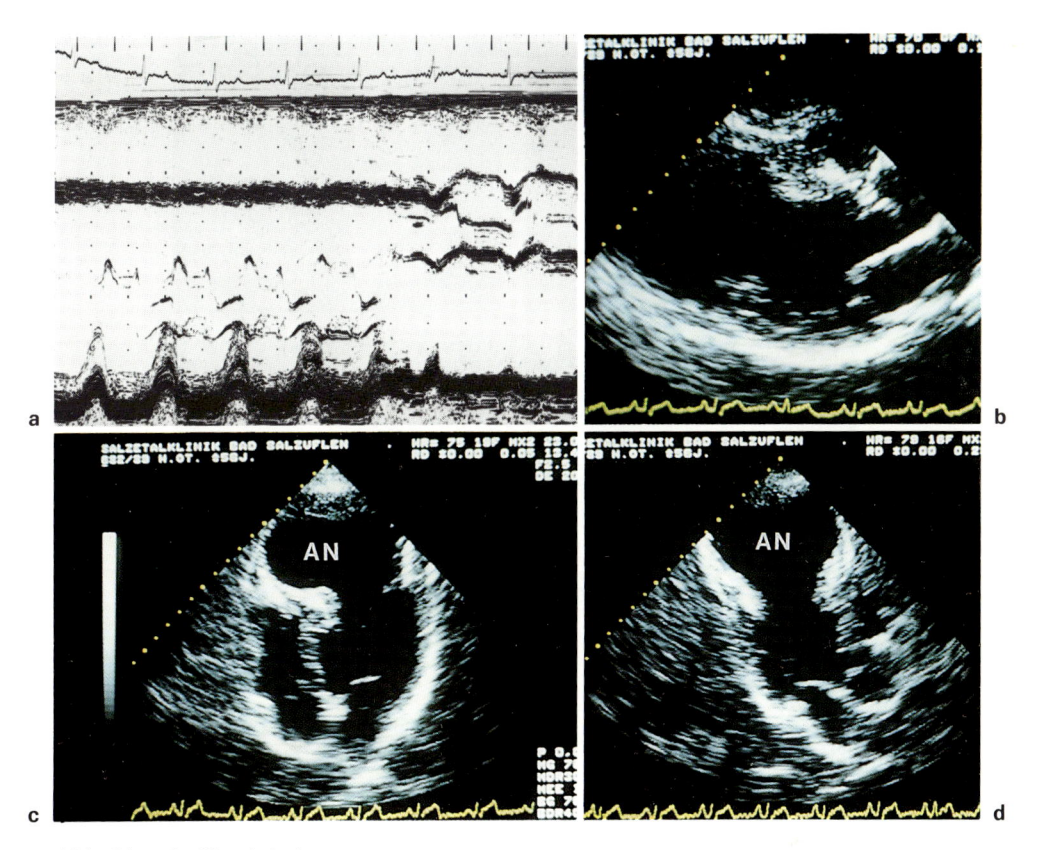

Abb. 31 a-d   Herzinfarkt.
Völlige Hypokinesie des Kammerseptums im M-Mode-Echokardiogramm ohne erkennbare systolische Dickenzunahme, kompensatorische Hyperkinesie der Hinterwand, gesteigerter frühdiastolischer Abstand zwischen vorderem Mitralsegel und Kammerseptum als Ausdruck einer bedeutsamen linksventrikulären Dysfunktion bei Zustand nach ausgedehntem Vorderwandinfarkt im M-Mode-Echokardiogramm (a). In der Längsachse des zweidimensionalen Echokardiogramms (b) sowie in der apikalen Vierkammerebene (c) und der apikalen Längsachse (d) ist ein ausgedehntes Vorderwandseptumspitzenaneurysma (AN) dargestellt.

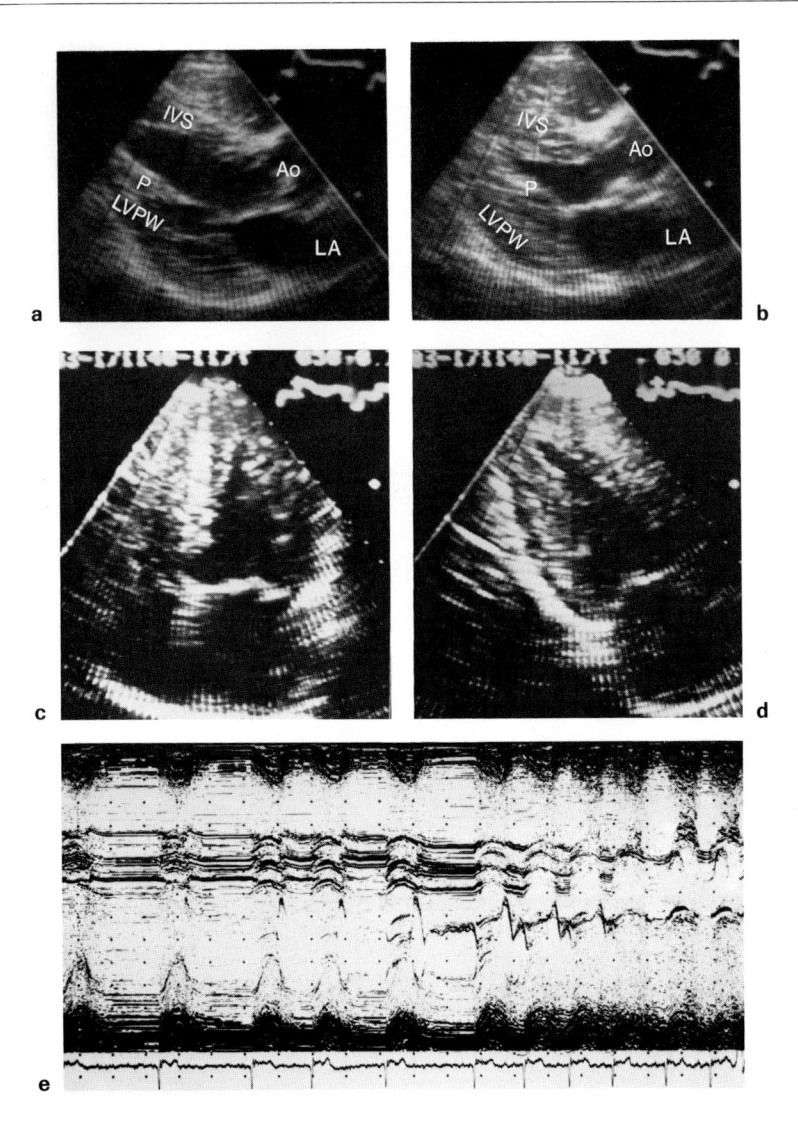

110 | 6 Echokardiographische Befunde bei Herzerkrankungen

Abb. 32 a–e   Hypertrophisch nichtobstruktive Kardiomyopathie.
Weitgehend symmetrische linksventrikuläre Wandverdickung, die insbesondere auch medioventrikulär im diastolischen (**a**) und systolischen (**b**) Bild der linksparasternalen Längsachse ebenso wie in der apikalen Vier- (**c**) und Zweikammerebene (**d**) sowie dem M-Mode-Echokardiogramm (**e**) zur Darstellung kommen. In den parasternalen Längsachsendarstellungen erkennt man insbesondere auch die deutliche Verdickung des aufgezeichneten Papillarmuskels.

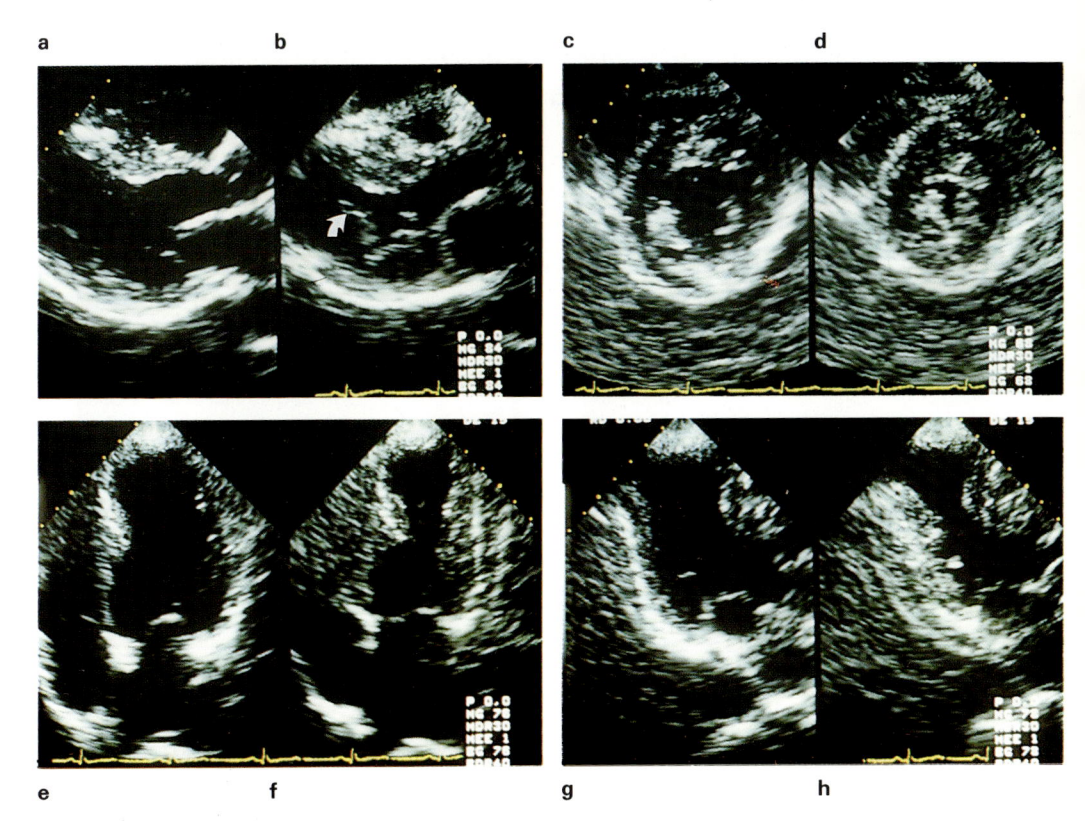

Abb. 33 a–h Hypertrophisch obstruktive Kardiomyopathie mit medioventrikulärer Obstruktion.
In der linksparasternalen Längsachsenebene (**a, b**) erkennt man bereits diastolisch (**a**) ein auf ca. 20 mm verdicktes Kammerseptum. Systolisch (**b**) „SAM"-Phänomen (↙). In der Querachsendarstellung erkennt man im diastolischen (**c**) ebenso wie im systolischen (**d**) Bild die weitgehend symmetrische Wandverdickung mit systolisch nahezu vollständiger Verlegung des Ventrikellumens. In der apikalen Vierkammer- (**e, f**) sowie der Zweikammerebene (**g, h**) erkennt man an den systolischen Bildern (**f, h**), daß die Obstruktion nicht in typischer Weise subaortal sondern medioventrikulär in Höhe der Papillarmuskeln lokalisiert ist.

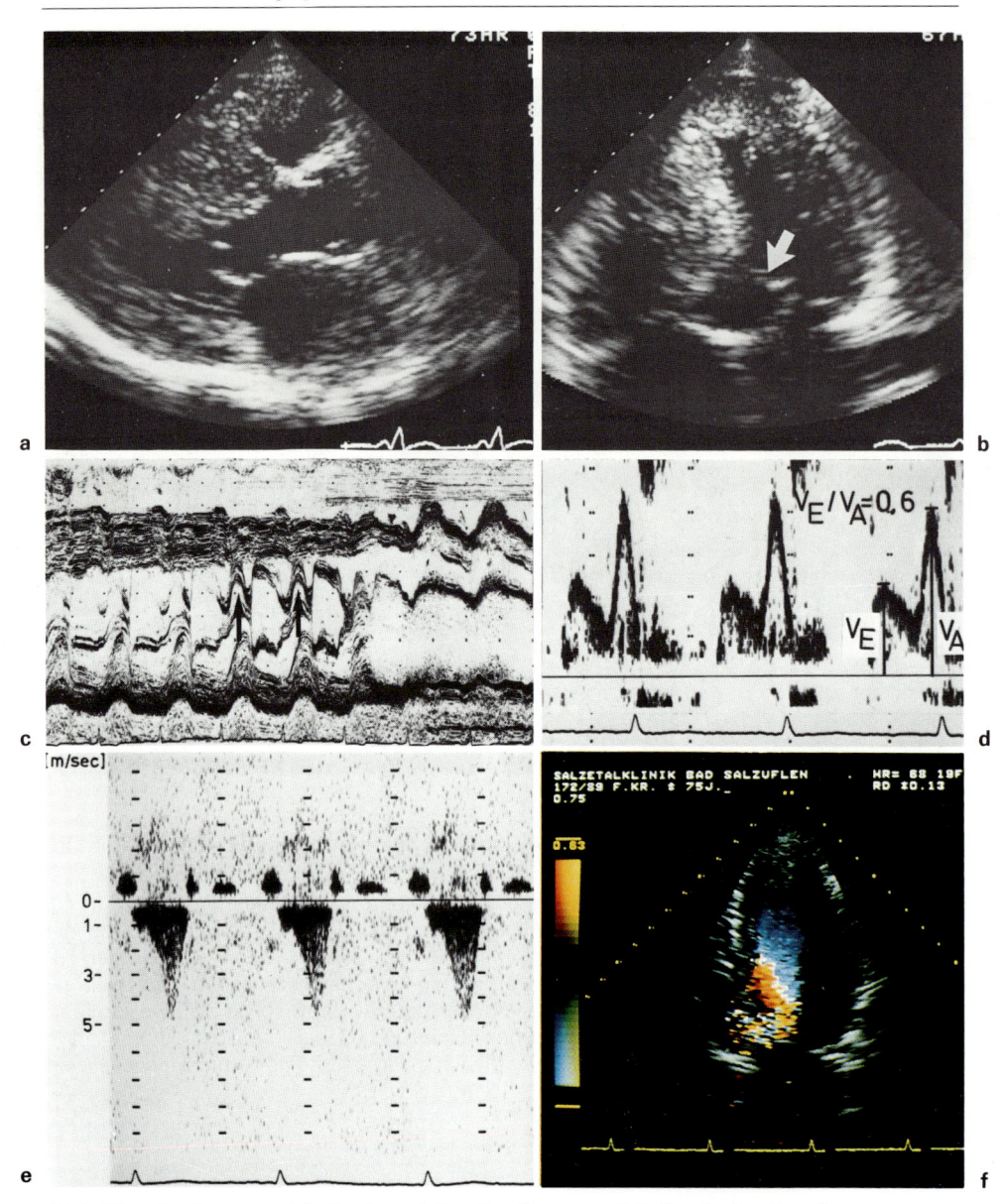

Abb. 34 a–f   Hypertrophisch obstruktive Kardiomyopathie (typische Form).
Ausgeprägte asymmetrische Septumverdickung in der linksparasternalen Längsachse (a) sowie der apikalen Vierkammerebene (b) des zweidimensionalen Echokardiogramms mit deutlich erkennbarem „SAM"-Phänomen (✓), die sich auch in der M-Modedarstellung (c) darstellen. Der transmitrale Einstrom im pw-Dopplerspektrum (d) weist eine verminderte frühdiastolische (V_E) Einstromgeschwindigkeit bei gesteigerter Einstromgeschwindigkeit nach der Vorhofkontraktion (V_A) mit einem V_E/V_A-Quotienten deutlich unter 1 als Hinweis auf eine linksventrikuläre Dehnbarkeitsstörung auf. Im cw-Dopplerspektrogramm (e) gesteigerte Geschwindigkeit von fast 5 m/sek. im linksventrikulären Ausflußtrakt mit spätsystolischem Maximum. Farbdopplerechokardiographisch (f) ausgeprägte Turbulenzen im linksventrikulären Ausflußtrakt.

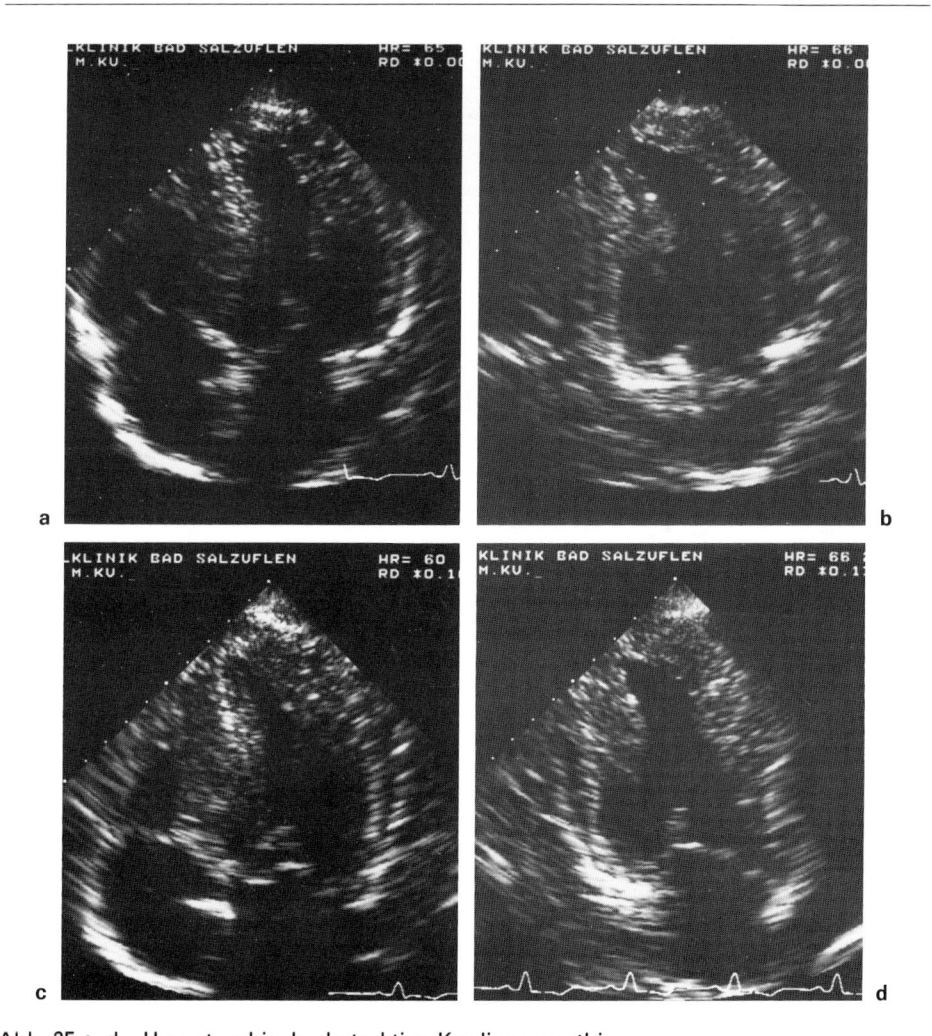

6 Echokardiographische Befunde bei Herzerkrankungen | 113

Abb. 35 a–d Hypertrophisch obstruktive Kardiomyopathie.
Darstellung in der apikalen Vier- (**a, c**) sowie der Zweikammerebene (**b, d**), wobei die Teilabbildungen **a** und **b** während der Diastole, **c** und **d** während der Systole aufgezeichnet wurden. Die Muskelverdickung betrifft das gesamte Kammerseptum, die freie Wand des linken Ventrikels und den dargestellten Papillarmuskel.

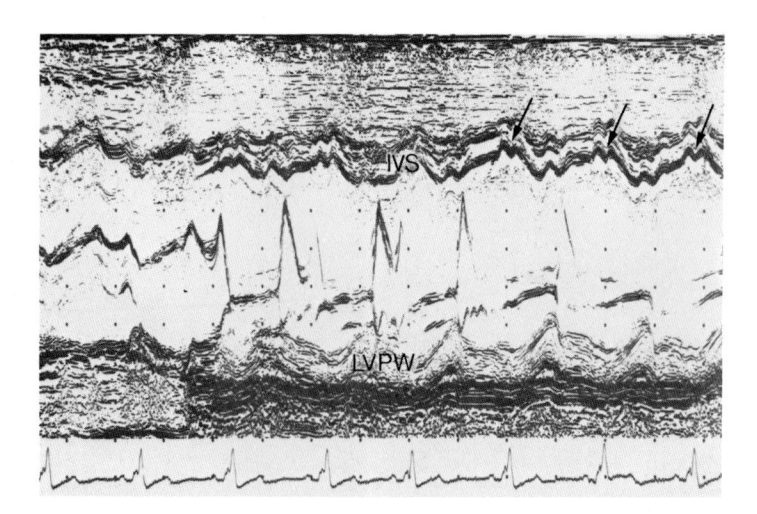

114 | 6 Echokardiographische Befunde bei Herzerkrankungen

Abb. 36 Linksschenkelblock bei einer 38jährigen ohne Hinweis auf eine kardiale Funktionseinschränkung.
Normale Größe der dargestellten Herzhöhlen, gute Kontraktionen von Hinterwand und Septum. Das Kammerseptum zeigt die für Linksschenkelblock typische kurzdauernde frühsystolische Dorsalbewegung (↙) gleichzeitig mit dem Beginn des QRS-Komplexes im EKG vor der Hinterwandkontraktion.

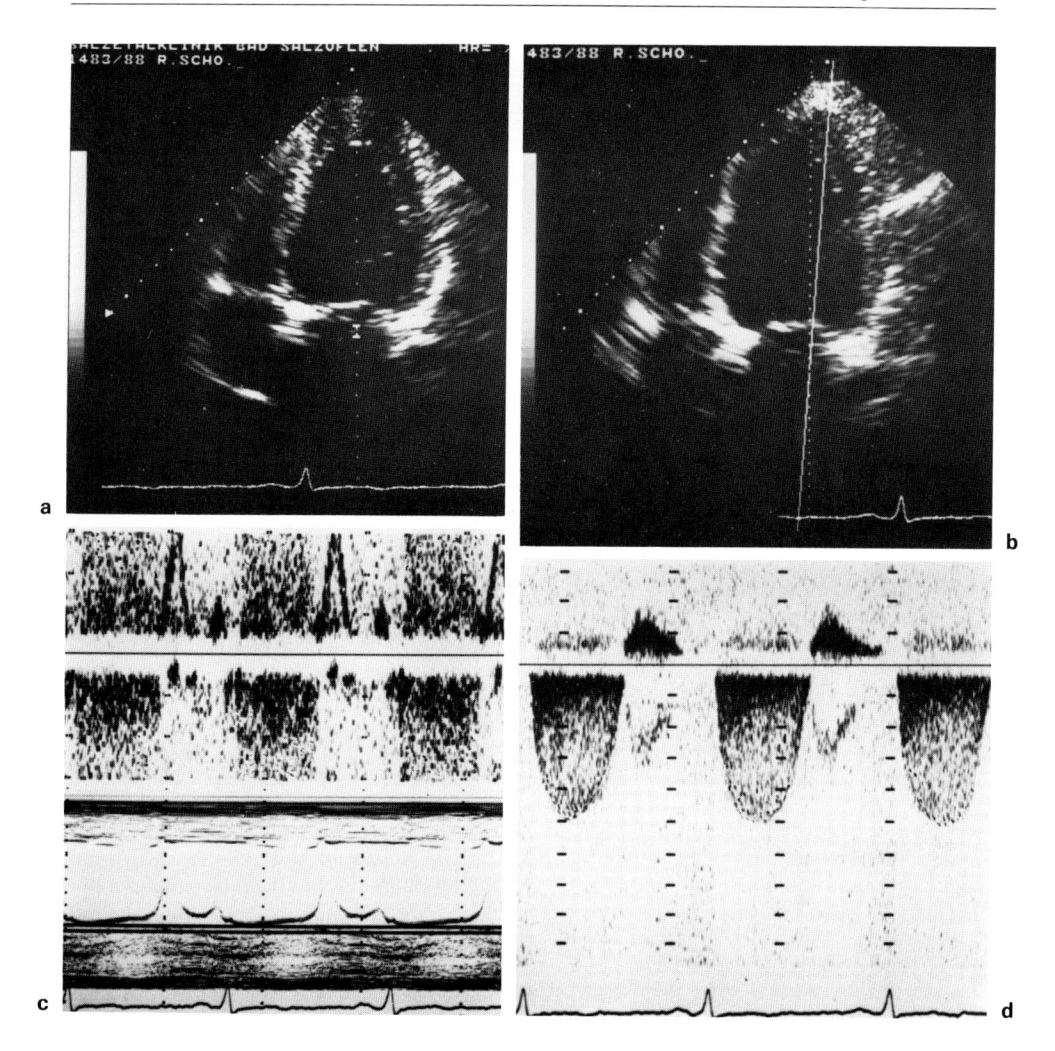

6 Echokardiographische Befunde bei Herzerkrankungen | 115

Abb. 37 a–d Mitralinsuffizienz.
Bei Anlotung in der apikalen Vierkammerebene und Lokalisation des Meßfensters unmittelbar vorhofwärts der Mitralsegel (a) führt die hohe Rückflußgeschwindigkeit an der Mitralklappe zum „Aliasing"-Effekt (c) im pw-Dopplerechokardiogramm. Die Messung mit dem cw-Doppler (b) ergibt eine systolische Rückflußgeschwindigkeit im linken Vorhof von 5 m/sek (d).

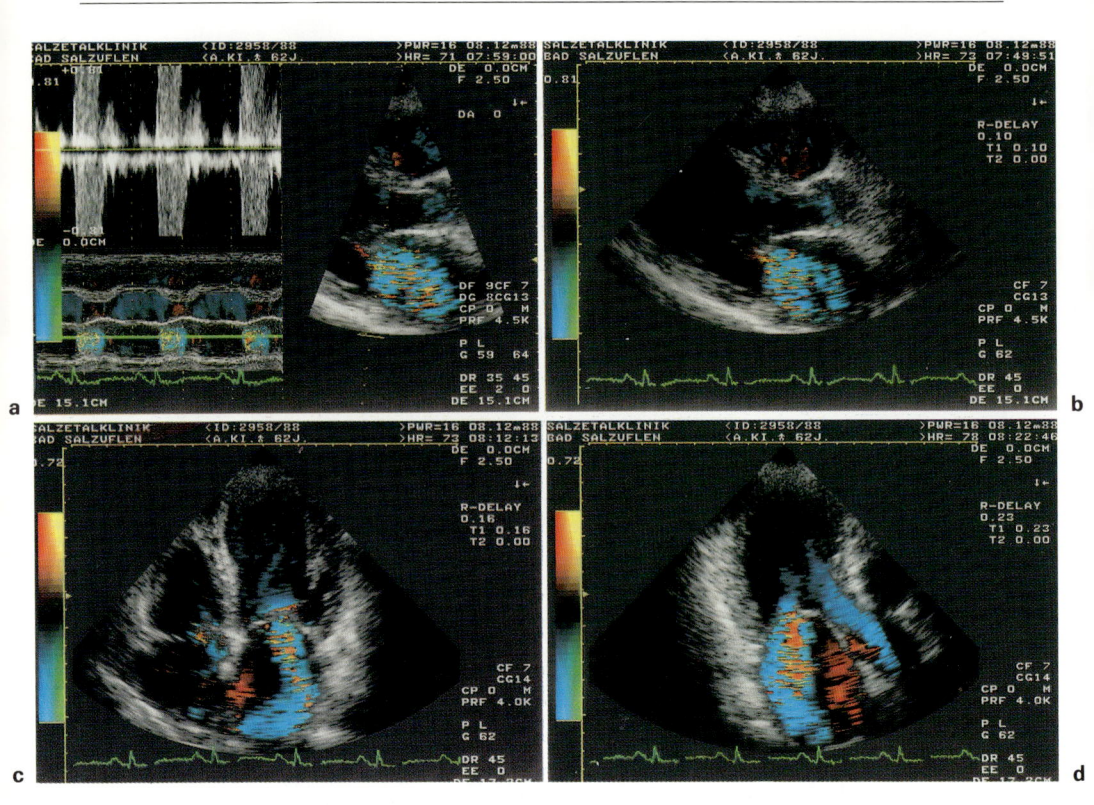

Abb. 38 a–d   Mitralinsuffizienz.
Farbkodierte Darstellung einer Mitralinsuffizienz im pw- sowie im farbkodierten M-Mode-Dopplerechokardiogramm (**a**). Farbkodierte Aufzeichnung des Mitralrückflusses (↙) in der linksparasternalen Längsachse (**b**) sowie der apikalen Vierkammerebene (**c**) und der apikalen Zweikammerebene (**d**). In der Teilabb. **c** erkennt man das zusätzliche Vorliegen einer geringen Trikuspidalregurgitation.

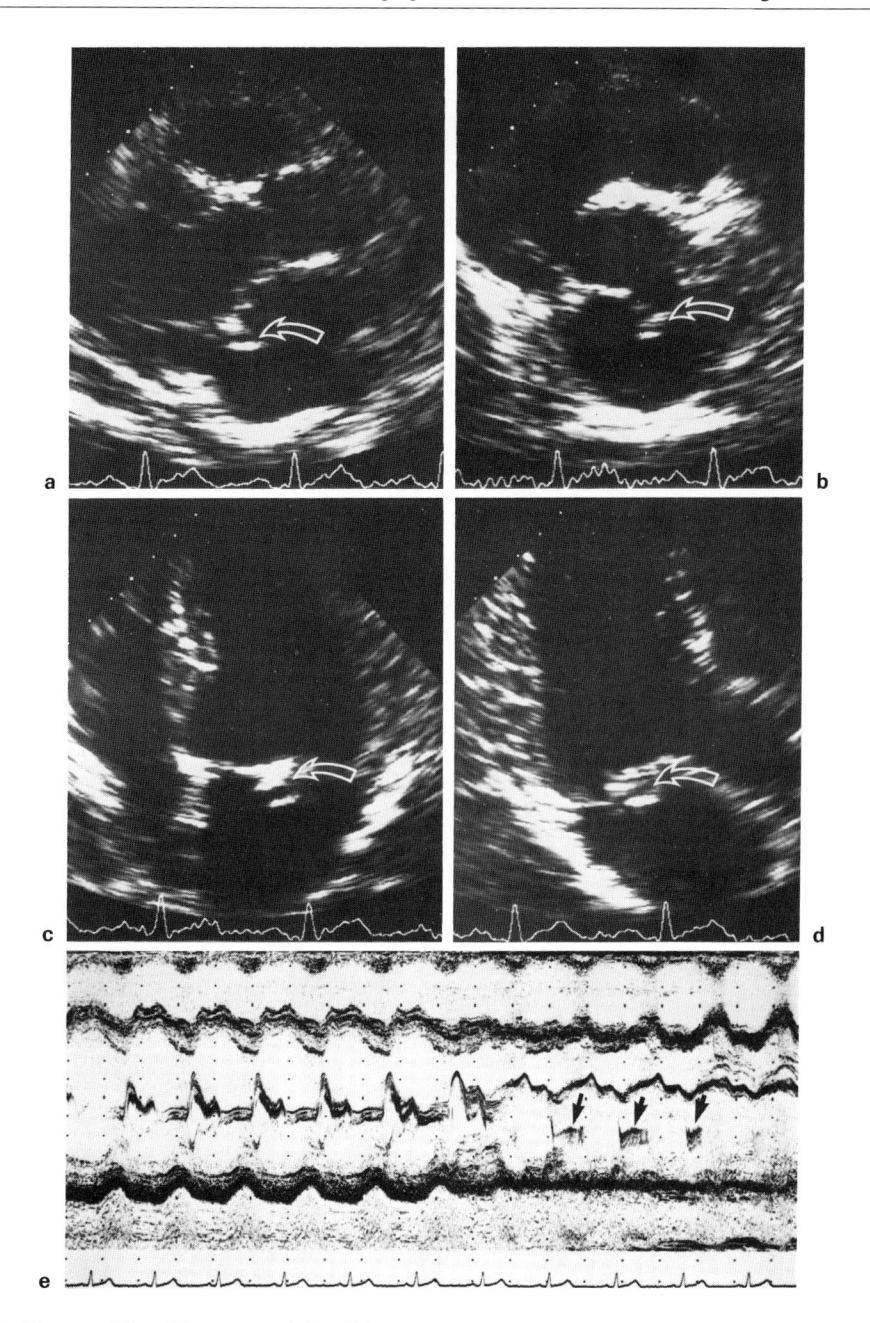

Abb. 39 a–e   Mitralklappenendokarditis.

Zottige, ausgefranste, aufgelockerte, filigrane flottierende Echoauflagerungen (↙) überwiegend an der vorhofwärtigen Seite des vorderen Mitralsegels, die sowohl in der linksparasternalen Längs- (**a**), der Querachsenebene (**b**) in der apikalen Vier- (**c**) und Zweikammerdarstellung (**d**) ebenso wie in der M-Mode-Aufzeichnung (**e**) gut zu erkennen sind.

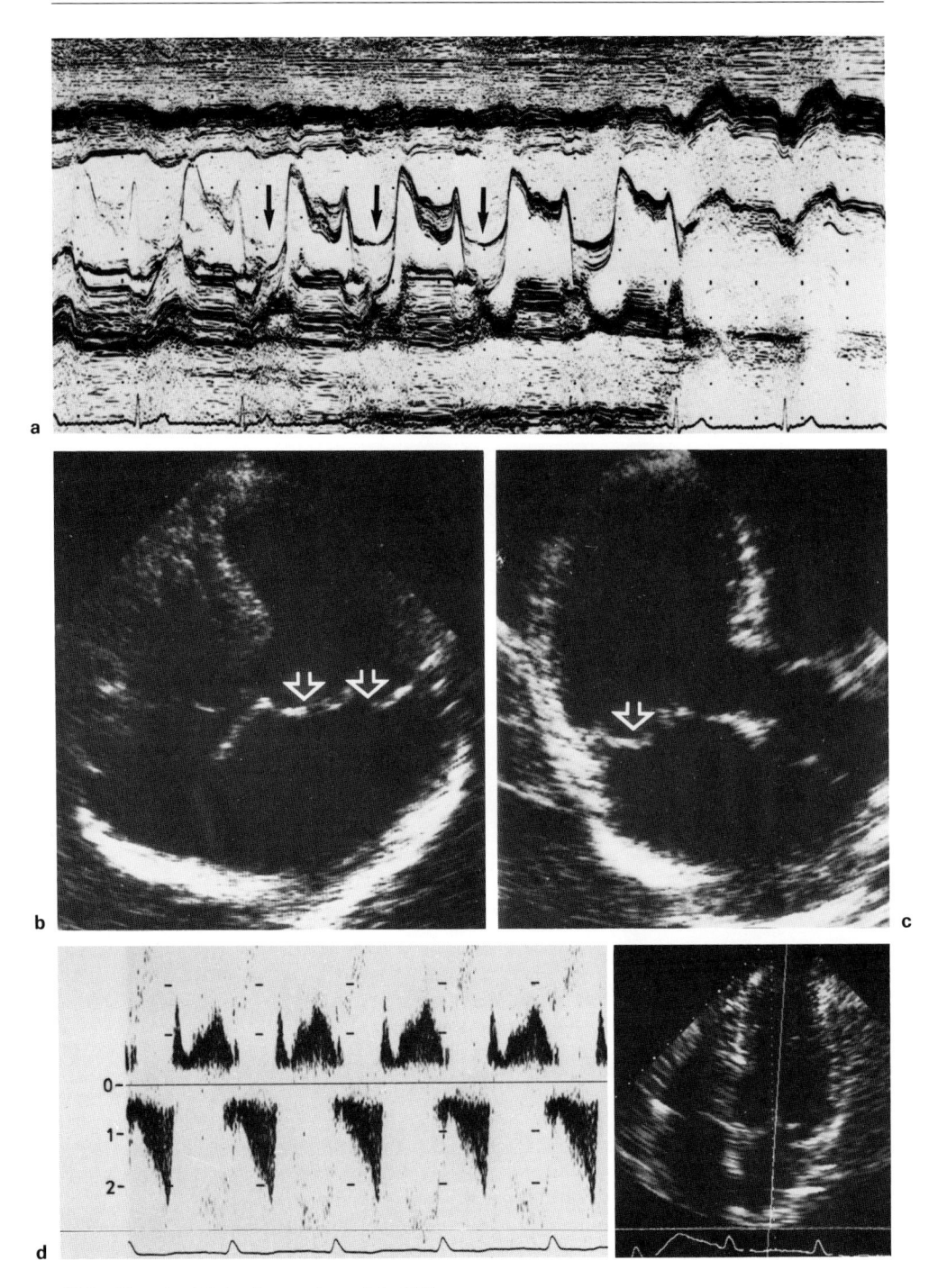

6 Echokardiographische Befunde bei Herzerkrankungen

Abb. 40 a–d (siehe Legende auf S. 119)

e　　　　　　　　　　f　　　　　　　　　　g

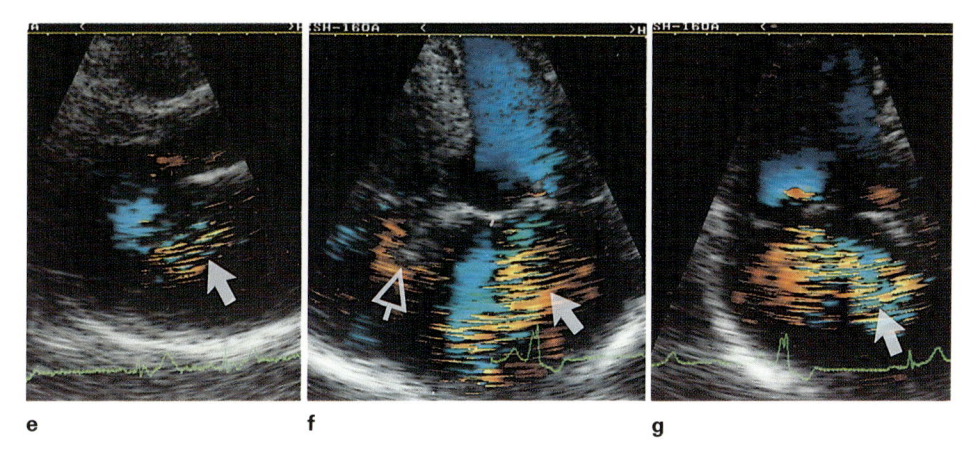

◀ Abb. 40 a–g　Mitralklappenprolaps.
Gesteigerte frühdiastolische Öffnungshöhe des vorderen Mitralsegels, holosystolischer Prolaps (↙) und zarte Mehrfachechos im Bereich der Mitralsegel im M-Modeechokardiogramm (a). In der apikalen Vierkammerebene (b) sowie der apikalen Längsachse (c) erkennt man, daß der Prolaps (⇦) beide Mitral- und angedeutet auch das septale Trikuspidalsegel betrifft. Im cw-Dopplerspektrogramm (d) stellt sich bei apikaler Anlotung das nach unten gerichtete mitrale Regurgitationssignal mit der typischen asymmetrischen Kurvenform, welche ein spätsystolisches Maximum aufweist, dar. Im Farbdopplerechokardiogramm ist das turbulente Mitralregurgitationssignal sowohl in der linksparasternalen Längsachsenebene (e) wie auch in der apikalen Vier- (f) und Zweikammerebene (g) aufgrund einer systolisch von der Mitralklappe in den linken Vorhof reichenden, mosaikartigen Farbwolke zu erkennen (↙). In der apikalen Vierkammerebene erkennt man das zusätzliche Vorliegen einer leichten Trikuspidalregurgitation (⇦).

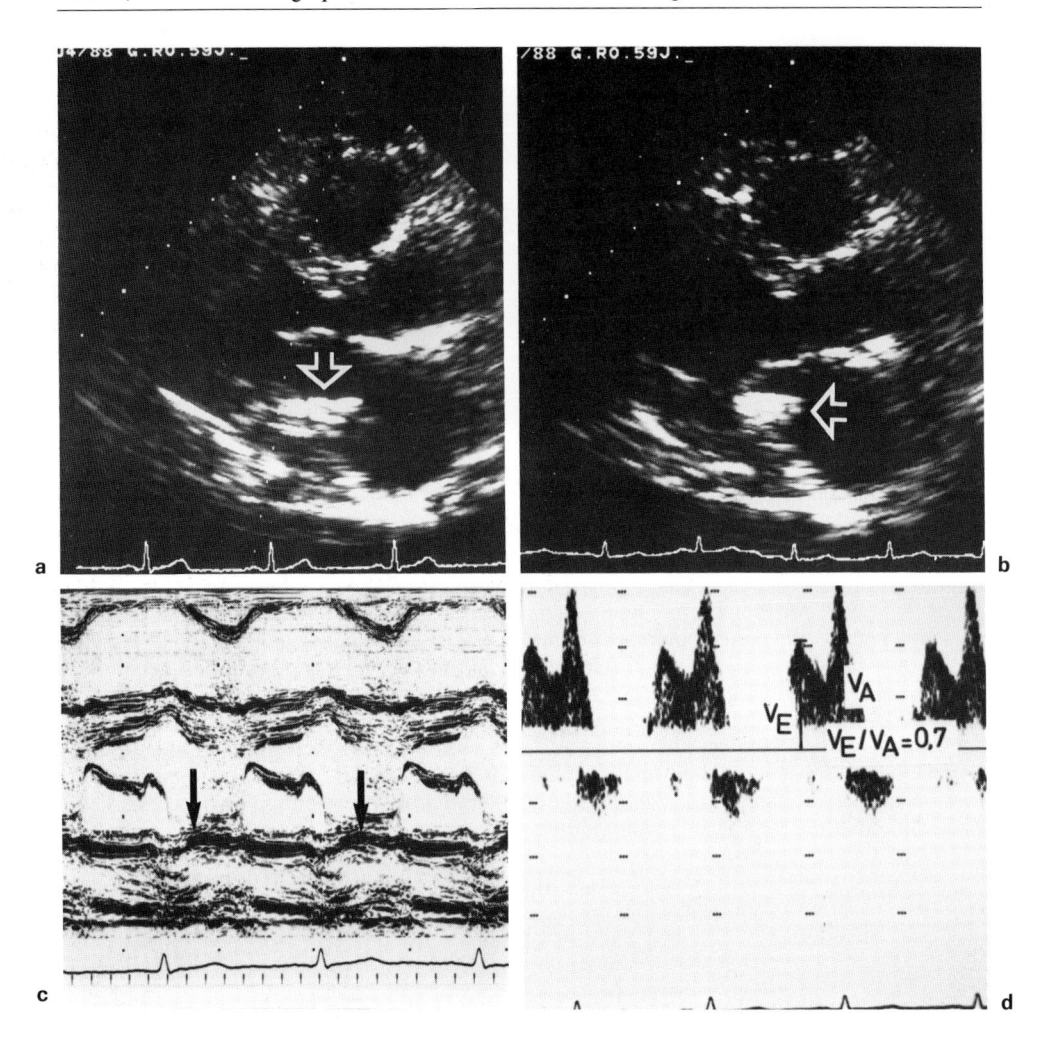

Abb. 41 a–d   Mitralringverkalkung.
Ausgeprägte Verkalkungen des hinteren Mitralringes, die in der linksparasternalen Längsachsenebene des zweidimensionalen Echokardiogramms diastolisch (**a**) und systolisch (**b**) ebenso wie im M-Mode-Echokardiogramm (**c**) gut zu erkennen sind (✓). Die M-Mode-echokardiographisch erkennbare verminderte mesodiastolische Rückschlagbewegung des vorderen Mitralsegels ist nicht Ausdruck einer Mitralstenose sondern einer linksventrikulären Dehnbarkeitsstörung, wie die regelrechte Druckabfallhalbwertzeit und der verminderte V_E/V_A-Quotient des Dopplerspektrogramms (**d**) zeigt.

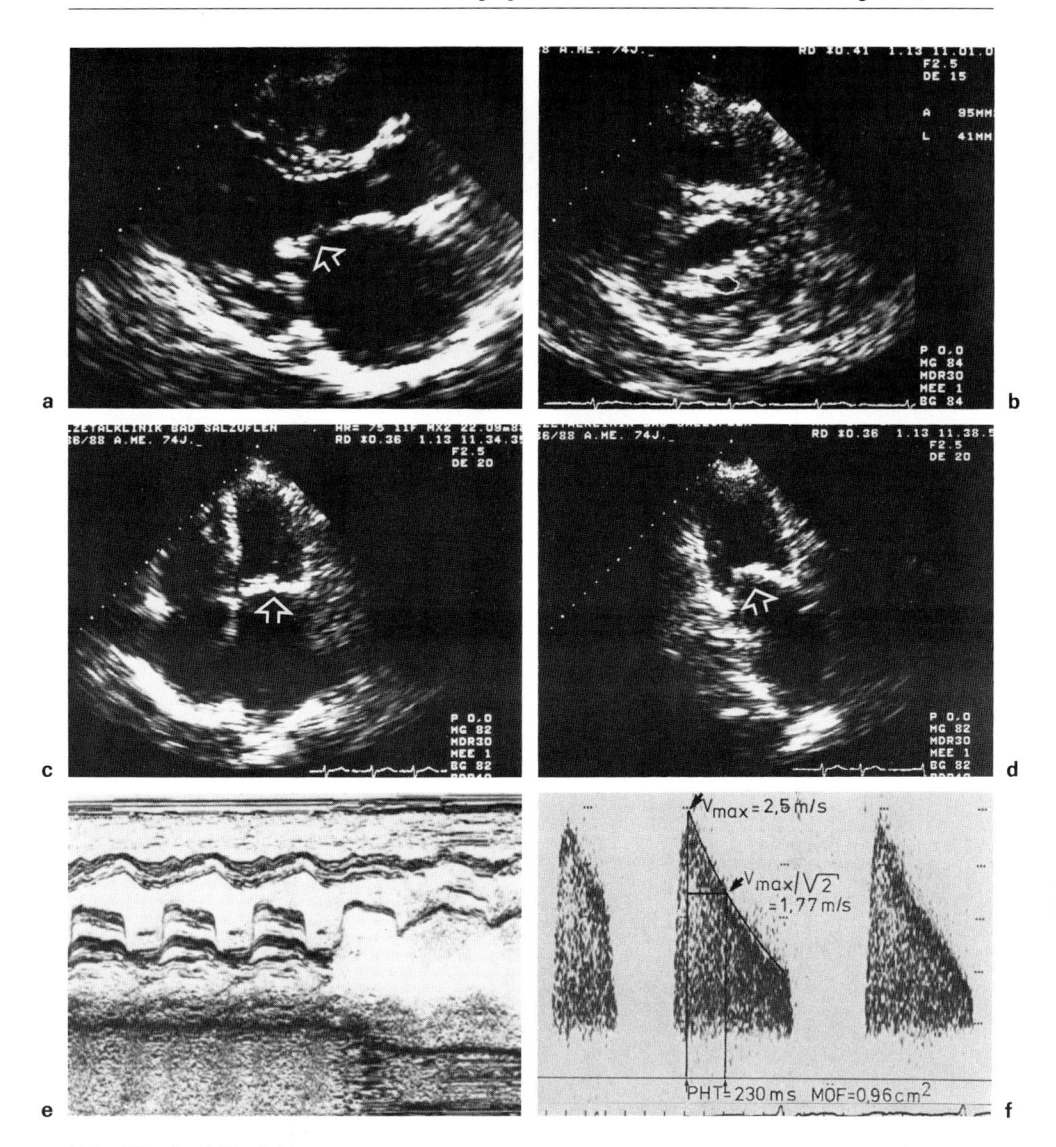

6 Echokardiographische Befunde bei Herzerkrankungen | 121

Abb. 42 a–f   Mitralstenose.
In der linksparasternalen Längsachsendarstellung (a) sowie in der apikalen Vier- (c) und Zweikammerebene (d) erkennt man neben dem vergrößerten linken Vorhof die diastolische Domstellung (✓) der mäßig verdickten Mitralsegel. In der Querachsenebene (b) errechnet sich durch Planimetrie eine Mitralklappenöffnungsfläche von 0,95 cm². Die M-Mode-Aufzeichnung (e) zeigt den typischen Befund einer verminderten frühdiastolischen Öffnungshöhe, einer verminderten mesodiastolischen Rückschlagbewegung des vorderen Mitralsegels, eine diastolisch gleichsinnige Bewegung des hinteren Mitralsegels sowie Mehrfachechos im Bereich der Mitralklappe. Aus dem Dopplerspektrogramm (f) errechnet sich eine Druckabfallhalbwertzeit von 230 msek. Die hieraus ermittelte Öffnungsfläche von 0,96 cm² weist eine befriedigende Übereinstimmung mit der Planimetrie (b) auf.

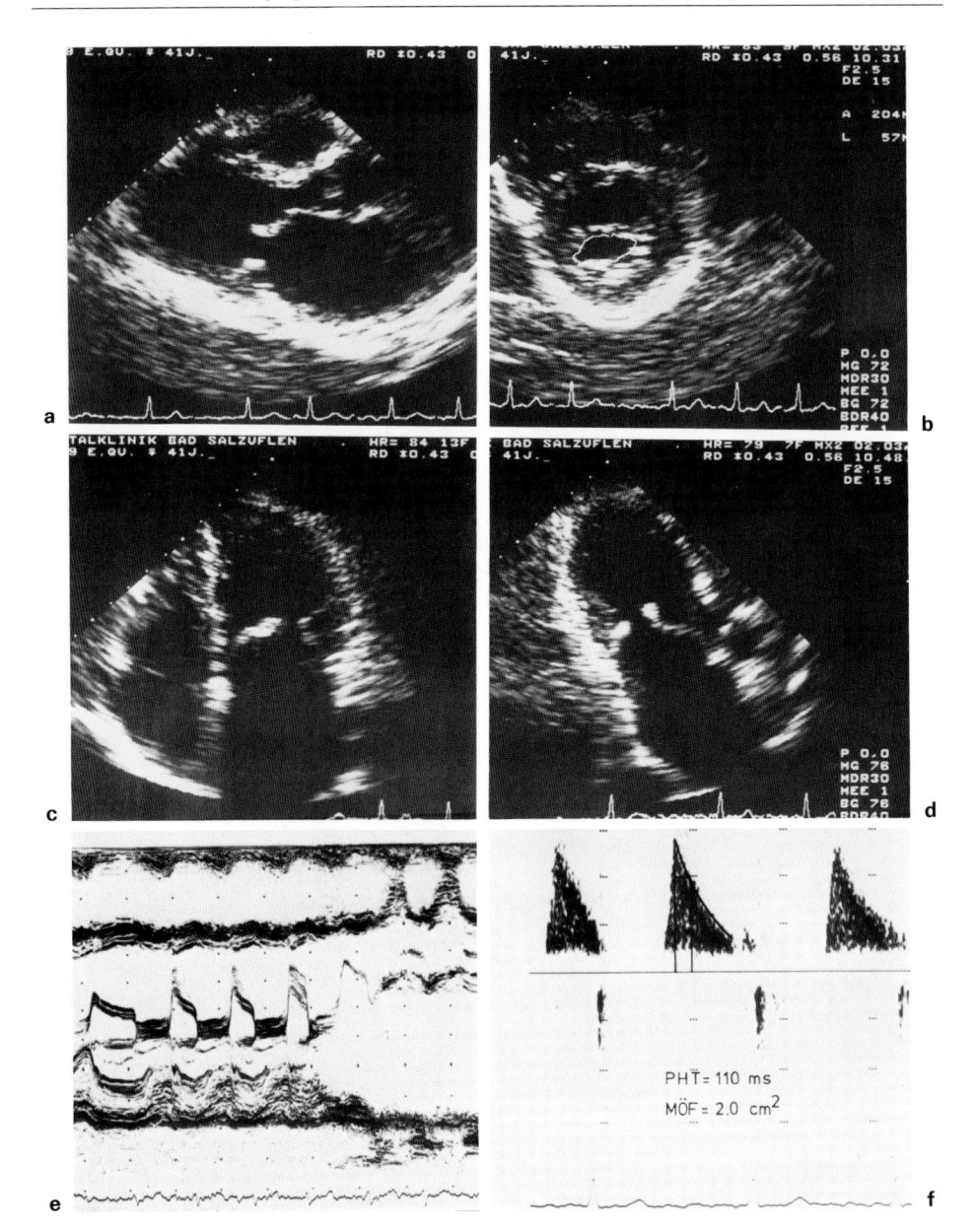

Abb. 43 a–f Mitralstenose.

Zustand nach Valvuloplastie. Die diastolische Domstellung der Mitralis ist im zweidimensionalen Echokardiogramm noch angedeutet erkennbar bei guter Beweglichkeit der Mitralsegelspitzen. In der Querachsenebene ergibt die Planimetrie eine Öffnungsfläche von 2,04 cm². Im M-Mode-Echokardiogramm lediglich mäßig verminderte mesodiastolische Rückschlagbewegung bei diastolisch gegensinniger Bewegung des hinteren Mitralsegels. Aus dem Dopplerspektrogramm errechnet sich eine Öffnungsfläche von 2 cm².

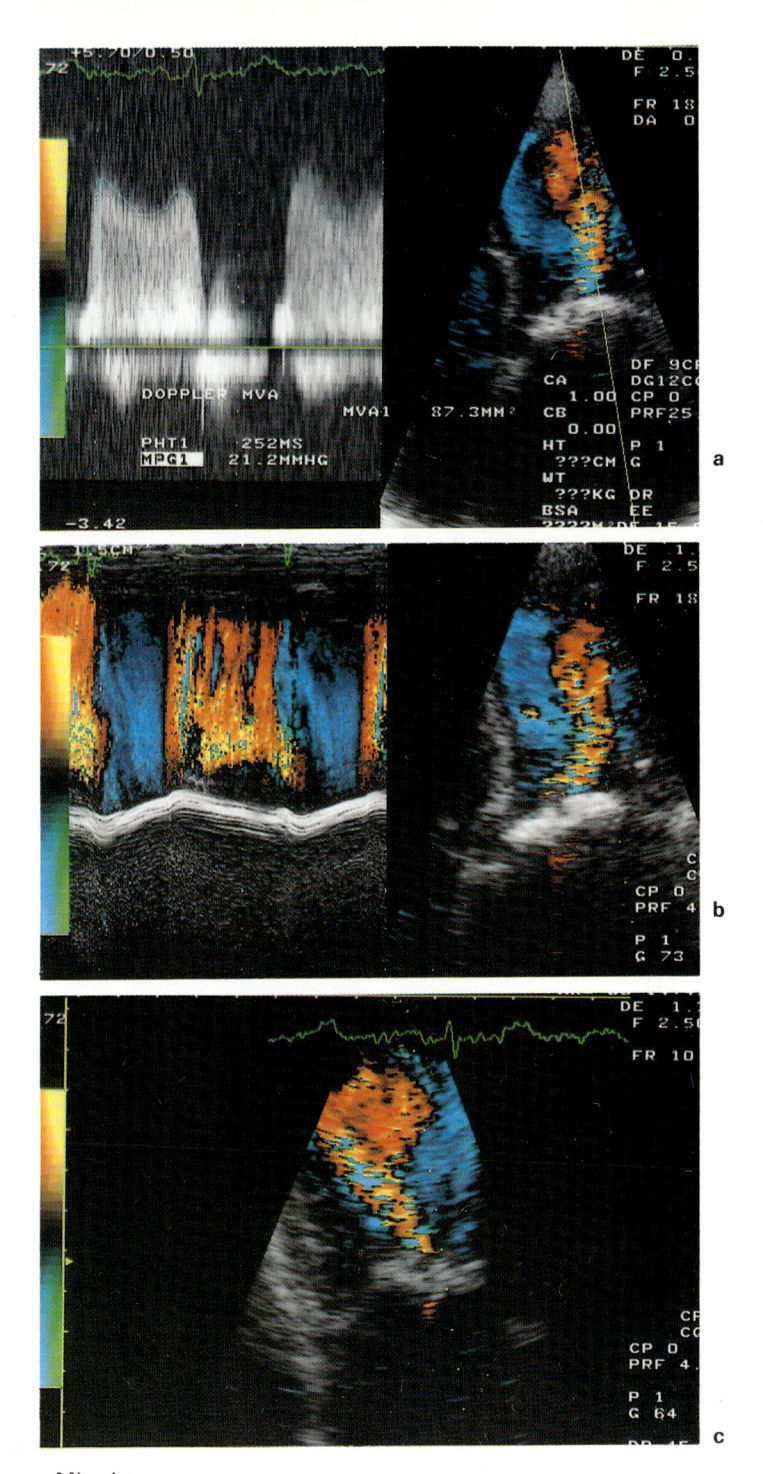

Abb. 44 a–c Mitralstenose.

In der farbkodierten Darstellung erkennt man sowohl in der apikalen Vier- (**a**, **b**) und in der Zweikammerebene (**c**) das typische Bild der Kerzenflamme. Der blau kodierte Zentralstrom wird durch einen „Aliasing-Effekt" infolge der hohen Einstromgeschwindigkeiten hervorgerufen. Aus dem cw-Spektrogramm (**a**) errechnet sich aufgrund der Druckabfallhalbwertzeit von 252 msek eine Mitralklappenöffnungsfläche von 0,87 cm^2 bei einem mittleren Gradienten von 21 mm Hg. Die Teilabb. **b** zeigt zusätzlich den transmitralen Einstrom im M-Mode-Echokardiogramm.

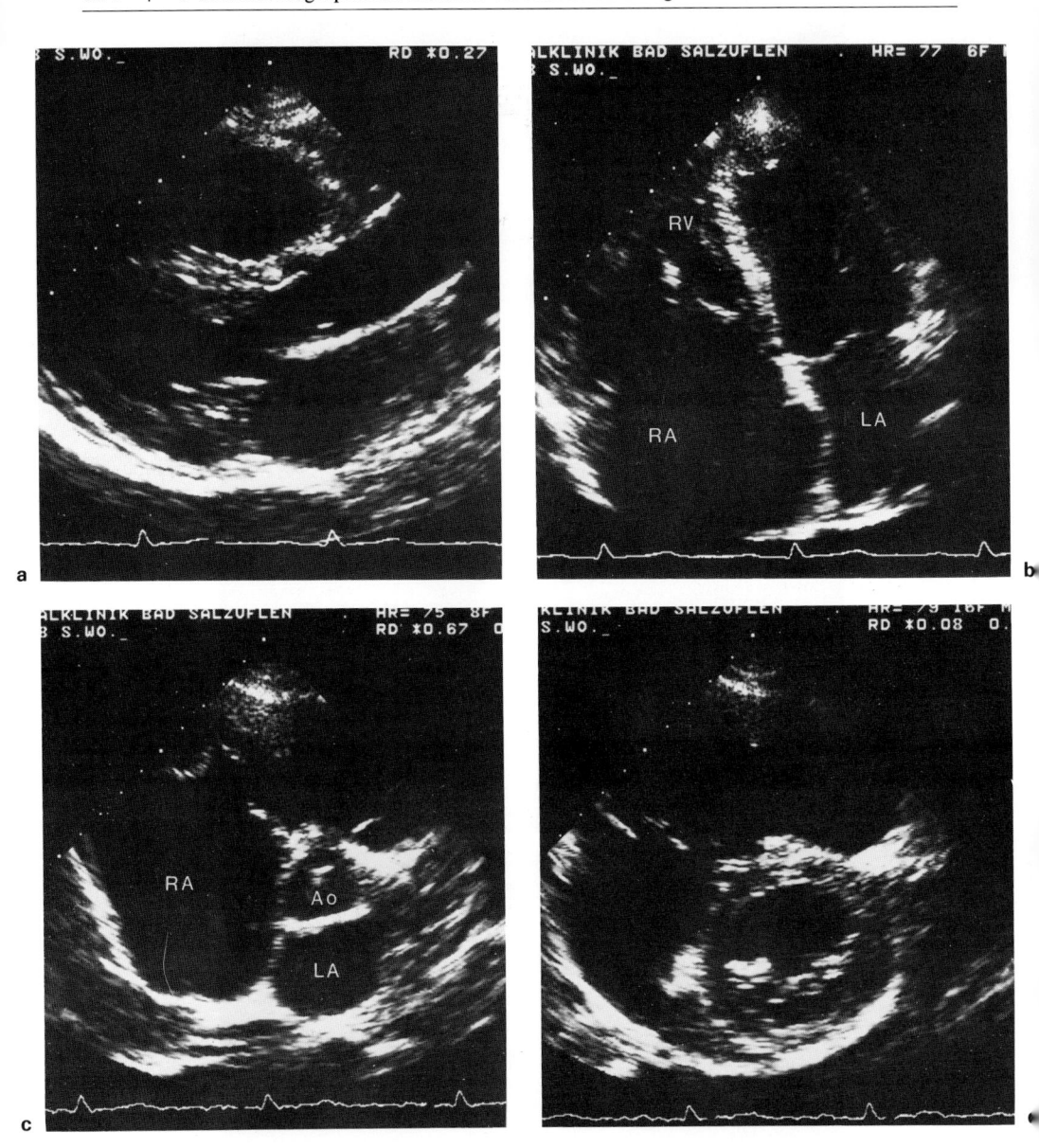

124 | 6 Echokardiographische Befunde bei Herzerkrankungen

Abb. 45 a–d   (siehe Legende auf S. 125).

e

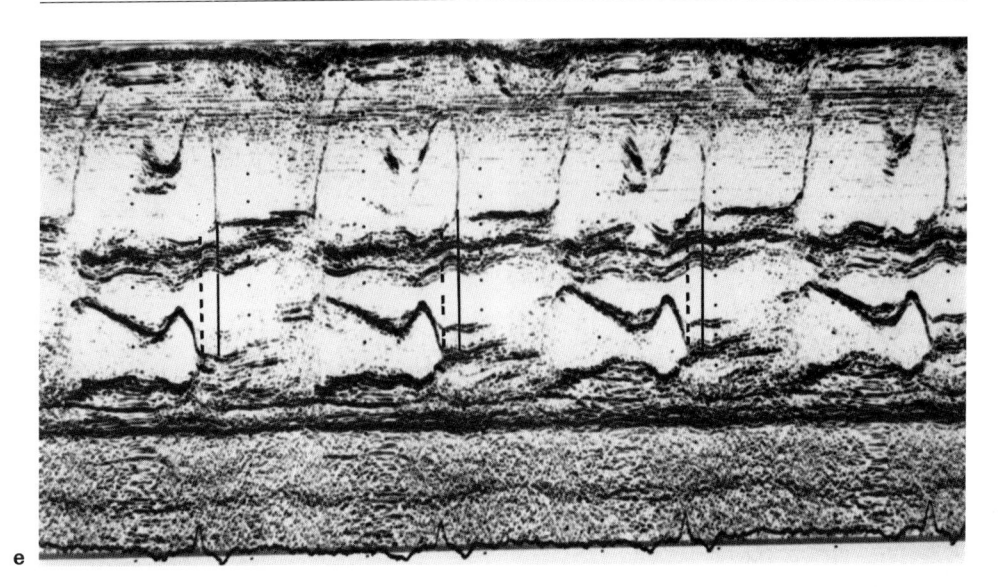

Abb. 45 a–e   Morbus Ebstein.
Es handelt sich um eine mäßiggradig ausgeprägte Trikuspidaldystopie, die in allen dargestellten Schnittebenen des zweidimensionalen Echokardiogramms (a–d) gut erkennbar ist. In der M-Mode-Aufzeichnung gleichzeitige Darstellung des anterioren und septalen Trikuspidalsegels sowie des vorderen und hinteren Mitralsegels. Die Trikuspidalklappe schließt im Vergleich zur Mitralklappe deutlich verspätet (e).

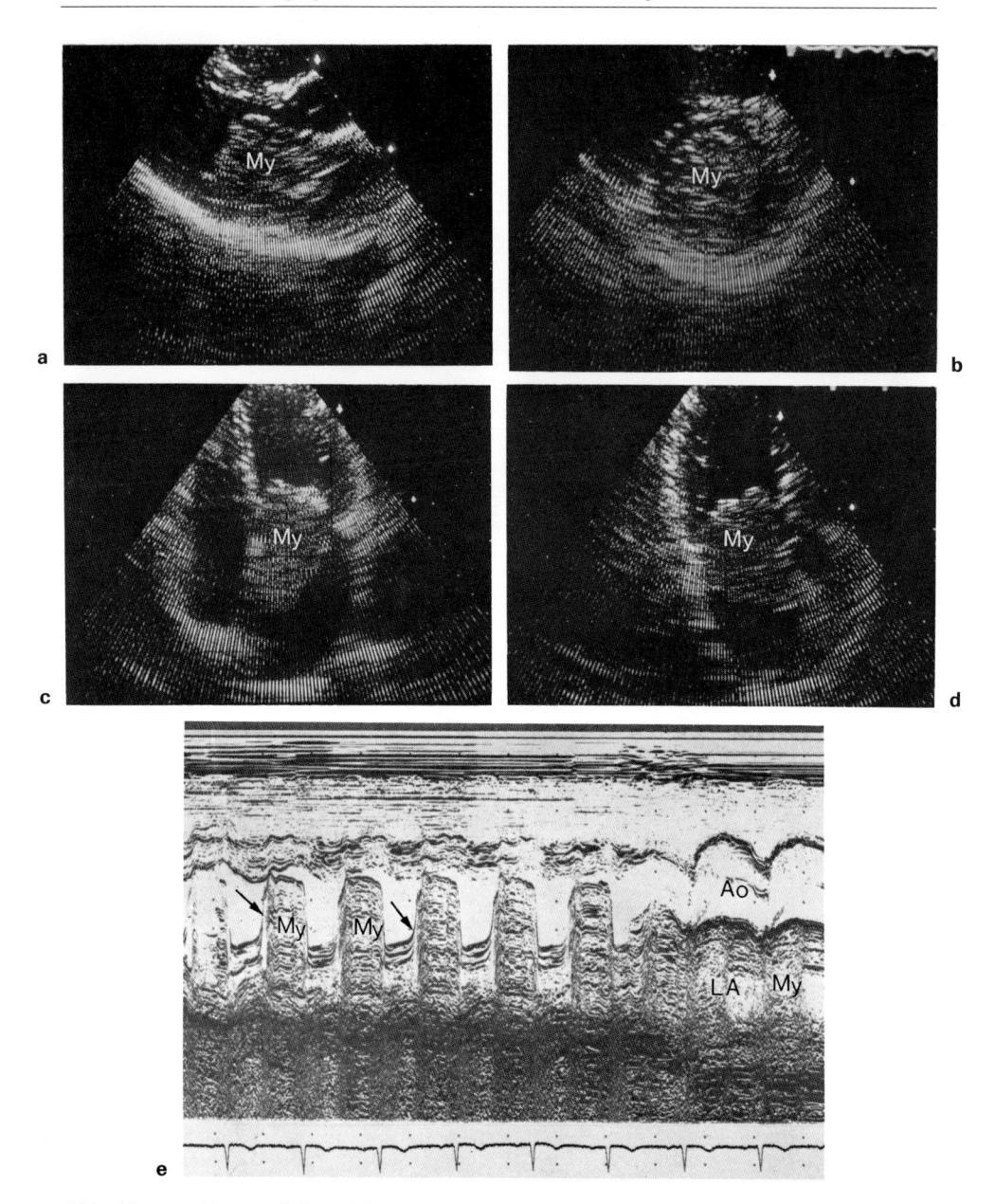

Abb. 46 a–e   Myxom linksatriales.

In der parasternalen Längs- (**a**) und Querachse (**b**) stellt sich das diastolische Prolabieren des Myxoms (My) in der Mitralklappenebene in gleicher Weise wie in den apikalen Schnittebenen dar. Sowohl im Vierkammer- (**c**) wie auch im apikalen Zweikammerblick (**d**) erkennt man im bewegten Bild, daß der Tumor vom interatrialen Septum ausgeht. Im M-Mode-Echokardiogramm (**e**) stellen sich die Tumorechos hinter der Aortenwurzel im Bereich des linken Vorhofs dar. Nach der frühdiastolischen Öffnungsbewegung des zarten vorderen Mitralsegels prolabiert der Tumor erst im Anschluß an ein kurzes echoarmes Intervall (↙) in das Mitralostium.

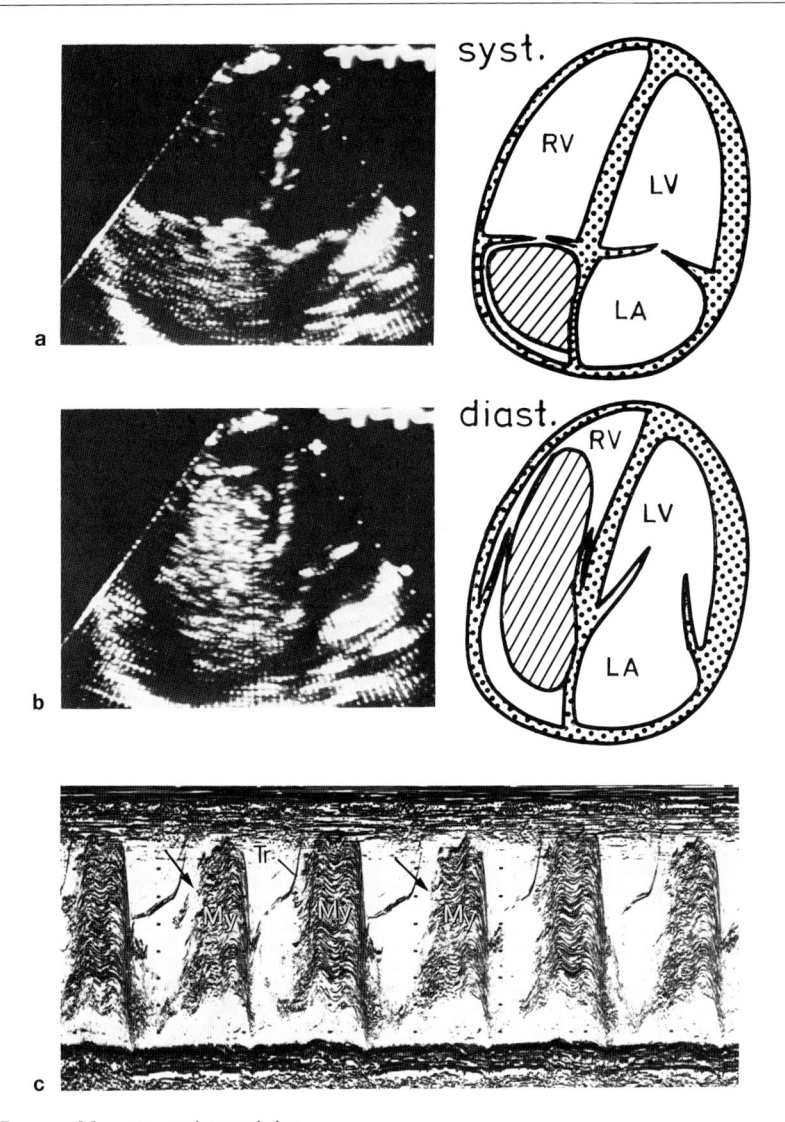

Abb. 47 a–c   Myxom rechtsatriales.

In der apikalen Vierkammerebene des zweidimensionalen Echokardiogramms stellt sich der Tumor während der Ventrikelsystole (a) im rechten Vorhof, während der Ventrikeldiastole (b) im Bereich der Trikuspidalklappenöffnung dar. Im M-Mode-Echokardiogramm (c) sieht man nach der frühdiastolischen Öffnung des zarten, vorderen Trikuspidalsegels zunächst einen schmalen echofreien Raum (✓), bis der Tumor anschließend ins Trikuspidalostium prolabiert.

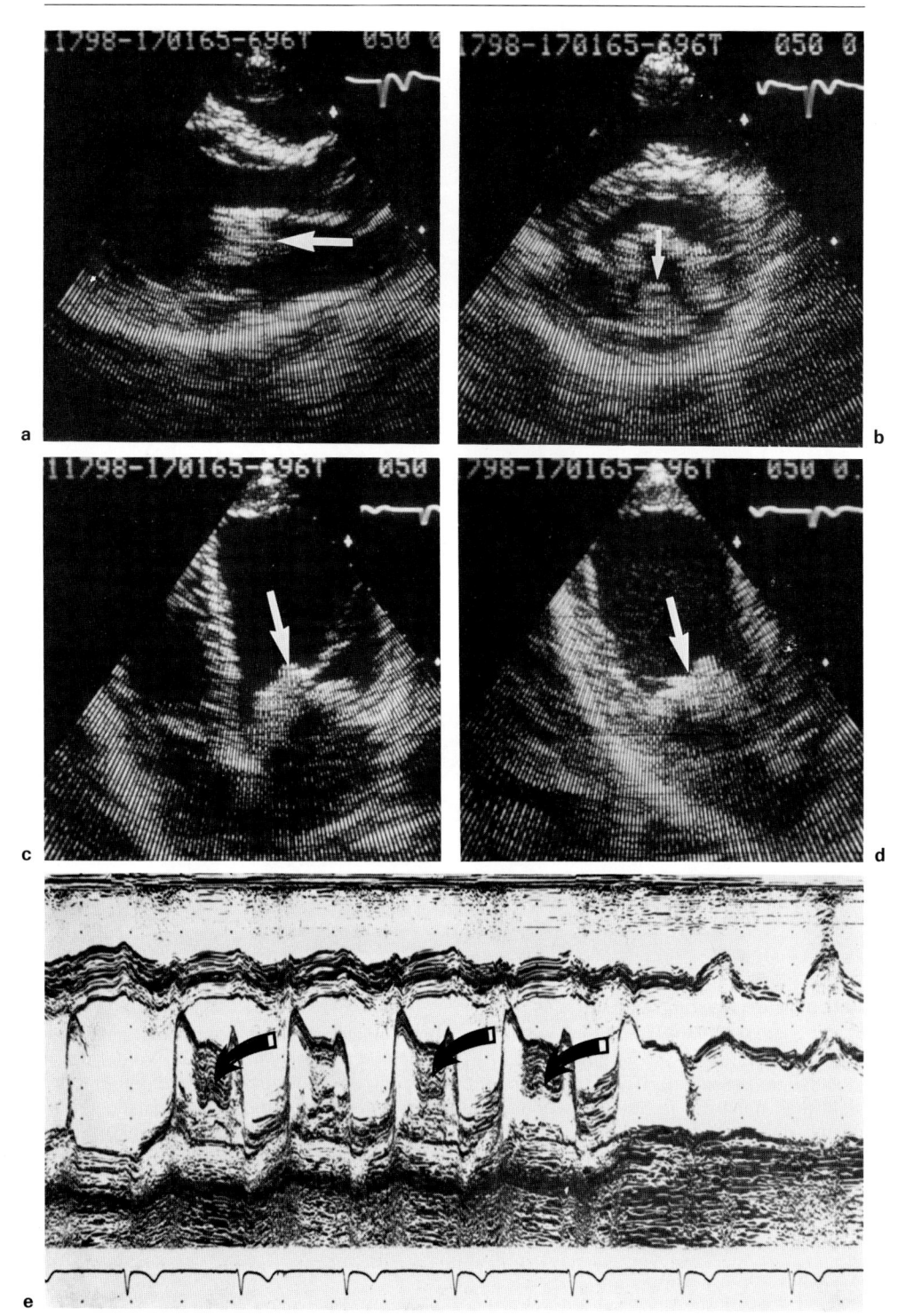

128 | 6 Echokardiographische Befunde bei Herzerkrankungen

Abb. 48 a–e (siehe Legende auf S. 129).

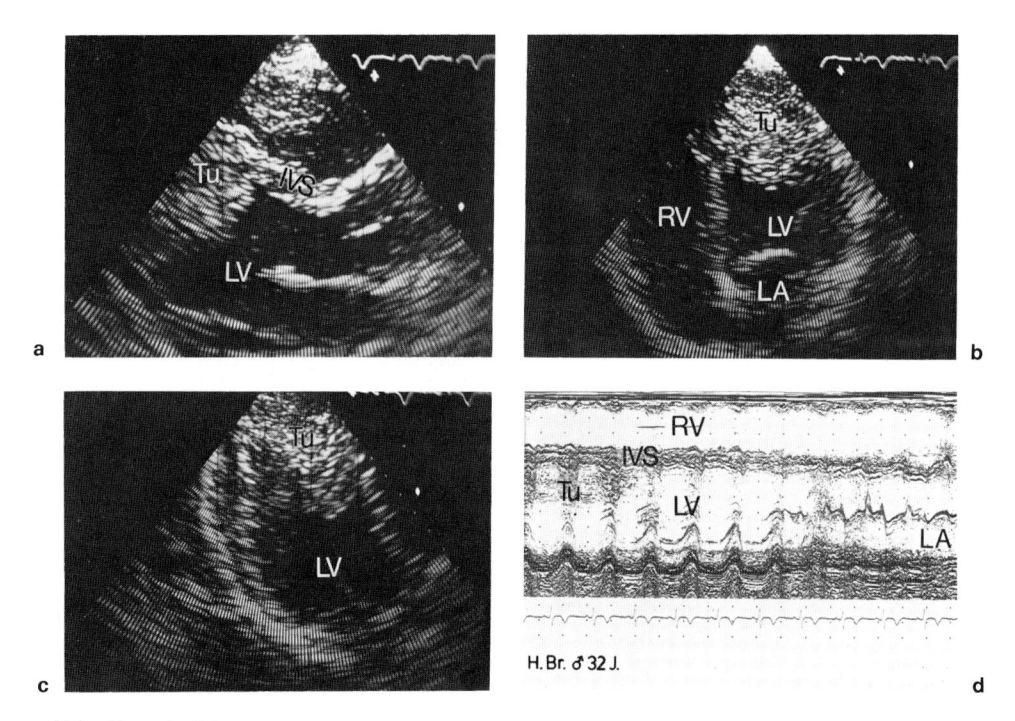

6 Echokardiographische Befunde bei Herzerkrankungen | 129

Abb. 49 a-d   Metastase.
Metastase eines Fibrosarkoms im medialen bzw. apikalen Segment der linken Herzkammer. Die Metastase (TU) wird sowohl in der parasternalen Längsachse (a) wie auch im apikalen Vierkammerblick (b) und in der apikalen Längsachse (c) sichtbar, während die Tumorechos in der M-Mode-Aufzeichnung (d) nicht sicher von Artefakten abgegrenzt werden können.

Abb. 48 a-e   Fibroelastom.
In der linksparasternalen Längs- (a), Querachse (b) sowie in der apikalen Vier- (c) und Zweikammerebene (d) des zweidimensionalen Echokardiogramms erkennt man eine Echoverdichtung von ca. 2 cm Durchmesser (↙) an der vorhofwärtigen Seite des vorderen Mitralsegels bei einem klinisch gesund erscheinenden 16jährigen. Im M-Mode Echokardiogramm (e) stellen sich die Echos des Fibroelastoms ebenfalls dar (←), ohne daß sie zuverlässig lokalisiert bzw. differentialdiagnostisch von Vegetationen oder von Mehrfachechos einer myxomatös veränderten Klappe abgegrenzt werden können.

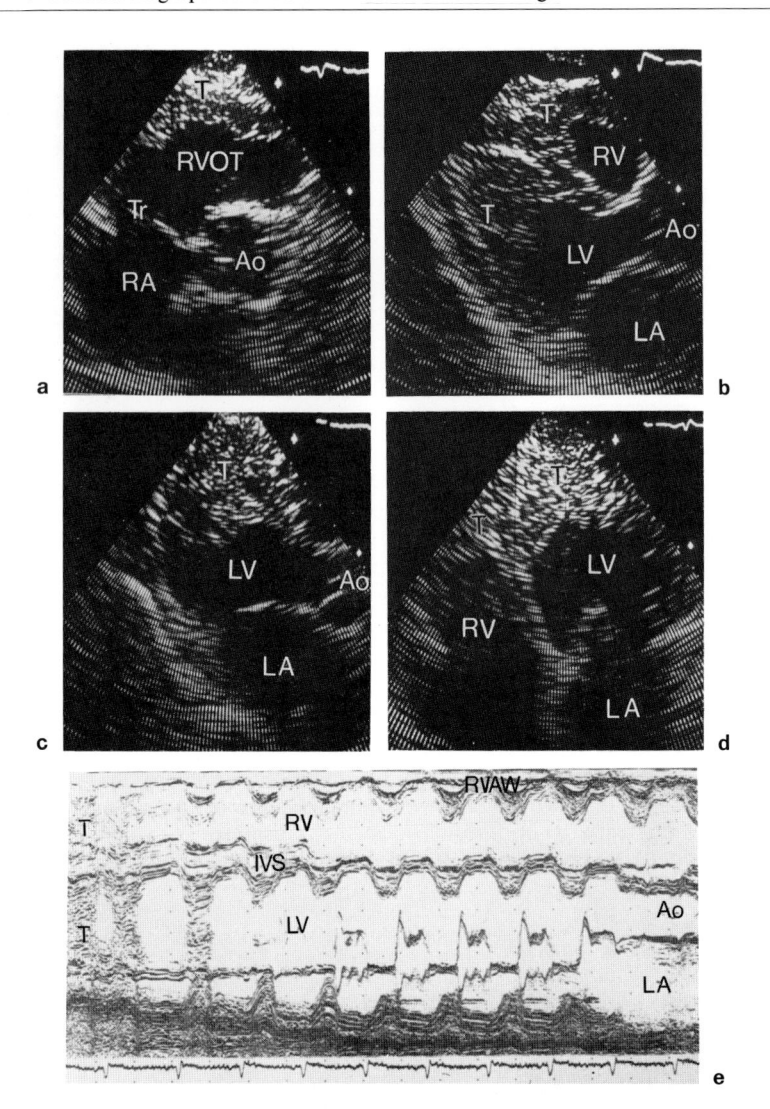

Abb. 50 a–e   Löfflersche Endokarditis.
In der linksparasternalen Querachsenebene (**a**), dem tiefen Längsachsenschnitt (**b**) sowie der apikalen Zwei- (**c**) und Vierkammerebene (**c, d**) erkennt man eine ausgedehnte wandständige Thrombosierung (T) beider Ventrikel. Im M-Modeechokardiogramm (**e**) sind die Echos der Thrombosierungen ebenfalls erkennbar, ohne daß sie zuverlässig von Artefakten abgegrenzt werden können.

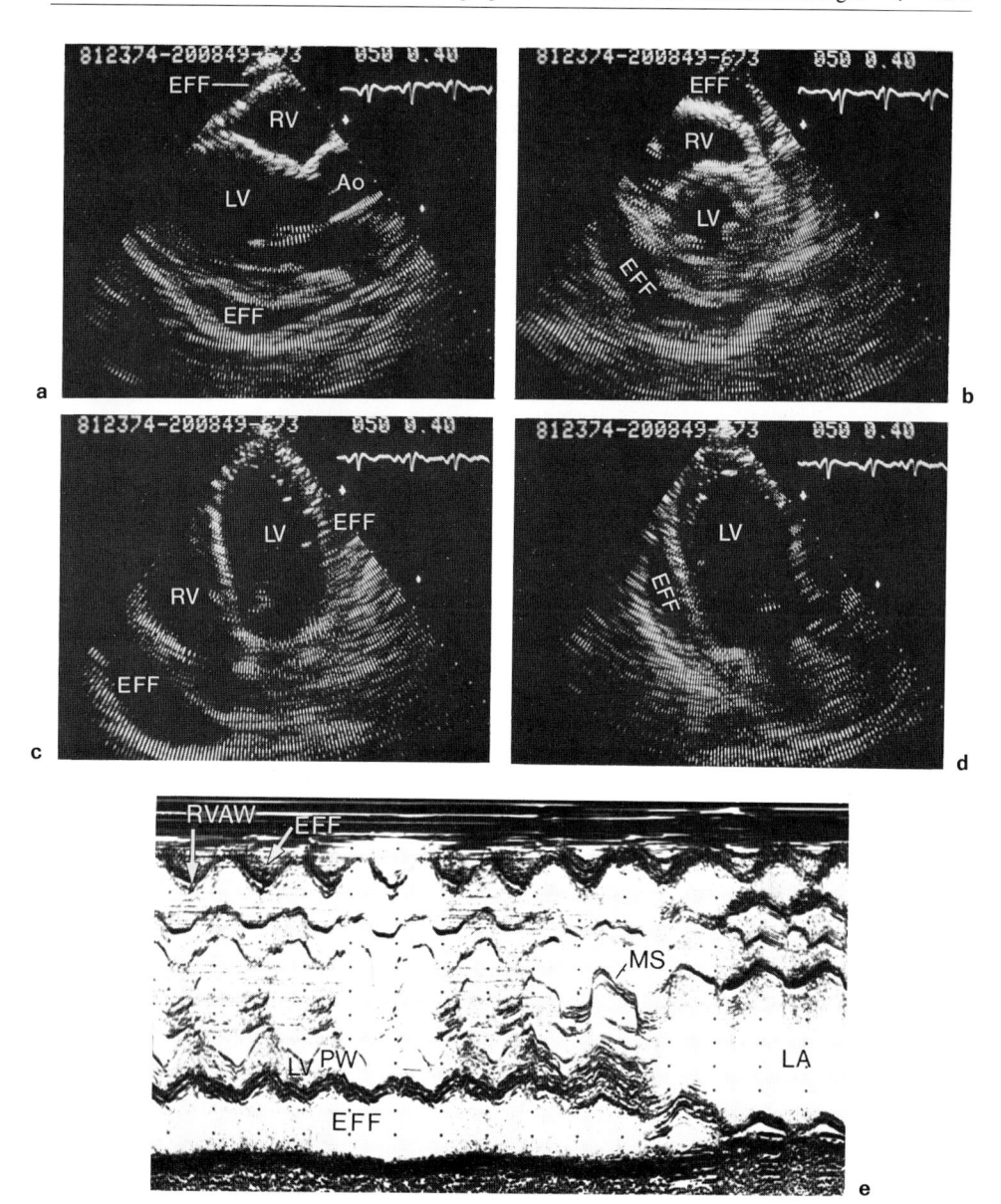

Abb. 51 a–e   Perikarderguß.

Perikarderguß (EFF) in der Längs- (**a**) und Querachsenebene (**b**) sowie der apikalen Vier- (**c**) und Zweikammerebene (**d**). Sowohl im zweidimensionalen wie auch im M-Modeechokardiogramm (**e**) erkennt man, daß der Erguß im Bereich der linksventrikulären Hinterwand an der Vorhofkammergrenze sistiert. Nebenbefund der Teilabbildung **e**: Mitralstenose.
Der anterior gelegene Ergußanteil separiert die rechtsventrikuläre Vorderwand von der rückwärtigen Thoraxwand, so daß die Dicke der rechtsventrikulären Vorderwand eindeutig bestimmbar ist.

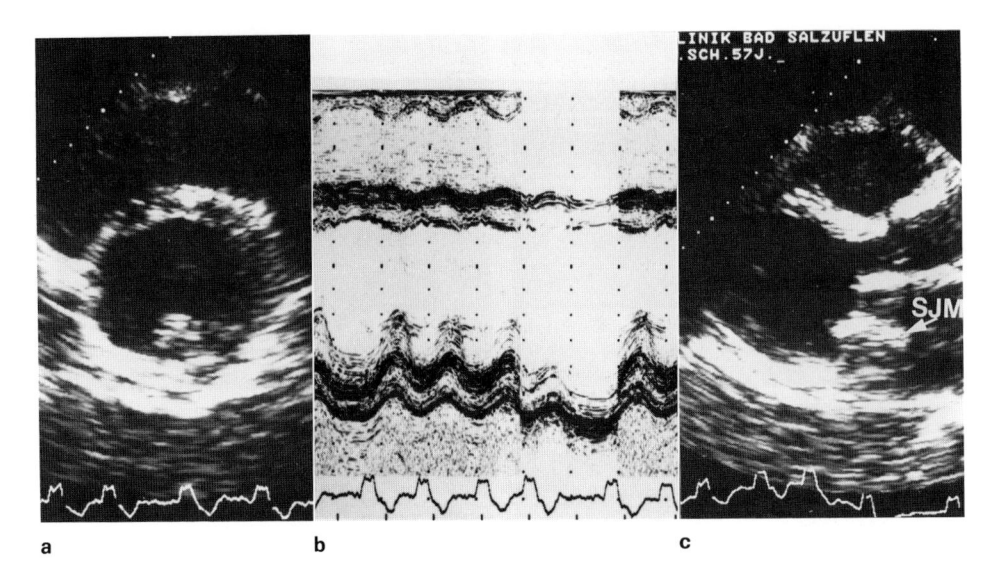

Abb. 52 a–c   Perikarditis.

Dichte, kräftig ausgeprägte, parallel zueinander verlaufende Echolinien im Epi-/Perikardbereich der Hinterwand mit dazwischenliegender schmaler echoarmer Zone zwischen den beiden Perikardblättern in der linksparasternalen Querachsenebene (a), dem M-Mode-Echokardiogramm (b) und der linksparasternalen Längsachsenebene (c). Systolische Vorwärtsbewegung des Perikards. Nebenbefund: Linksschenkelblock, St. Jude-Doppelflügelprothese (SJM) in Mitralposition.

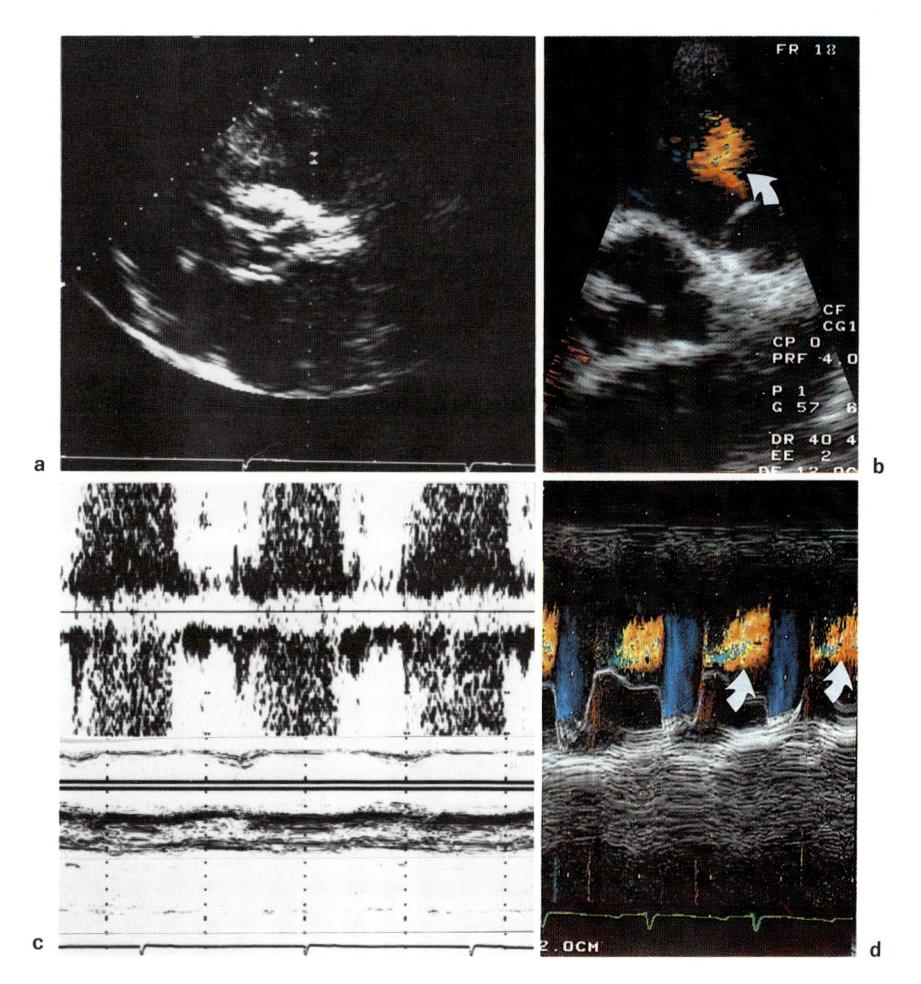

6 Echokardiographische Befunde bei Herzerkrankungen | 133

Abb. 53 a-d   Pulmonalinsuffizienz.
Bei Positionierung des Meßfensters des gepulsten Dopplerstrahls in der linksparasternalen Querachsenebene im rechtsventrikulären Ausflußtrakt (a) stellt sich im pw-Doppler ein diastolisches Rückflußsignal dar (c), welches aufgrund der hohen Geschwindigkeiten einen „Aliasing-Effekt" zeigt. Die farbkodierte Darstellung zeigt sowohl im zweidimensionalen (b) wie auch im M-Mode-Echokardiogramm (d) (✓) einen turbulenten Rückfluß aus der erweiterten Pulmonalarterie in den ebenfalls dilatierten rechtsventrikulären Ausflußtrakt.

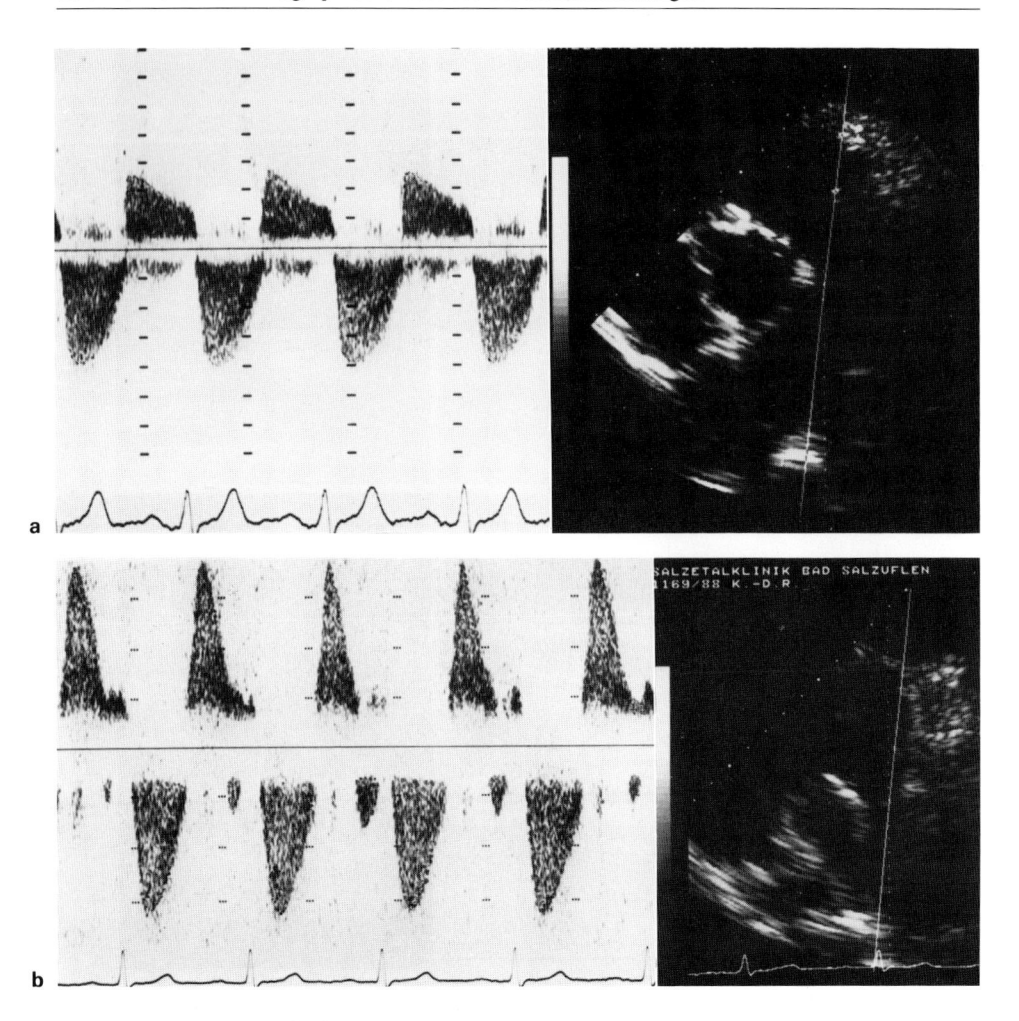

Abb. 54 a, b Pulmonalvitium.

a zeigt eine hämodynamisch bedeutsame Pulmonalstenose. Bei Anschallung in der linksparasternalen Querachsenebene findet sich eine vom Schallwandler weg gerichtete und daher in der Darstellung nach unten aufgezeichnete poststenotische Flußbeschleunigung auf 4 m/sek entsprechend einem Gradienten an der Pulmonalklappe von 64 mm Hg. Diastolisch deutliches Regurgitationssignal mit mittelschnellem Abfall der Rückflußgeschwindigkeit.
b weist lediglich eine poststenotische Flußbeschleunigung von 1,7 m/sek auf. Diastolisches Regurgitationssignal (der Insuffizienzfluß ist auf den Schallwandler zugerichtet und daher in der Abbildung nach oben aufgezeichnet) mit raschem diastolischem Abfall als Ausdruck einer hochgradigen Pulmonalinsuffizienz.

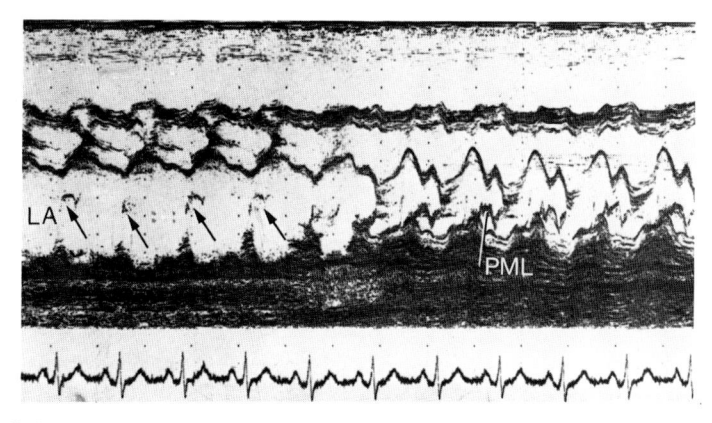

6 Echokardiographische Befunde bei Herzerkrankungen | 135

Abb. 55 Sehnenfadenruptur.
Sehnenfadenruptur (operativ bestätigt) des hinteren Mitralsegels. Man erkennt diastolisch unkoordinierte, niederfrequente Flatterbewegungen des hinteren Mitralsegels (PML) von denen sich Teile ventrikelsystolisch im linken Vorhof darstellen (↙).

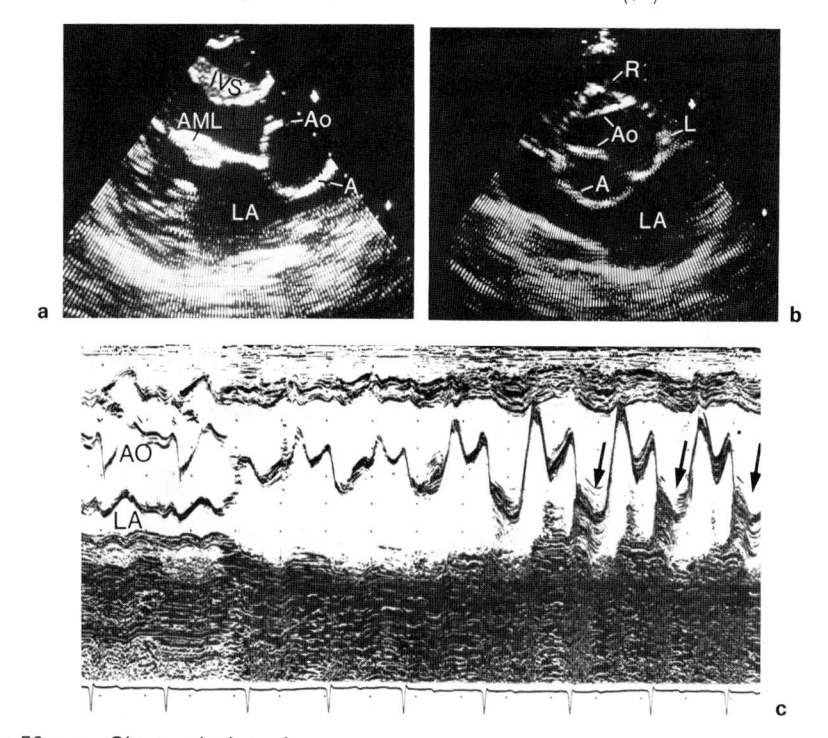

Abb. 56 a–c Sinus valsalvae Aneurysma.
Deutlich erweiterte Aortenwurzel im Bereich der Sinus in der linksparasternalen Längs- (a) und Querachsenebene (b) in Höhe der Herzbasis bei einer Patientin mit Marfan-Syndrom. Mehrfachechos im Bereich der Mitralklappe. Im M-Mode-Echokardiogramm (c) erkennt man neben der erweiterten Aortenwurzel eine hohe frühdiastolische Öffnungsamplitude des vorderen Mitralsegels bei spätsystolisch akzentuiertem Mitralklappenprolaps (↙). Mehrfachechos im Bereich der Mitralsegel, wie sie beim Prolapssyndrom häufig gefunden werden.

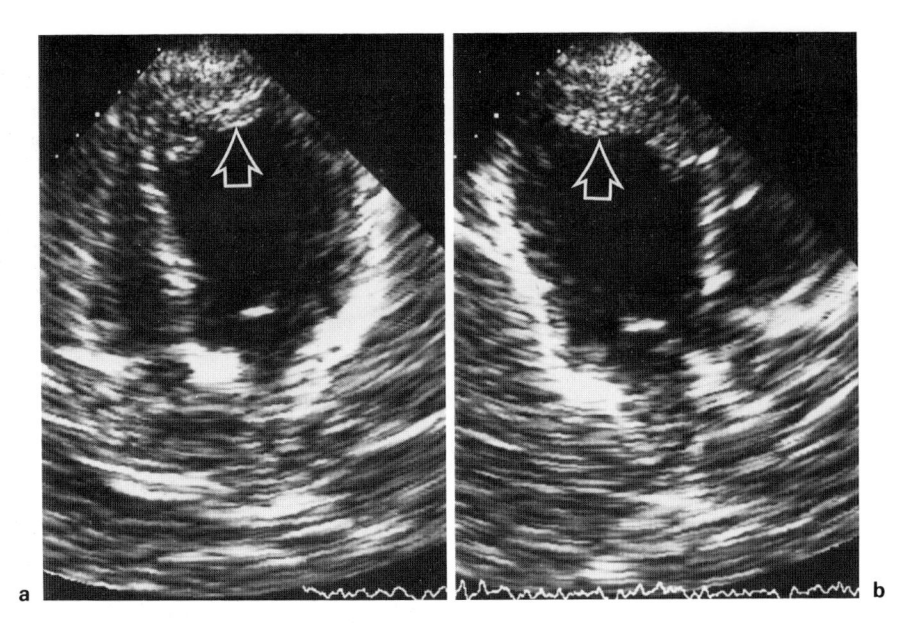

Abb. 57 a, b Thrombus im linken Ventrikel.
Unregelmäßig konturierte Echostruktur mit relativ glatt begrenzter Oberfläche im Apikalbereich des linken Ventrikels (⇧) bei Zustand nach Anteroseptalinfarkt, die sich sowohl in der apikalen Vierkammerebene (a) sowie in der apikalen Längsachse (b) darstellt.

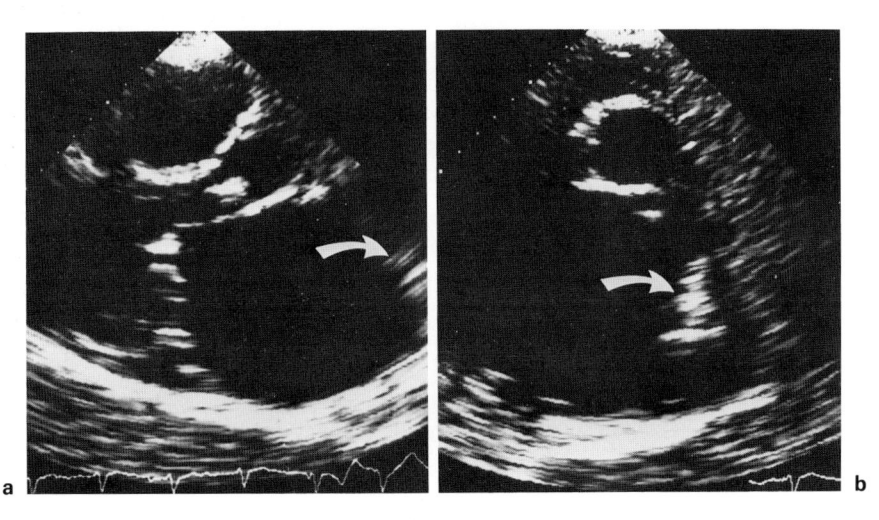

Abb. 58 a, b Thrombus im linken Vorhof.
Bei einem Patienten mit Mitralstenose und deutlich vergrößertem linken Vorhof stellt sich ein Thrombus (↙) sowohl in der linksparasternalen Längsachsen- (a) sowie in der Querachsenebene in Höhe der Herzbasis (b) dar.

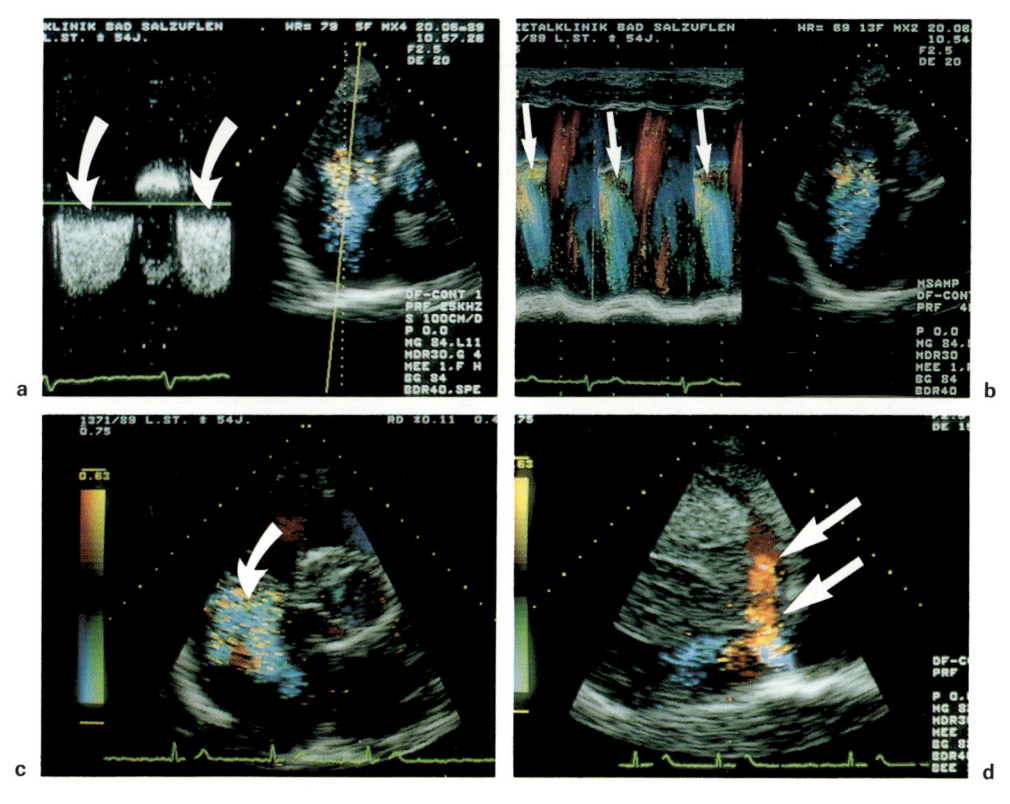

Abb. 59 a–d   Trikuspidalinsuffizienz.

Systolisches Rückflußsignal (↙) in den rechten Vorhof im cw-Doppler (**a**), sowie im farbkodierten M-Mode-Echokardiogramm in der linksparasternalen Querachsenebene in Höhe der Herzbasis (**b**). Im farbkodierten Dopplerspektrogramm (**c**) erkennt man, daß der Rückfluß ⅔ des Vorhofes erfaßt. Bei subkostaler Anlotung (**d**) wird ein systolisches Rückflußsignal bis in die Lebervenen (↙) nachgewiesen.

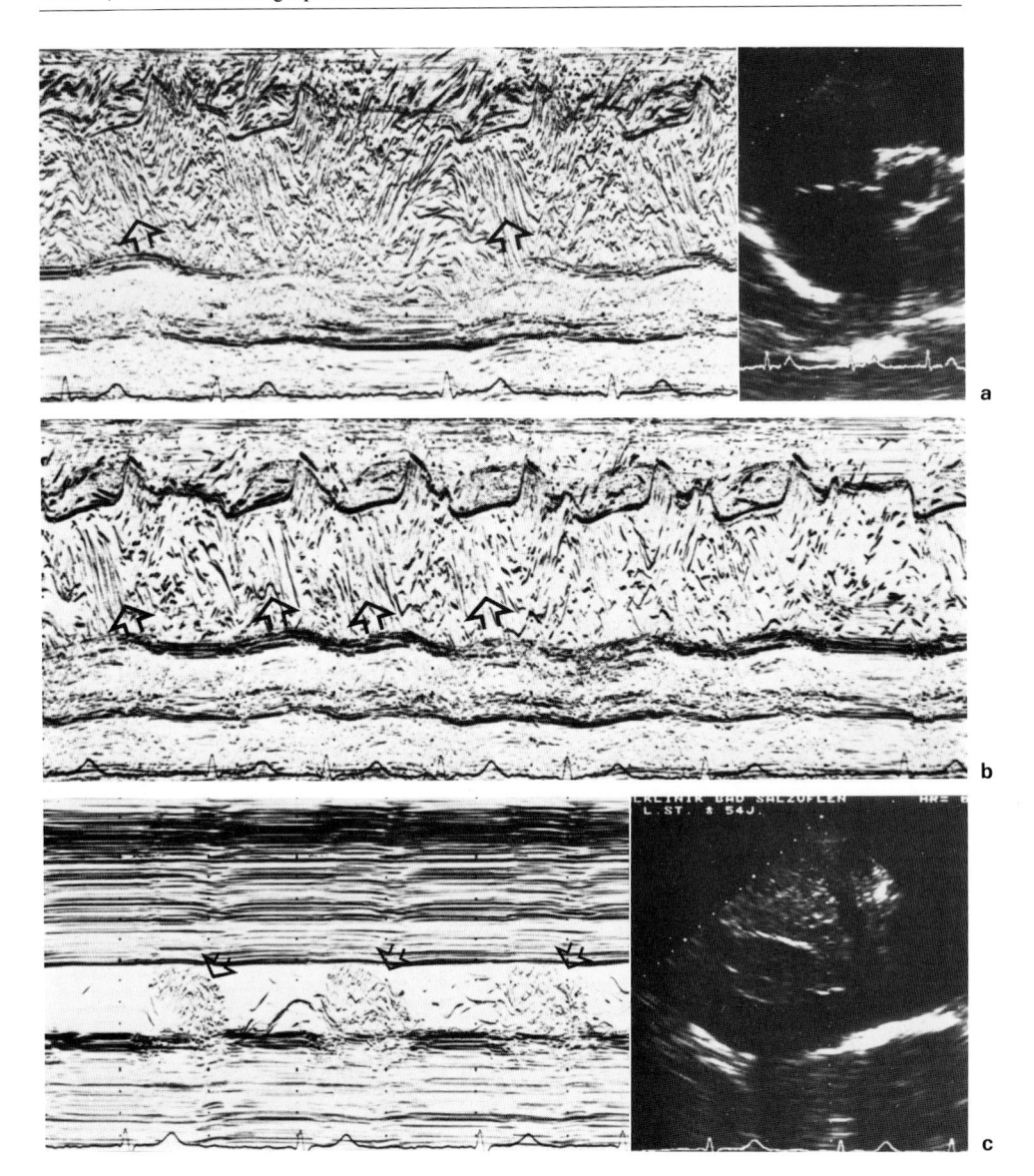

Abb. 60 a–c Trikuspidalinsuffizienz.
Nach Kontrastmittelgabe werden bei Patienten mit Trikuspidalinsuffizienz systolisch schräge Kontrastmittelecholinien beobachtet (**a, b**), die dem Bild des „fallenden Regens" entsprechen und von der geschlossenen Klappe in den rechten Vorhof verlaufen. Der Effekt ist in Teilabb. **a**, die zu Beginn der Kontrastmittelanflutung (0,9%ige physiologische Kochsalzlösung) aufgezeichnet wurde, stärker als in **b**, die zu einem späteren Zeitpunkt registriert wurde. In **c** wurde der M-Mode-Strahl bei subkostaler Anlotung in die vena cava ca. 2–3 cm vor ihre Einmündung in den rechten Vorhof gelegt. Ventrikelsystolisch verursacht die Trikuspidalinsuffizienz einen deutlich erkennbaren Kontrastmittelreflux (⇧) in die vena cava, häufig auch in die Lebervenen.

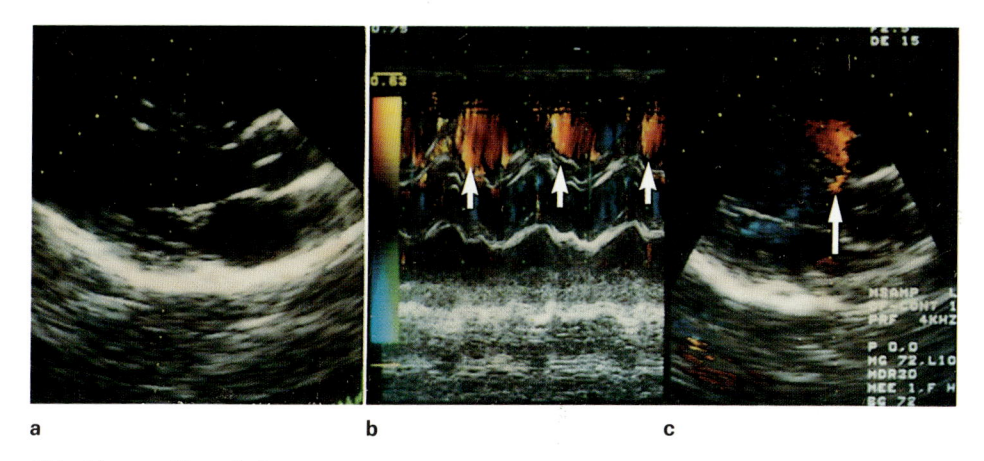

6 Echokardiographische Befunde bei Herzerkrankungen | 139

a　　　　　　　　　　b　　　　　　　　　　c

Abb. 61 a–c   Ventrikelseptumdefekt.
Der kleine Ventrikelseptumdefekt ist in der linksparasternalen Längsachsenebene (a) des zweidimensionalen Echokardiogramms nicht zu erkennen. Im farbkodierten M-Mode- (b) sowie im farbkodierten zweidimensionalen Dopplerechokardiogramm (c) sieht man unmittelbar subaortal den auf den Schallwandler zu gerichteten und daher rot kodierten systolischen Blutstrom durch den Defekt.

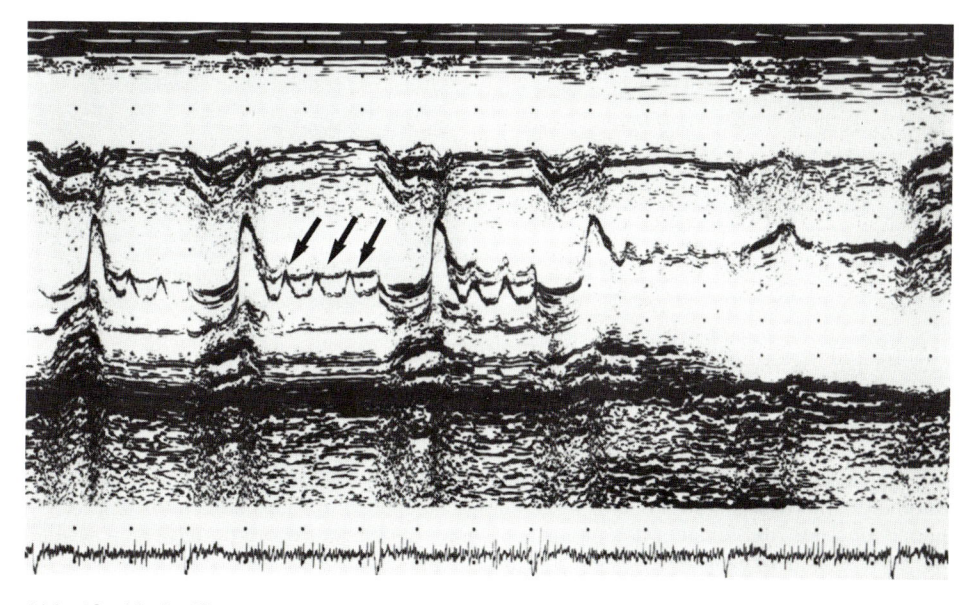

Abb. 62   Vorhofflattern.
Vorhofflattern mit 3:1 bzw. 4:1 Überleitung. Die Flatterkontraktionen des grenzwertig vergrößerten linken Vorhofs (LA) verursachen jeweils eine entsprechende Öffnungsbewegung der Mitralsegel (↙).

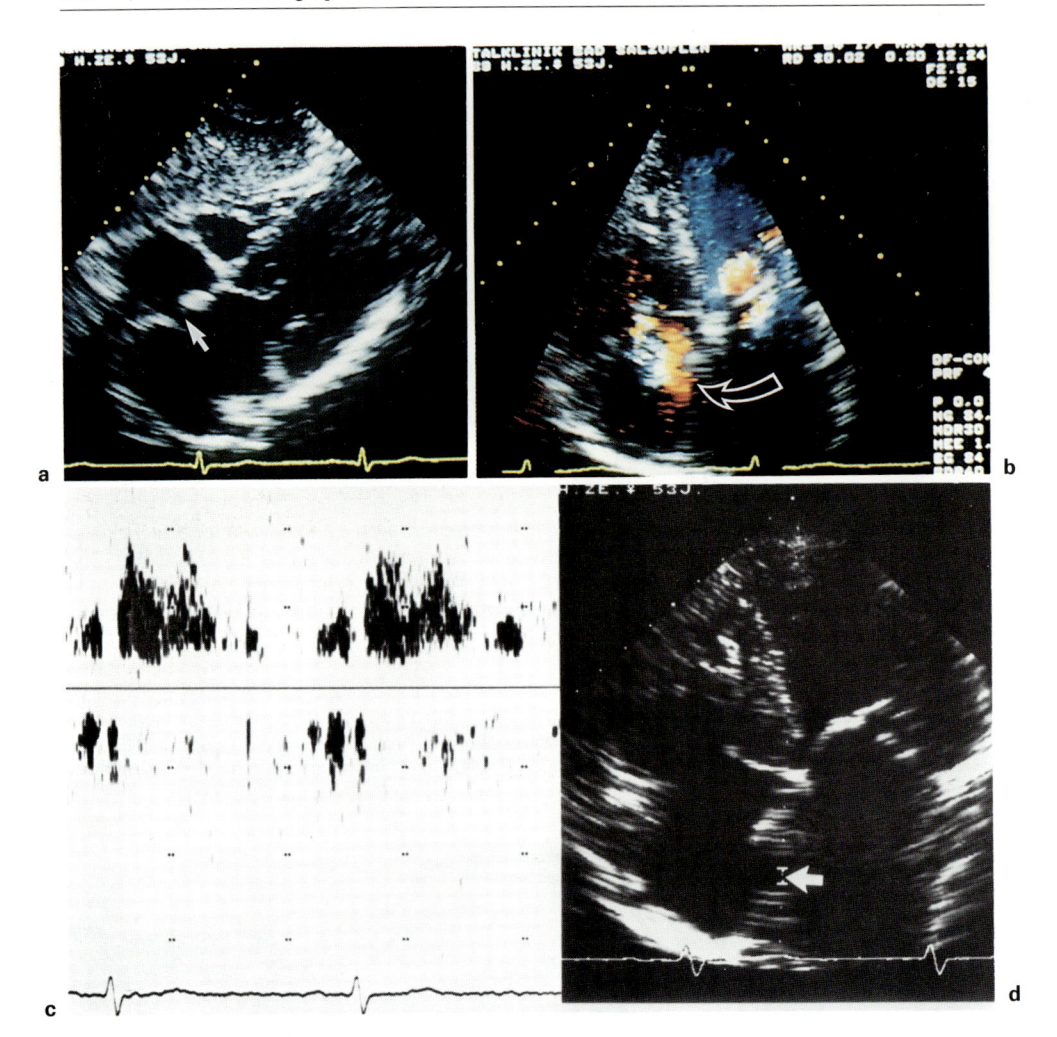

Abb. 63 a–d   Vorhofseptumdefekt.

Der Vorhofseptumdefekt vom Ostium Sekundumtyp ist in der subkostalen Vierkammerebene (**a**) gut zu erkennen (↙). In der apikalen Vierkammerebene sieht man im farbkodierten Dopplerechokardiogramm (**b**) einen systolischen Fluß vom linken zum rechten Vorhof (⇙). Im Gegensatz zur subkostalen Vierkammerebene ist der Defekt in der apikalen Vierkammerebene (**d**) nicht zweifelsfrei von einer Echolücke („drop-out") abzugrenzen. Die Positionierung des Meßfensters des gepulsten Doppler in diesem Bereich zeigt einen systolischen turbulenten Fluß (**c**).

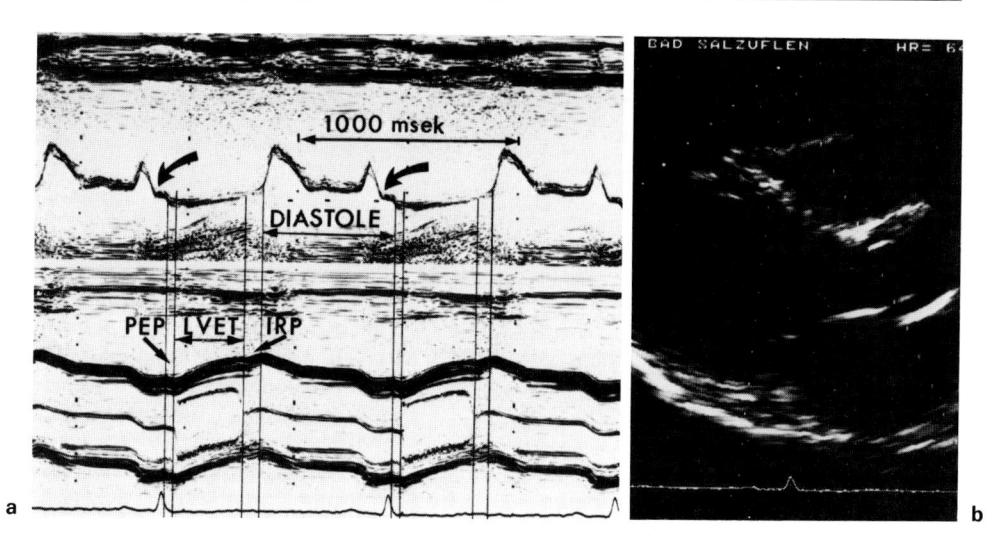

Abb. 64 a, b   Zeitintervalle.
Gleichzeitige Aufzeichnung von vorderem Mitralsegel und Aortenklappe durch Selektion zweier M-Linien (a) aus der parasternalen Längsachsendarstellung des zweidimensionalen Echokardiogramms (b) bei einem Patienten mit dilatativer Kardiomyopathie. Mitralklappenschluß, Aortenklappenöffnung, Aortenklappenschluß und Mitralklappenöffnung können zeitlich eindeutig zugeordnet werden, so daß die Dauer der Präejektionsperiode (PEP), der linksventrikulären Austreibungszeit (LVET), der isometrischen Relaxationsperiode (IRP) und der Diastole bestimmt werden können. Nebenbefund: Schulterbildung im AC-Intervall des vorderen Mitralsegels (✓) als Hinweis auf eine linksventrikuläre Dysfunktion.

7 Abkürzungen

AAoW	anterior aortic wall – vordere Aortenwand	HCM	hypertrophic cardiomyopathy – hypertrophische Kardiomyopathie
ACC	acoronary cusp – Aortenklappentasche aus dem akoronaren Sinus	HNCM	hypertrophic nonobstructive cardiomyopathy – hypertrophisch nichtobstruktive Kardiomyopathie
AML	anterior mitral leaflet – vorderes Mitralsegel		
Ao	Aorta	HOCM	hypertrophic obstructive cardiomyopathy – hypertrophisch obstruktive Kardiomyopathie
ATL	anterior tricuspid leaflet – vorderes Trikuspidalsegel		
BSM	Björk-Shiley-Mitralprothese		
CALC	calcifications – Verkalkungen	HZV	Herzzeitvolumen
CH	Chordae	IVS	interventricular septum – Kammerseptum
cw	kontinuierlich sendendes und empfangendes Dopplerverfahren	2KB	Zweikammerblick
		4KB	Vierkammerblick
DCM	dilatative cardiomyopathie – dilatative Kardiomyopathie	KOF	Körperoberfläche
		LA	left atrium – linker Vorhof
DE	DE-Amplitude of the anterior mitral leaflet – frühdiastolische Öffnungshöhe des vorderen Mitralsegels	LS	left septal border – linksventrikuläre Septumbegrenzung
		LV	left ventricle – linker Ventrikel
2DE	zweidimensionales Echokardiogramm	LVEDD	left ventricular enddiastolic diameter – siehe EDD
ECG	electrocardiogramm – EKG	LVESD	left ventricular endsystolic diameter – siehe ESD
EDD	enddiastolic diameter – enddiastolischer Durchmesser	LVET	left ventricular ejection time – linksventrikuläre Austreibungszeit
E, F, A, B, C	Kennzeichnung der Mitral- und Trikuspidalklappenechos		
EF	EF-Abschnitt – mesodiastolische Rückschlagbewegung des vorderen Mitralsegels	LVOT	left ventricular outflow-tract – linksventrikulärer Ausflußtrakt
		LVPW	left ventricular posterior wall – linksventrikuläre Hinterwand
EFF	effusion – Perikarderguß		
EN	Endokard		
EP	Epikard	ME	M-Mode-Echokardiogramm
ESD	endsystolic diameter – endsystolischer Durchmesser	MÖF	Mitralöffnungsfläche
		MOS	mitral opening snap – Mitralöffnungston
FDE	Farbdopplerechokardiogramm	MV	mitral valve – Mitralklappe
FS	fractional shortening – prozentuale systolische Durchmesserverkürzung des linken Ventrikels	MVP	mitral valve prolapse – Mitralklappenprolaps
		ÖFL	Öffnungsfläche
		p	pressure – Druck

PA	pulmonary artery – Pulmonalarterie	RVAW	right ventricular anterior wall – rechtsventrikuläre Vorderwand
PAoW	posterior aortic Wall – hintere Aortenwand	RVET	right ventricular ejection time – rechtsventrikuläre Ejektionsphase
PEP	preejection period – Präejektionsperiode (Anspannungszeit)	RVOT	right ventricular outflow tract – rechtsventrikulärer Ausflußtrakt
PER	pericardium – Perikard	SJM	St. Jude Medical-Prothese
PHT	pressure half time – Druckabfallhalbwertzeit	sk	subkostal –
		ss	suprasternal –
PLAW	posterior left atrial wall – hintere Wand des linken Vorhofs	SV	stroke volume – Schlagvolumen
PML	posterior mitral leaflet – hinteres Mitralsegel	TEE	transösophageales Echokardiogramm
ps	parasternal – links	TPVD	time to peak velocity during diastole – Zeit bis zum Erreichen der maximalen diastolischen Einstromgeschwindigkeit
psLA	linksparasternale Längsachse		
pw	gepulstes Dopplerverfahren		
QA	Querachse		
RCC	right coronary cusp – Aortenklappentasche aus dem rechtskoronartragenden Sinus	v	velocity – Geschwindigkeit
		V_E/V_A	Quotient, gebildet aus der frühdiastolischen dividiert durch die spätdiastolische Mitral(Trikuspidal-)einstromgeschwindigkeit
rps	rechtsparasternal		
RS	right septal border – rechtsventrikuläre Septumbegrenzung		
RV	right ventricle – rechter Ventrikel		

8 Literatur

1 *Berger, M.:* Doppler Echocardiography in Heart Disease. Marcel Dekker, Inc, New York, Basel (1986)
2 *Bogunovic, N., H. Mannebach, H. Ohlmeier:* Atlas der Farbdopplerechokardiographie. Springer-Verlag, Berlin, Heidelberg, New York (1988)
3 *Bommer, W. J., P. M. Shah, H. Allen, R. Meltzer, J. Kisslo:* The Safety of Contrast Echocardiography: Report of the Committee on Contrast Echocardiography for the American Society of Echocardiography. J. Am. Coll. Cardiol. 3 (1984) 6–13
4 *Bruijn de, N. P., F. M. Clements:* Transoesophageal Echocardiography. Martinus Nijhoff Publishing, Boston, Dordrecht, Lancaster (1987)
5 *Bubenheimer, P.:* Zweidimensionale echokardiographische Befunde nach Myokardinfarkt. Edition Medizin (1985)
6 *Chapman, J. V., A. Sgalambro:* Basic Concepts in Doppler Echocardiography. Martinus Nijhoff Publishers, Dordrecht, Boston, Lancaster (1987)
7 *Cikes, J.* (Ed.): Echocardiography in Cardiac Interventions. Kluwer Academic Publishers, Dordrecht, 1989
8 *Engberding, R.:* Untersuchungstechniken in der Echokardiographie. Springer-Verlag, Berlin, Heidelberg, New York, Tokyo, 1989
9 *Erbel, R.:* Funktionsdiagnostik des linken Ventrikels mittels zweidimensionaler Echokardiographie. Steinkopff-Verlag, Darmstadt (1983)
10 *Erbel, R., J. Meyer, R. Brennecke* (Hrsg.): Fortschritte der Echokardiographie. Springer-Verlag, Berlin, Heidelberg, New York, Tokyo (1985)
11 *Fehske, W.:* Praxis der konventionellen und der farbkodierten Dopplerechokardiographie. Huber-Verlag, Bern (1988)
12 *Feigenbaum, H.:* Echocardiography. 4. Auflage, Lea & Febiger, Philadelphia (1986)
13 *Gabrielsen, F. G.:* Klinische Doppler-Echokardiographie. Schattauer-Verlag, Stuttgart, New York (1988)
14 *Goldberg, S. J., H. D. Allen, G. R. Marx, C. J. Flinn:* Doppler Echocardiography. Lea & Febiger, Philadelphia (1985)
15 *Grube, E.* (Hrsg.): Zweidimensionale Echokardiographie. Georg Thieme Verlag, Stuttgart, New York (1985)
16 *Grube, E.* (Hrsg.): Farbdoppler- und Kontrastmittelechokardiographie. Thieme-Verlag Stuttgart, 1989
17 *Hanrath, P., W. Bleifeld, J. Souquet* (Ed.): Cardiovascular Diagnosis by Ultrasound. Transoesophageal, Computerized, Contrast, Doppler Echocardiography. Martinus Nijhoff Publishers, The Hague, Boston, London (1982)
18 *Hatle, L., B. Angelsen:* Doppler Ultrasound in Cardiology. 2. Auflage, Lea & Febiger, Philadelphia (1985)
19 *Henry, W. L.* et al.: Report of the American Society of Echocardiography Committee on Nomenclature and Standards in Two-dimensional Echocardiography. Circulation 62, 212–217 (1980)
20 *Henry, W. L.* et al.: Report of the Society of Echocardiography Committee on Nomenclature and Standards: Identification of Myocardial Wall Segments. Bezugsquelle: American Society of Echocardiography, P.O. BOX 2598, Raleigh, North Carolina 27602
21 *Kisslo, J. A.* (Ed.): Two-Dimensional Echocardiography. Clinics in Diagnostic Ultrasound 4. Churchill Livingstone, New York, Edingburgh, London (1980)
22 *Köhler, E.:* Klinische Echokardiographie. 2. Aufl., Enke, Stuttgart (1989)
23 *Kraus, R.* (Ed.): The Practice of Echocardiography. John Wiley & Sons, New York, Chichester, Brisbane, Toronto, Singapore (1985)
24 *Kruck, I., G. Biamino:* Quantitative Methoden der M-Mode-, 2D- und Doppler-Echokardiographie. Boehringer Mannheim (1988)
25 *Nanda, N. C.:* Doppler Echocardiography. Igaku-Shoin, New York, Tokyo (1985)

26 *Omoto, R.* (Ed.): Real-Time Two-Dimensional Doppler Echocardiography. 2. Aufl., Lea & Febiger, Philadelphia (1987)
27 *Pfefferkorn, J. R.:* Kinderechokardiographie. Thieme-Verlag Stuttgart, 1988
28 *Redel, D. A.:* Color Blood Flow Imaging of the Heart. Springer-Verlag, Berlin, Heidelberg, New York, London, Paris, Tokyo (1988)
29 *Roelandt, J.:* Color Doppler Flow Imaging and other advances in Doppler echocardiography. Martinus Nijhoff Publishers, Dordrecht, Boston, Lancaster (1986)
30 *Roelandt, J.* (Ed.): Digital Techniques in Echocardiography. Martinus Nijhoff Publishers, Dordrecht, Boston, Lancaster (1987)
31 *Sahn, D. J.* et al.: Recommendations for Terminology and Display for Doppler Echocardiography. The Doppler Standards and Nomenclature Committee of the American Society of Echocardiography. Bezugsquelle: American Society of Echocardiography, 1100 Raleigh Building, 5 W. Hargett St. 27601
32 *Seward, J. B.:* Transoesophageal Echocardiography: Technique, Anatomic Correlations, Implementation, and Clinical Applications. Mayo Clin. Proc., **63** (1988) 649–680

33 *Sold, G.:* Zweidimensionale Echokardiographie. M-Mode- und Dopplerechokardiographie. Urban & Schwarzenberg, München, Wien, Baltimore (1986)
34 *Spencer, M. P.* (Ed.): Cardiac Doppler Diagnosis, Vol. I. Martinus Nijhoff Publishers, Dordrecht, Boston, Lancaster (1984)
35 *Spencer, M. P.* (Ed.): Cardiac Doppler Diagnosis, Vol. II. Martinus Nijhoff Publishers, Dordrecht, Boston, Lancaster (1986)
36 *Sutton, M. St. J., P. Oldershaw:* (Ed.): Textbook of Adult and Pediatric Echocardiography and Doppler. Blackwell Scientific Publications, Oxford, 1989
37 *Tajik, A. J.:* Two-Dimensional Real-Time Ultrasonic Imaging of the Heart and Great Vessels. Technique, Image Orientation, Structure Identification, and Validation. Mayo Clin. Proc., **53** (1978) 271–303
38 *Talano, J. V., J. M. Gardin:* Textbook of Two-Dimensional Echocardiography. Grune & Stratton, New York, London, Paris, San Diego, San Francisco, Sao Paulo, Sydney, Tokyo, Toronto (1983)
39 *Visser, C., G. Kan, R. Meltzer* (Ed.): Echocardiography in Coronary Artery Disease. Kluwer Academic Publishers, Dordrecht, 1988

9 Register

A-Bild – siehe Amplitudenmodulation
Abszeß, paravalvulär 29
AC-Intervall 14, 20, 101
aliasing 38
Amplituden-Modulation 36
Aneurysma 18, 94, 109
Angiokardiographie 7, 27
Anschallung, apikale 40, 51 ff., 58
– parasternale 40 ff., 58
– subcostale 40, 54 f., 58
– suprasternale 41, 58
Aorta descendens, Dissektion 27 f.
Aorteninsuffizienz 16, 33, 96, 79
Aortenklappe 20 f., 25, 79, 98, 141
– bikuspidale 16
Aortenklappe, Oszillationen 20
Aortenklappenendokarditis – siehe Endokarditis, Aortenklappe
Aortenklappenöffnungsfläche 73, 75
Aortenklappenprolaps 80
Aortenklappenschluß, mesosystolischer 17, 21
Aortenstenose 16, 25, 33, 73, 81, 98
Aortenstenose, subvalvulär 80
Aortenwurzeldissektion 16, 27, 81, 99 f.
Aortenwurzeldurchmesser 64
Audiosignal 58 f.
Auflösung, axiale 4, 35 f.
– laterale 4, 35 f.
Ausflußtrakt, linksventrikulärer 46
– rechtsventrikulärer 21, 48
Auswascheffekt 31

Ballonvalvuloplastie 15, 30
Basisuntersuchung, echokardiographische 10
B-Bild – siehe Brightness-Modulation
Beatmung, künstliche 30
Belastungsechokardiographie 24, 30
Bernoulli-Gleichung 72 ff.
Bioprothesen 104 ff.
Brightness-Modulation 36

Cineangiographie 2, 19
Compoundscanner 36
Computertomographie 2, 27
continous-wave-Technik 37
Cor triatriatum 28
cw-Technik – siehe continous-wave-Technik

DE-Amplitude 62
Dehnbarkeitsstörung, linksventrikuläre 75
Domstellung, Aortenklappe 16
– Mitralis 15
Dopplerechokardiogramm, Auswertung quantitative 72 ff.
– Grundlagen physikalische 36 f.
– Untersuchungsgang 57 ff.
Dopplerechokardiographie 2, 6 f., 29, 32 ff.
Dopplerverschiebung 36 f.
Druckabfallhalbwertzeit 33, 63, 75 f.
Druckbelastung, linksventrikuläre 16, 82, 85, 102
Druckbelastung, rechtsventrikuläre 83, 85, 103
Druckgradienten, intrakardiale 34, 72 ff.
Durchmesserverkürzung, prozentuale systolische – siehe fractional shortening
Dysfunktion Prothesen – siehe Prothesendysfunktion

Ebstein-Syndrom 18, 90, 124 f.
Echogenität 17
Echoimpulsmethode 35
Echointensität 17
Echokardiogramm, Auswertung quantitative 60 ff.
– Beschreibung 76
– Beurteilung 76 f.
Echovist® 6, 56 f.
EF-Abschnitt 62
– biphasischer 63
Eindringtiefe 35
Einflußtrakt, linksventrikulärer 46
Endokarditis 15 f., 22, 25, 29, 97, 117
– Aortenklappe 80, 97
– Mitralklappe 88, 117

Farbkodierung (Doppler) 38
Fenster, akustisches 3, 10, 39
Fibroelastom 128
Fibrosierungen 17
foramen ovale 28
fractional shortening (FS) 69
Frequenzbereiche 35
Fünf-Kammerblick 52

Gelifundol® 56
Geschwindigkeitszeitintegral 74
Gorlin-Formel 73
Gradient, mittlerer 73
Grauwertanalyse 5
Grenzflächen 35

Herzkatheteruntersuchung 7
Herzkranzarterie, linke 50 f.
Herzmuskelhypertrophie 20, 98, 102, 110 ff.
Herzmuskelinfarkt 18, 84, 109
Herzohr 6, 27
Herzzeitvolumen 7, 33, 74
high-prf-Technik 38
Hinterwand, linksventrikuläre 72
Hohlvene, links persistierende 13, 31
Hypertonie, arterielle 85, 102
– pulmonale 23, 85, 103

Impedanz 35
Impulsfolgefrequenz 2, 35
Intraoperative Echokardiographie 29

Kammerseptum 71 f.
– inverse Beweglichkeit 21
Kardiomyopathie, dilatative 20, 82, 101
– hypertrophisch-nichtobstruktive 86, 110
– hypertrophisch-obstruktive 17, 21, 33, 86 f., 111 ff.
Kardiomyopathie, hypertrophische 87, 112 f.
– apikale Obstruktion 17, 33, 86
– medioventrikuläre Obstruktion 17, 33, 86, 111
Kardiomyopathie, restriktive 25
Klappenöffnungszeitpunkte 17, 141
Klappenschließungszeitpunkte 17, 141
Kommissurotomie 15
Kontinuitätsbedingung 74 f.
Kontraktionsstörungen, segmentale 20
Kontrastmittelechokardiogramm 2, 6, 30 ff., 138
Kontrastmittelechokardiographie, Untersuchungsgang 56 f.
Koronare Herzkrankheit 18, 20, 24, 87
Koronargefäße 26

Lateralauflösung – siehe Auflösung, laterale
leading-edge-Methode 60 ff.
Links-Rechts-Shunt 31
Linksschenkelblock 87, 114
Longitudinalscan 10 f., 12, 39, 44
Lungenembolie 24, 88

Mapping 58
Marfan-Syndrom 135
Membran, intraatriale 28
Mitralinsuffizienz 23, 33, 88, 115 f.

Mitralklappe 62 ff.
Mitralklappenbewegungsablauf 11, 14, 25
Mitralklappenendokarditis – siehe Endokarditis Mitralklappe
Mitralklappenöffnungsfläche, Doppler 33, 75, 121 f.
– Planimetrie 4, 15, 63 f., 121 f.
Mitralklappenprolaps 14, 25, 89, 118, 135
Mitralklappenschluß, vorzeitiger 16, 97
Mitralring, verkalkter 13, 89, 120
Mitralsegelseptumabstand 20, 62
Mitralstenose 15, 33, 73, 75, 90, 121 ff.
M-Mode-Echokardiographie 11, 36
Morbus Ebstein – siehe Ebstein-Syndrom
Myokarditis 20
Myokardkontrastierung 32
Myxom 18, 91, 126 ff.

Narbengewebe 5
NMR-Tomographie 2, 27
Nyquist limit 38

Ösophagusechokardiogramm, Bedeutung diagnostische 25 ff.
– Dopplertechnik 59
– Untersuchungsgang 54 ff.
Ösophagusechokardiographie 2, 5 f.

Papillarmuskelabriß 15, 93, 135
Parallelscanner 36
Perikarderguß 13, 91, 102, 131
– Abschätzung quantitative 14
– atypischer 14
– Binnenechos 14
– Lageabhängigkeit 14
– Tiefenausgleichsregelung 14
Perikarditis 24, 92, 132
Phonokardiogramm 17
Pleuraerguß 13
pressure-half-time – siehe Druckabfallhalbwertzeit
Prothesendysfunktion 24, 29, 33, 83 f., 104 ff.
Prothesenrandleck 6, 29, 105, 108
Pseudoapex 19
Pulmonalinsuffizienz 31, 33, 92, 133 f.
Pulmonalklappe 23, 49, 50, 103
Pulmonalstenose 24, 33, 92, 134
Pulmonalvenenstauung 13
pulsed-wave-Technik 37
pw-Technik – siehe pulsed-wave-Technik

Radionuklidventrikulographie 2
Randleck 29
range-ambiguity 38
RAO-Äquivalent 54
Rechts-Links-Shunt 31
Reflexion 35

Regurgitationsfläche 75 f.
Regurgitationsvolumenbestimmung 74 ff.
Reproduzierbarkeit 3

„SAM"-Phänomen 4, 14, 17, 112
Schallschatten 6, 29
Schallwandlerposition 40
Schlagvolumenbestimmung 74
Schnittebenen 40 ff.
- Längsachse 40, 42 ff.
- Querachse 40, 44 ff.
- Vierkammerebene 40, 51 ff.
- Zweikammerebene 41, 51 ff.
Schweregradbeurteilung 7
Sectorscanner, elektronischer 5, 36
- mechanischer 5, 36
Sehnenfadenabriß 15, 25, 93, 135
Sensitivität 11 ff.
Septum interatriale 49, 50
Septumverdickung, asymmetrische 71
SHU 454 - siehe Echovist®
Shuntdiagnostik 6, 31
Shuntvolumenbestimmung 74
Sinus Valsalvae-Aneurysma 16, 27, 93, 135
Speicherkrankheit 17
Spezifität 11 ff.
Standardinterkostalraum 39, 42
Standarduntersuchung 39 f.
Subaortenstenose, fibromuskuläre 21 f.

Thrombus 19, 23, 28, 93, 136
Tiefenausgleichsregelung 14, 35
Time-Motion - siehe M-Mode
Trikuspidalinsuffizienz 24, 31, 33, 94, 119, 137 f.
Trikuspidalklappe 25
Trikuspidalklappenprolaps 22
Trikuspidalstenose 22, 33

Tumore 17, 18 f., 28, 126 ff.
Turbulenzen 38

Überinterpretation 3
Ultraschall-Laufzeit 37

Vena cava inferior 21, 31, 137 f.
Ventrikel, linker 67 ff.
Ventrikel, linker, Segmenteinteilung 70
- Wandabschnitte 49
Ventrikel, rechter 21, 65 ff.
Ventrikelaneurysma 18, 94, 109
Ventrikelfunktion, linksventrikuläre 19
Ventrikelgröße 19
Ventrikelseptumdefekt 94, 139
Verkalkungen 17
Verlaufsbeobachtung 3, 20
V_E/V_A-Quotient 34, 75, 112, 120
Vitien, kongenitale 18, 28, 90, 94 f., 124, 139 f.
Volumenbelastung, linksventrikuläre 20, 23, 95, 96, 118
Volumenbelastung, rechtsventrikuläre 21, 95, 140
Volumina, linksventrikuläre 69 f.
Vorderwand, rechtsventrikuläre 21, 131
Vorhof, linker 28, 64 f.
Vorhof, rechter 21, 28, 65
Vorhofgröße 64 ff.
Vorhofseptumaneurysma 28
Vorhofseptumdefekt 23, 28, 95, 140

Wellenlehre 35
Winkelfehler 37

Zeitintervalle, diastolische 18, 141
- systolische 18, 141
Zirkumferenz, linksventrikuläre 19
Zweidimensionale Echokardiographie 2, 40 ff.